Assistência Nutricional a Pacientes Oncológicos Ambulatoriais

HOSPITAL
SÍRIO-LIBANÊS

Assistência Nutricional a Pacientes Oncológicos Ambulatoriais

Editoras

Ana Lúcia Chalhoub Chediác Rodrigues
Ariane Nadolskis Severine
Erika Yuri Hirose Murahara
Jacqueline Medeiros Garcia
Silmara Rodrigues Machado
Simone Tamae Kikuchi

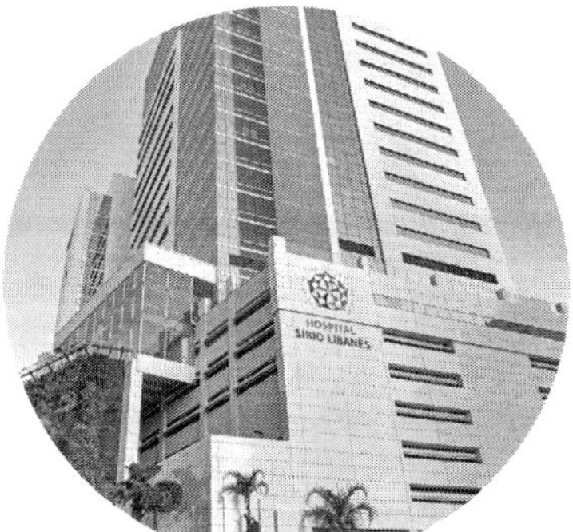

MANOLE

Capa: Agência Magor Design e Comunicação Criativa
Foto da capa: Chico Audi
Projeto gráfico: Departamento Editorial da Editora Manole
Editoração eletrônica: Departamento Editorial da Editora Manole
Ilustrações: Luargraf Serviços Gráficos
Produção editorial: Kiyomi Yamazaki

CIP-BRASIL. CATALOGAÇÃO NA PUBLICAÇÃO
SINDICATO NACIONAL DOS EDITORES DE LIVROS, RJ

A867

Assistência nutricional a pacientes oncológicos ambulatoriais / editores Ana Lúcia Chalhoub Chediác Rodrigues ... [et al.]. – 1. ed. – Barueri [SP] : Manole, 2021.

ISBN 9786555763539

1. Câncer – Aspectos nutricionais. 2. Câncer – Dietoterapia. 3. Nutrição – Avaliação. I. Rodrigues, Ana Lúcia Chalhoub Chediác.

21-71799 CDD: 616.99406554
CDU: 616-006:613.2

Leandra Felix da Cruz Candido – Bibliotecária – CRB-7/6135

Edição – 2021

Editora Manole Ltda.
Alameda América, 876
Tamboré – Santana de Parnaíba – SP – Brasil
CEP: 06543-315
Fone: (11) 4196-6000
www.manole.com.br | https://atendimento.manole.com.br/

Impresso no Brasil
Printed in Brazil

Ana Lúcia Chalhoub Chediác Rodrigues

Mestre em Gestão para Competitividade – Linha Saúde pela Fundação Getulio Vargas. Especialista em Gestão da Atenção em Saúde pela Fundação Dom Cabral e pelo Instituto de Ensino e Pesquisa do Hospital Sírio-Libanês. Especialista em Cardiologia pela Sociedade de Cardiologia do Estado de São Paulo. Coordenadora dos Serviços de Alimentação e do Programa Multiprofissional em Oncologia do Hospital Sírio-Libanês.

Ariane Nadolskis Severine

Mestre em Ciências da Saúde – Unifesp. Especialista em Gestão de Atenção à Saúde – Dom Cabral. Especialista em Nutrição Clínica – Asbran. Nutricionista – Centro Universitário São Camilo. Gerente do Serviço de Alimentação do Hospital Sírio-Libanês.

Erika Yuri Hirose Murahara

Mestre e Doutoranda em Ciências pelo Programa de Pós-graduação em Hematologia e Hemoterapia do Departamento de Oncologia Clínica e Experimental da Universidade Federal de São Paulo (Unifesp). Especialista em Avaliação Metabólica e Nutricional do Onívoro ao Vegetariano. Experiência Internacional com Análise da Composição Corporal na Human Nutrition Research Unit, Department of Agricultural, Food and Nutritional Science, University of Alberta. Nutricionista pelo Centro Universitário São Camilo. Nutricionista Especialista da Oncologia do Hospital Sírio-Libanês.

Jacqueline Medeiros Garcia

Especialista em Gestão de Unidades de Alimentação e Nutrição pelo Centro Universitário São Camilo. Especialista em Vigilância Sanitária de Alimentos pela Faculdade de Saúde Pública da Universidade de São Paulo (FSP-USP). Nutricionista da Área de Treinamento e Desenvolvimento do Hospital Sírio-Libanês.

Silmara Rodrigues Machado

Mestre em Ciências pela Universidade Federal de São Paulo (Unifesp). *Master in Business Administration* (MBA) em Alimentação pelo Grupo Latino Americano CBES. Nutricionista pela Universidade Federal de Alfenas. Nutricionista da Área de Treinamento e Desenvolvimento do Serviço de Alimentação do Hospital Sírio-Libanês.

Simone Tamae Kikuchi

Especialista em Nutrição Clínica pelo Hospital Israelita Albert Einstein. Especialista em Preceptoria pelo SUS. Aprimoramento em Nutrição Oncológica pelo IAG. Aprimoramento em Processos Educacionais para Adultos pelo Hospital Sírio-Libanês. Tutora da Residência de Gestão em Serviços de Saúde. Coordenadora do Grupo NutriOnco. Líder de Nutrição das Unidades Oncológicas, *Check Up* e Hemodiálise do Hospital Sírio-Libanês.

Ana Carolina Leão Silva

Especialista em Pediatria Clínica pelo Instituto da Criança do HC-FMUSP. Especialista em Oncologia Multiprofissional pelo Hospital Israelita Albert Einstein. Especialista em Educação na Saúde para Preceptores no SUS pelo Instituto Sírio-Libanês de Ensino e Pesquisa. Nutricionista pela Faculdade de Saúde Pública da USP. Tutora do Programa de Residência Multiprofissional em Saúde no Cuidado ao Paciente Oncológico na Sociedade Beneficente de Senhoras Hospital Sírio-Libanês. Nutricionista do Centro de Oncologia da Sociedade Beneficente de Senhoras do Hospital Sírio-Libanês. Coordenadora do Grupo de Estudos NutriOnco.

Ana Lúcia Chalhoub Chediác Rodrigues

Mestre em Gestão para Competitividade – Linha Saúde pela Fundação Getulio Vargas. Especialista em Gestão da Atenção em Saúde pela Fundação Dom Cabral e pelo Instituto de Ensino e Pesquisa do Hospital Sírio-Libanês. Especialista em Cardiologia pela Sociedade de Cardiologia do Estado de São Paulo. Coordenadora dos Serviços de Alimentação e do Programa Multiprofissional em Oncologia do Hospital Sírio-Libanês.

Ariane Nadolskis Severine

Mestre em Ciências da Saúde – Unifesp. Especialista em Gestão de Atenção à Saúde – Dom Cabral. Especialista em Nutrição Clínica – Asbran. Nutricionista – Centro Universitário São Camilo. Gerente do Serviço de Alimentação do Hospital Sírio-Libanês.

Camila Dias Barbosa

Especialista em Gestão da Qualidade, Auditoria e Vigilância Sanitária em Alimentos pelo Centro Universitário Redentor (UniREDENTOR). *Master in Business Administration* (MBA) em Gestão de Pessoas pelo Centro Universitário das Faculdades Metropolitanas Unidas (FMU). Nutricionista de Produção do Hospital Sírio-Libanês.

Erika Yuri Hirose Murahara

Mestre e Doutoranda em Ciências pelo Programa de Pós-graduação em Hematologia e Hemoterapia do Departamento de Oncologia Clínica e Experimental da Universidade Federal de São Paulo (Unifesp). Especialista em Avaliação Metabólica e Nutricional do Onívoro ao Vegetariano. Experiência Internacional com Análise da Composição Corporal na Human Nutrition Research Unit, Department of Agricultural, Food and Nutritional Science, University of Alberta. Nutricionista pelo Centro Universitário São Camilo. Nutricionista Especialista da Oncologia do Hospital Sírio-Libanês.

Jacqueline Medeiros Garcia

Especialista em Gestão de Unidades de Alimentação e Nutrição pelo Centro Universitário São Camilo. Especialista em Vigilância Sanitária de Alimentos pela Faculdade de Saúde Pública da Universidade de São Paulo (FSP-USP). Nutricionista da Área de Treinamento e Desenvolvimento do Hospital Sírio-Libanês.

Janilene Medeiros S. Pescuma

Especialista em Gerontologia pela Faculdade de Medicina da Universidade de São Paulo (FMUSP). Especialista em Nutrição Clínica pela Associação Brasileira de Nutrição (Asbran). Especialista em Educação na Saúde para Preceptores do SUS (IEP – HSL). Aprimoramento e Capacitação Profissional no Centro de Referência da Saúde da Mulher – Hospital Pérola Byington. Graduada em Nutrição pelo Centro Universitário São Camilo. Educadora em Diabetes pela Universidade Paulista (Unip). Nutricionista do Centro de Oncologia Itaim. Membro da Associação Nacional Brasileira de Educadores em Diabetes (ANBED), Associação Nacional de Assistência ao Diabetes (ANAD), do Núcleo de Obesidade, Transtornos Alimentares e Diabetes (NOTA) do Hospital Sírio-Libanês e do Grupo de Estudos NutriOnco. Preceptora do Programa de Residência Multiprofissional em Saúde no Cuidado do Paciente Oncológico no Hospital Sírio-Libanês.

Kelly Farina da Silva Florence

Especialista em Nutrição Materno Infantil pelo Hospital Moinhos de Vento – RS. Membro da equipe de Cuidados Paliativos do Centro de Oncologia em Brasília. Nutricionista Clínica Pleno do Centro do Oncologia do Hospital Sírio-Libanês.

Silmara Rodrigues Machado

Mestre em Ciências pela Universidade Federal de São Paulo (Unifesp). *Master in Business Administration* (MBA) em Alimentação pelo Grupo Latino Americano CBES. Nutricionista pela Universidade Federal de Alfenas. Nutricionista da Área de Treinamento e Desenvolvimento do Serviço de Alimentação do Hospital Sírio-Libanês.

Simone Tamae Kikuchi

Especialista em Nutrição Clínica pelo Hospital Israelita Albert Einstein. Especialista em Preceptoria pelo SUS. Aprimoramento em Nutrição Oncológica pelo IAG. Aprimoramento em Processos Educacionais para Adultos pelo Hospital Sírio-Libanês. Tutora da Residência de Gestão em Serviços de Saúde. Coordenadora do Grupo NutriOnco. Líder de Nutrição das Unidades Oncológicas, *Check Up* e Hemodiálise do Hospital Sírio-Libanês.

Tainá Teixeira Ortega

Especialização Multiprofissional em Oncologia pelo Instituto de Ensino e Pesquisa do Hospital Sírio-Libanês. Especialista em Nutrição Parenteral e Enteral pela Sociedade Brasileira de Nutrição Parenteral e Enteral (SBNPE/Braspen) e em Saúde Nutricional Integral em Consultório, Hospital e Pós-Alta pelo Instituto GANEP Nutrição Humana. Pós-graduação *lato sensu* em Nutrição Clínica em Cirurgia de Cabeça e Pescoço pela Faculdade de Medicina de Botucatu, da Universidade Estadual Paulista Júlio de Mesquita Filho (Unesp). Graduada pela Unesp. Nutricionista Clínica do Hospital Sírio-Libanês.

Thais Giovaninni Roberto

Especialista em Cuidado ao Paciente Oncológico pelo Instituto de Ensino e Pesquisa do Hospital Sírio-Libanês. Pós-graduada em Nutrição Ortomolecular e Nutracêutica Clínica pelo Instituto Hi-Nutrition. Nutricionista pelo Centro Universitário São Camilo. Nutricionista do Centro Oncológico do Hospital Sírio-Libanês.

Vivian Cristina de Menezes Augustini
Especialista em Dinâmica da Segurança Higiênica e Tecnológica dos Alimentos pela Faculdade Inesp. Especialista em Gestão de Negócios em Alimentação e Nutrição pelo Centro Universitário São Camilo. Nutricionista pela Universidade Estadual Paulista Júlio de Mesquita Filho (Unesp). Nutricionista de Produção Sênior do Hospital Sírio-Libanês.

PLATAFORMA DIGITAL

O Capítulo 2 desta obra contém conteúdo complementar disponibilizado em uma plataforma digital exclusiva.

Para ingressar no ambiente virtual, utilize o QR code abaixo, faça seu cadastro e digite a senha: nutricaooncologica

O prazo para acesso a esse material limita-se à vigência desta edição.

SUMÁRIO

Ao Hospital Sírio-Libanês agradecemos a oportunidade de realizar esta obra, com o intuito de contribuir para a saúde e a qualidade de vida dos pacientes oncológicos, por meio de cuidados nutricionais.

Aos diretores Wania Regina Mollo Baia, Dr. Artur Katz e Luiz Fernando Lima Reis, pelo incentivo e pela confiança na elaboração deste projeto.

Nossos agradecimentos e admiração aos colegas que se dedicaram e colaboraram na ideação e na construção deste livro, sempre baseados em evidências científicas e *guidelines* atuais em oncologia, pautados na ética.

Aos nossos pacientes, nossa fonte de inspiração e motivação para concretização desta obra, nosso respeito e agradecimento especial.

Ana Lúcia Chalhoub Chediác Rodrigues

PREFÁCIO

É com enorme alegria e satisfação que escrevo um breve prefácio para esta importante obra.

Trata-se de um livro de extraordinária qualidade técnica, que aborda um tema de suma importância. Esta obra poderá trazer imensa contribuição ao tratamento de pacientes oncológicos em todo o Brasil.

Os profissionais de saúde envolvidos no manejo de pacientes oncológicos muitas vezes sentem falta de um texto de qualidade científica sólida ao qual possam recorrer para melhor compreender esta importante temática, tão frequentemente discutida com os pacientes.

Pacientes e familiares, muitas vezes, também não têm onde procurar informações de qualidade, sedimentadas em evidências científicas, vendo-se frequentemente perdidos diante de mitos, informações desencontradas e por vezes sem fundamento, que não só podem contribuir para aumentar sua ansiedade e insegurança, mas também colocar em risco sua saúde e nutrição. Assim, creio que este livro também trará imensa contribuição e benefícios para esse grupo.

Esta relevante obra certamente será muito bem recebida pelos profissionais de saúde e todos aqueles que se interessam por esta importante temática.

Artur Katz
Diretor do Centro de Oncologia
do Hospital Sírio-Libanês – São Paulo

Seção I

Epidemiologia e oncogenética

CAPÍTULO 1

Epidemiologia, oncogenética e genômica nutricional

Tainá Teixeira Ortega

EPIDEMIOLOGIA

O câncer configura-se como um dos maiores problemas de saúde pública no mundo, sendo uma importante causa de morbidade e mortalidade independentemente do nível de desenvolvimento humano do país. O crescimento populacional, a maior expectativa de vida e o desenvolvimento socioeconômico são fatores diretos para o desdobramento das estatísticas. Publicação de 2018, que envolve dados de 185 países, o *Global Cancer Observatory* (GLOBOCAN), de propriedade da Agência Internacional de Pesquisa sobre o Câncer (IARC), apontou mais de 9,5 milhões de mortes e 18,1 milhões de novos casos de câncer em todo o mundo, sendo os cânceres de pulmão e mama os mais prevalentes, seguidos pelo câncer colorretal.[1]

Nos homens, os diagnósticos em pulmão, próstata, cólon e reto foram os mais comuns, totalizando 38,9% dos casos, com exceção do câncer de pele não melanoma. Já no sexo feminino, o cenário mundial reúne como diagnósticos mais frequentes os cânceres de mama, colorretal e pulmão, contribuindo com uma parcela de 42,1% de todos os casos, exceto câncer de pele não melanoma. As taxas de mortalidade combinando ambos os sexos foram de 18,4% do total de óbitos por câncer de pulmão, 9,2% por câncer colorretal e 8,2% para câncer tanto de estômago quanto de fígado. No rastreamento por regiões do mundo, a Ásia teve uma estimativa maior de incidência e mortalidade (48,4 e 57,3%, respectivamente), em parte porque quase 60% da população global vive na região. A Europa somou 23,4% dos casos e 20,3% das mortes, contudo representa 9% da população mundial. Em seguida estão as Américas, com 21% da incidência e 14,4% do total de mortes.[1]

Dados americanos relacionados a etnia e raça, obtidos entre os anos de 2012 e 2017, mostraram disparidades, principalmente pelas desigualdades econômicas que afetam as exposições aos fatores de risco e favorecem barreiras de prevenção, detecção precoce e tratamento. Em geral, a incidência de câncer entre brancos não hispânicos foi mais alta em decorrência das altas taxas de câncer de pulmão e mama feminino. Contudo, um panorama breve da incidência por sexo entre etnias e raças demonstrou que homens negros não hispânicos tiveram incidência 85% maior que homens de ilhas asiáticas/do Pacífico (que apresentam as menores taxas) e 8% a mais que homens brancos não hispânicos. Quanto ao sexo feminino, as brancas não hispânicas tiveram maior incidência, seguidas das negras não hispânicas, que ocupam o segundo lugar; porém, quando verificadas as taxas de mortalidade entre elas, estas foram 13% mais altas nas negras não hispânicas. A taxa de mortalidade para negros não hispânicos foi o dobro da de homens asiáticos/das ilhas do Pacífico e 20% maior do que a de brancos não hispânicos. Entretanto, a mortalidade geral foi mais elevada em brancos em razão das mesmas causas para incidência citadas anteriormente.[2]

A American Cancer Society divulgou a projeção de 1.806.590 novos casos de câncer e 606.520 mortes nos Estados Unidos para o ano de 2020. Desde 1991, há um contínuo declínio na taxa de mortalidade em virtude de fatores, como diminuição do tabagismo, avanço na condução do tratamento e inovação das terapias antineoplásicas. No entanto, entre crianças de 1 a 14 anos, o câncer é a segunda causa de morte, superada apenas por acidentes, e a leucemia é o câncer infantil mais comum, totalizando 28% dos casos. A estimativa de diagnósticos para 2020 é de 11.050 crianças (do nascimento aos 14 anos) e 5.800 adolescentes (de 15 a 19 anos), com mortalidade estimada de 1.190 e 540, respectivamente.[2]

Segundo estimativas nacionais, para cada ano do triênio 2020-2022, conduzidas pelo Instituto Nacional do Câncer José Alencar Gomes da Silva (Inca), a ocorrência de novos casos de câncer será de 625 mil (excluindo os casos de câncer de pele não melanoma, 450 mil); se for levado em consideração o cálculo corrigido para sub-registro, o número bruto é alterado para 685 mil novos casos. Contabilizando ambos os sexos, a maior incidência será do câncer de pele não melanoma (177 mil), seguido pelos cânceres de mama e próstata (66 mil cada), cólon e reto (41 mil), pulmão (30 mil) e estômago (21 mil). Em homens, com exceção do câncer de pele não melanoma, os diagnósticos mais frequentes são próstata (29,2%), cólon e reto (9,1%), pulmão (7,9%), estômago (5,9%) e cavidade oral (5,0%). Nas mulheres, exceto o diagnóstico de pele não melanoma, os principais cânceres são mama (29,7%), cólon e reto (9,2%), colo do útero (7,4%), pulmão (5,6%) e tireoide (5,4%). Em relação ao câncer infantojuvenil (0-19 anos), a estimativa é de 8.460 novos casos.[3]

ONCOGENÉTICA

Introdução e conceitos

O processo de carcinogênese é complexo e multifatorial. Independentemente dos fatores que contribuem para sua etiologia, o câncer, de fato, é uma doença genética que ocorre diante de danos ao DNA. A área da oncogenética vem evoluindo constantemente, reunindo o conhecimento da impressão digital genética de cada indivíduo, a compreensão aprofundada da biologia molecular do tumor e o gerenciamento da doença no contexto de prevenção, rastreamento e tratamento.[4]

O DNA está organizado no núcleo da célula em cromossomos e compactado em estruturas chamadas de nucleossomos (DNA envolto por proteínas histonas), os quais, unidos seguidamente, configuram a cromatina. Um cromossomo é demarcado por milhares de genes, que são sequências de DNA que guardam informações para a síntese de proteínas a partir dos processos sequenciais de transcrição e tradução, nos quais, primeiro, o DNA é transcrito em RNA mensageiro (RNAm) e este, por sua vez, é traduzido em uma proteína específica.[5]

O conhecimento dessas estruturas e mecanismos é fundamental para a compreensão sobre o que é expressão gênica e como ela é regulada, a partir de mudanças na configuração da cromatina, e onde, havendo ativação, a proteína é expressa e na condição do gene silenciado não há expressão da proteína.[5]

O comportamento de uma célula sadia para uma neoplásica pode ser alterado por danos na estrutura, função e quantidade das proteínas codificadas pelo DNA.[4] Alguns processos moleculares que têm impacto na tumorogênese serão comentados a seguir.

Oncogenes e genes supressores tumorais

Nossas células se replicam e se multiplicam diariamente e, a cada ciclo celular, podem ocorrer falhas. Entretanto, a formação de uma célula atípica, bem como sua proliferação, é um evento relativamente raro, tendo em vista que essa célula terá de ultrapassar barreiras fisiológicas de proteção. Duas categorias de genes são essenciais para a execução ordenada do ciclo celular; são elas: proto-oncogenes e genes supressores tumorais.

Os proto-oncogenes favorecem a progressão do ciclo e, ao sofrerem mutação, tornam-se oncogenes, permitindo essa função à célula mutante que cresce de forma descontrolada.[6]

Os genes supressores tumorais podem diminuir ou interromper a divisão celular, reparar erros de DNA ou sinalizar a morte celular programada (apoptose). Existem diferentes sistemas de reparo, mas o mecanismo básico é a remoção dos nucleotídeos incorretos e a síntese de uma nova porção de DNA, tendo como molde a cadeia complementar correta. Quando uma célula se torna incapaz de reparar o DNA danificado, tornando-se desnecessária ou duvidosa ao organismo, ela entrará em apoptose.[6]

Instabilidade genômica

A célula tumoral detém uma característica que permite o acúmulo de mutações suficientes para tornar-se um câncer invasivo, conhecida por instabilidade genômica. Essa condição pode acontecer na forma de instabilidade cromossômica, quando há anormalidade no cariótipo ou instabilidade de microssatélite (sequências curtas e repetitivas de DNA), que afeta o comprimento das sequências por meio de inserções ou deleções.[6]

Mecanismos epigenéticos

A epigenética compreende qualquer modificação estável, potencialmente herdável e reversível na expressão de um gene, não sendo sustentada por alteração na sequência do DNA. Alguns desses mecanismos são:[6]

- Metilação do DNA: adição de um grupo metil a certos nucleotídeos, inibindo o processo de transcrição gênica pelo silenciamento do gene.
- Modificação das histonas: pode acontecer por acetilação, fosforilação, metilação, sumoilação e ubiquitinação. Por exemplo, na acetilação da histona há um afrouxamento da cromatina, o que facilita a transcrição de genes e na desacetilação haverá o silenciamento da cromatina e a consequente interrupção da transcrição.
- MicroRNA: pequenos RNA não codificantes, quando expressos impedem a ligação do ribossomo ao RNAm, interrompendo a tradução e, consequentemente, a síntese proteica.

A seguir, são descritos termos usuais utilizados na aplicação clínica da oncogenética, bem como dos testes genéticos e das implicações dos resultados:[4]

- Variante germinativa: alteração genética em uma célula reprodutiva (espermatozoide ou óvulo) que se incorpora ao DNA de todas as células da prole, podendo ser transmitida de pai para filho e, portanto, hereditária.
- Mutação somática: alteração genética que tem potencial para causar câncer ou outras doenças e que ocorre em qualquer célula do corpo após a concepção, com exceção das células germinativas e, portanto, não é transmitida à prole.

- Achados secundários: resultados que não estão relacionados à indicação do sequenciamento, mas podem ser de utilidade para o médico responsável pelo pedido, paciente ou família.
- Informação genética acionável: ausência ou presença de uma variante genética em um tumor ou na linhagem germinativa que pode ser usada para informar o manejo clínico.

Variantes estão presentes em todas as células do corpo e são alterações frequentes nos genes, particularmente na linhagem germinativa. O tipo mais comum de variante genética ocorre pela alteração em apenas uma base de nucleotídeo: são os conhecidos polimorfismos de nucleotídeo único (SNP, do inglês *single-nucleotide polymorphism*). Outros tipos de variantes são menos comuns e contêm sequências de bases nucleotídicas repetidas seguidamente, quando há alteração no número dessas repetições, têm-se os polimorfismos de repetição. Algumas variantes não têm efeito aparente na função do gene, outras as influenciam de maneira sutil.[4,6] As variantes genéticas são classificadas em:[7]

- Patogênica: contribui diretamente para o desenvolvimento da doença. Não é esperado que evidências adicionais alterem a classificação dessa variante.*
- Provavelmente patogênica: muito provavelmente contribuirá para o desenvolvimento da doença, mas as evidências científicas atuais são insuficientes para provar isso de forma conclusiva.
- Significância incerta: por ora, não existem informações suficientes para apoiar uma classificação mais definitiva da variante em questão.
- Provavelmente benigna: com as evidências científicas atuais, não é esperado que tenha um efeito importante sobre a doença, mas até o momento, os dados são insuficientes para provar isso conclusivamente.
- Benigna: não causa doenças e não é esperado que evidências adicionais alterem a classificação dessa variante.

As mutações verificadas no câncer podem ser do tipo:

- *Missense*: alteração de uma única base do DNA que resulta na mudança na sequência do aminoácido, podendo ocasionar uma mudança significativa na função da proteína.

* Nota: a proporção de indivíduos portadores da variante patogênica que podem manifestar a doença é denominada penetrância. Nem todas as variantes patogênicas são totalmente penetrantes e, em geral, variantes genéticas comuns que podem predispor ao câncer têm uma penetrância menor que as variantes raras.

- *Nonsense*: mudança de uma única base do DNA que culmina na interrupção da tradução (gera uma "parada" no códon), resultando em uma proteína encurtada e não funcional ou com função anormal.
- *Frameshift*: caracteriza a adição ou remoção de uma base do DNA alterando sua sequência e a dos aminoácidos correspondentes. O resultado é uma proteína muito diferente quanto a sequência, a estrutura e a função da original.
- Rearranjos cromossômicos: podem alterar vários genes simultaneamente e acontecer de quatro formas: quando um pedaço do cromossomo se rompe e é totalmente perdido (deleção); na inversão de direção do cromossomo; na movimentação do cromossomo para um local diferente (translocação); quando há duplicação do cromossomo.

Sequenciamento genético

As tecnologias de sequenciamento do DNA têm evoluído expressivamente, principalmente nos últimos 15 anos. Com o alto rendimento do método, é possível processar várias sequências de DNA em paralelo.[4]

O teste genético para avaliação da linhagem germinativa identifica alelos de risco para câncer herdado e, a depender do resultado obtido, decisões de gerenciamento no momento do diagnóstico são viabilizadas, como colectomia no câncer de cólon relacionado à síndrome de Lynch e mastectomia contralateral em portadores de variantes patogênicas *BRCA1/BRCA2*; além de, em alguns casos, indicar a terapia sistêmica, como o uso de cisplatina ou de inibidores poli (ADP-ribose) polimerase (PARP) no câncer relacionado a *BRCA1/BRCA2*.[4]

O sequenciamento de alterações somáticas nos tumores contribui para informação do prognóstico da doença e/ou tratamento. As abordagens em larga escala englobam painéis multigênicos, sequenciamento de exoma completo e de genoma inteiro.[4,8] Pacientes cujas histórias pessoais e familiares são sugestivas de câncer hereditário devem considerar o teste da linha germinativa, independentemente do resultado do teste somático.[4,9]

Aconselhamento genético

Indivíduos com risco aumentado para o desenvolvimento de um câncer podem ser identificados por meio de informações provenientes de testes genéticos, história familiar (elaboração e interpretação do heredograma), exame físico e registros médicos.[4,8,9] Uma vez identificados, o indivíduo ou mesmo a família podem ser encaminhados ao aconselhamento genético, que geralmente consiste em seis etapas e é liderado por um oncogeneticista em conjunto com outras especialidades médicas e profissionais da saúde especializados na área:[10]

- Avaliação da história familiar e médico.
- Análise da informação genética.
- Comunicação da informação genética.
- Educação sobre heranças, testes genéticos, gerenciamento, redução de riscos, recursos e oportunidades de pesquisa.
- Aconselhamento de apoio para facilitar possibilidades das escolhas informadas e adaptação ao risco ou condição.
- Acompanhamento.

Síndromes de suscetibilidade ao câncer hereditário

O câncer de etiologia hereditária corresponde entre 5 a 10% de todos os diagnósticos oncológicos.[8,9] Existem diversas síndromes que podem elevar o risco do desenvolvimento da doença em crianças ou adultos e em diferentes sítios (pele, próstata, rim, trato gastrointestinal etc.), dentre as quais três das síndromes mais conhecidas serão abordadas nesta seção: síndrome de Li-Fraumeni, câncer de cólon não polipose hereditário ou síndrome de Lynch e câncer de mama e ginecológico hereditário/síndrome de câncer de mama e ovário hereditários.

Síndrome de Li-Fraumeni

Síndrome rara, autossômica dominante e com alta penetrância oriunda de alterações herdadas no gene *TP53*, localizado no cromossomo 17p13.1, conhecido por "guardião do genoma". O *TP53* é um gene supressor tumoral e, portanto, pode exercer influências na parada do ciclo celular, apoptose e sistema de reparo do DNA. A mutação somática é comum na maioria dos tipos de câncer, mas, quando a alteração é de linhagem germinativa, culmina na síndrome de Li-Fraumeni (LFS, do inglês *Li-Fraumeni syndrome*).[4,9,11,12] Aproximadamente 75% são mutações do tipo *missense* e a maioria gera uma proteína p53 truncada.[12]

Os cânceres manifestados geralmente ocorrem em indivíduos jovens. Cerca de 50% dos portadores da LSF têm chance de desenvolver tumores antes dos 30 anos de idade, comparados a 1% na população geral, e 90% desenvolvem câncer até os 70 anos de idade.[9] O espectro de cânceres da síndrome inclui câncer de mama na pré-menopausa, leucemia, sarcoma de tecidos moles, osteossarcoma, tumor do sistema nervoso central (SNC) e carcinoma adrenocortical. Outros tipos vistos com frequência em famílias com LFS são melanoma, tumores de células germinativas, tumores gástricos e tumor de Wilms e, em casos individuais de LFS, pâncreas, pulmão, laringe, próstata e linfomas.[9,11,12] Na LSF, há evidências de que tratamentos com quimioterapia ou radioterapia podem contribuir para o risco de uma segunda malignidade, principalmente no sexo feminino, em virtude do maior risco de desenvolvimento de câncer de mama.[4,9]

Nem todos os indivíduos e famílias com LFS manifestam o fenótipo clássico; os demais casos são chamados de Li-Fraumeni *like* (LFL) ou Li-Fraumeni variante.[9,12] Mutações germinativas do *TP53* foram encontradas em aproximadamente 77% da LFS clássica e entre 20 a 40% das famílias com LFL, podendo chegar a 8%.[9] Nos casos de LFL, o significado da variante patogênica germinativa em *TP53* é incerto, o que não desconsidera a interpretação dos riscos de câncer e a determinação de estratégias de manejo, levando em consideração as histórias pessoais e familiares.[4,9] A Tabela 1 menciona os critérios diagnósticos para LFS e as diferentes versões da LFL.

TABELA 1 Critérios diagnósticos da LFS e da LFL

LFS clássica	• Sarcoma na infância ou em idade jovem (antes dos 45 anos) • Familiar de 1° grau com qualquer câncer em idade jovem (antes dos 45 anos) • Familiar de 1° ou 2° graus que tenha o diagnóstico de câncer em idade jovem (antes dos 45 anos) ou sarcoma em qualquer idade
LFL (critérios de Birch)	• Câncer na infância ou sarcoma, tumor do SNC ou câncer adrenocortical antes dos 45 anos • Familiar de 1° ou 2° graus com câncer típico da LFS (sarcoma, câncer de mama, tumor do SNC, câncer adrenocortical ou leucemia) em qualquer idade • Familiar de 1° ou 2° graus com qualquer câncer antes dos 60 anos
LFL (critérios de Elles)	• LFL-E1: presença de dois familiares de 1° ou 2° graus com câncer típico da LFS em qualquer idade (sarcoma, câncer de mama, tumor do SNC, leucemia, câncer adrenocortical, melanoma, câncer de próstata, câncer pancreático) • LFL-E2: sarcoma em qualquer idade no probando com dois dos seguintes tumores (podendo estar presentes no mesmo indivíduo): câncer de mama antes dos 50 anos e/ou câncer típico da LFS com menos de 60 anos ou sarcoma em qualquer idade
LFL (critérios de Chompret)	• Sarcoma, tumor do SNC, câncer de mama ou adrenocortical antes dos 36 anos • Familiar de 1° ou 2° graus com câncer antes dos 46 anos ou • Familiar com múltiplos tumores primários em qualquer idade • Múltiplos tumores primários, incluindo dois tumores que sejam do tipo sarcoma, tumor do SNC, câncer de mama ou câncer adrenocortical, com o primeiro tumor diagnosticado antes dos 36 anos, independentemente da história familiar • Câncer adrenocortical em qualquer idade e independentemente da história familiar

LFL: Síndrome de Li-Fraumeni like ou variante; LFS: Síndrome de Li-Fraumeni; SNC: sistema nervoso central.

Fonte: adaptada de Rede Nacional de Câncer Familial: Manual Operacional.[9]

Câncer de mama e ginecológico hereditário/síndrome de câncer de mama e ovário hereditários

A história familiar é um importante fator de risco para câncer de mama e ginecológico hereditário. Após sexo e idade, uma história familiar positiva é o fator de risco preditivo mais forte conhecido para câncer de mama.[9] Vários genes são associados ao desenvolvimento de câncer de mama e/ou ginecológico hereditário, incluindo *BRCA1*, *BRCA2*, *TP53*, *PTEN/MMAC1*, *STK11*, *MLH1*, *MSH2*, *MSH6* e *PMS2*;[4,12] a depender do gene mutado, a penetrância pode ser alta, moderada ou baixa (Tabela 2).[4] Os diagnósticos a partir da mutação em *BRCA1/BRCA2* correspondem entre 60 e 80% dos casos.[4,9]

TABELA 2 Genes associados à suscetibilidade ao câncer de mama e/ou ginecológico

Suscetibilidade ao câncer*	Genes de moderada penetrância	Genes de alta penetrância
Câncer de mama	*ATM, BRIP1, CHEK2, FANCD2, RAD51C*	*BRCA1, BRCA2, CDH1, PALB2, PTEN, STK11, TP53*
Câncer de ovário	*ATM, BRIP1, EPCAM, MLH1, MSH2, MSH6, RAD51C*	*BRCA1, BRCA2*
Câncer de endométrio		*EPCAM, MLH1, MSH2, MSH6, PMS2, PTEN*

* Outros cânceres podem estar associados aos genes desta tabela.
Fonte: adaptada de National Cancer Institute.[4]

A síndrome de câncer de mama e ovário hereditários (HBOC, do inglês *hereditary breast and ovarian cancer*) é uma condição autossômica dominante e, em grande parte dos casos de portadores de variantes patogênicas em *BRCA 1/BRCA2* estudados, a exclusão do alelo normal resulta em perda de todas as funções. Prevê-se que a maioria dessas variantes produz uma proteína truncada e, portanto, com perda da função, embora algumas variantes patogênicas do tipo *missense* causem perda de função sem truncamento.[4,9]

BRCA1 está inserido no braço longo do cromossomo 17, no intervalo 17q12-21. As variantes patogênicas da linha germinativa em *BRCA1* associam-se predominantemente ao câncer de mama de início precoce, câncer de ovário e câncer das tubas uterinas. Localizado no braço longo do cromossomo 13, o gene *BRCA2* detém variantes patogênicas associadas a vários casos de câncer de mama em famílias e ao câncer de mama masculino, câncer de ovário, câncer de próstata, melanoma e câncer de pâncreas.[4,8,12]

BRCA1 e *BRCA2* comportam-se como genes supressores de tumor, atuando como "cuidadores do genoma" (*caretakers*) e, quando inativados, deixam de preservar a estabilidade genômica, favorecendo o acúmulo de mutações em múltiplos genes;[9,12] suas respectivas variantes patogênicas respondem pela doença em 45% das famílias com múltiplos casos apenas de câncer de mama e em até 90% das famílias com câncer de mama e ovário.[9]

Critérios divergentes têm sido utilizados para o diagnóstico clínico de HBOC, não se observando consenso entre diferentes instituições para a elaboração de um critério definitivo. Dados sugestivos da síndrome HBOC incluem:[9]

- Dois ou mais casos de câncer de mama e/ou ovário em idade precoce (pré-menopáusicos).
- Múltiplos casos na família.
- Câncer de mama bilateral.
- Padrão de transmissão vertical.

Câncer de cólon não polipose hereditário – síndrome de Lynch

O câncer de cólon não polipose hereditário (HNPCC) ou síndrome de Lynch (SL), esta última a denominação mais adequada, tendo em vista que pode ocorrer em sítios extracolônicos, é a herança autossômica dominante mais comum,[8,9,12,13] com penetrância na ordem de 80%.[9] O risco para câncer colorretal (CCR) é superior a 52%,[8] dependendo da mutação genética específica, sendo 60 a 70% aos 70 anos.[9] Após o CCR, o segundo câncer comumente manifestado pela SL é o de endométrio, com risco entre 30 e 40% aos 70 anos. Carcinomas de intestino delgado, do trato urinário, de ovário, de estômago, tumores cerebrais (síndrome de Turcot) e tumores de glândulas sebáceas (síndrome de Muir-Torre) apresentam menor risco para portadores da síndrome.[8,9]

Caracterizada por alterações em variantes patogênicas germinativas nos genes de reparo de incompatibilidade (MMR): *MLH1*, *MSH2*, *MSH6*, *PMS2* e *EPCAM* 4,8,9,12,13 (neste último, deleções levam ao silenciamento epigenético do gene *MSH2*), a SL tem critérios diagnósticos pautados nos antecedentes familiares de câncer, conforme critérios de Amsterdã. Para a identificação de indivíduos com suspeita e candidatos aos testes de rastreamento, os critérios de Bethesda são os utilizados por contemplarem tumores extracolônicos e o diagnóstico clínico em famílias pequenas. Ao longo do tempo, esses critérios foram revisados a fim de aumentar a sensibilidade. Os Quadros 1 e 2 descrevem os critérios diagnósticos em suas respectivas versões mais recentes.[4,8,9]

QUADRO 1 Critérios de Amsterdã II

Ao menos três membros de uma mesma família com CCR, ou adenocarcinoma de endométrio, ou carcinoma de células transicionais de vias excretoras renais (pelve renal ou ureter) ou adenocarcinoma de intestino delgado
Um dos membros ser parente em 1° grau dos outros dois
Pelo menos duas gerações acometidas
Pelo menos um dos membros com CCR e idade inferior a 50 anos
Exclusão de PAF

CCR: câncer colorretal; PAF: polipose adenomatosa familiar.
Fonte: adaptado de Rede Nacional de Câncer Familial: Manual Operacional.[9]

QUADRO 2 Critérios de Bethesda revisados

CCR diagnosticado em paciente com menos de 50 anos
Presença de CCR sincrônico ou metacrônico, ou outro tumor extracolônico, associado à síndrome, independentemente da idade
CCR com histologia sugerindo MSI, diagnosticado em paciente com menos de 60 anos
CCR diagnosticado em um ou mais parentes em 1° grau, com tumor relacionado à síndrome, com um dos tumores sido diagnosticado antes dos 50 anos
CCR diagnosticado em um ou mais parentes de 1° ou 2° graus, com tumores relacionados à síndrome, independentemente da idade

CCR: câncer colorretal; MSI: instabilidade de microssatélites.
Fonte: adaptado de Rede Nacional de Câncer Familial: Manual Operacional.[9]

O CCR hereditário proveniente da SL geralmente se manifesta em idades mais precoces, entre 40 e 45 anos; notam-se predileção para acometimento do cólon direito, maiores incidências de tumor sincrônico e de tumor metacrônico (este em 10 anos). Outra característica que pode indicar SL é o aparecimento de tumores extracolônicos em outros membros de uma mesma família e a evolução de adenoma para adenocarcinoma ocorrendo de forma mais acelerada em relação às lesões esporádicas.[9]

Informações genéticas do tumor e da linhagem germinativa têm papel relevante no diagnóstico da SL. Grande parte das variantes genéticas associadas à síndrome ocorrem nos genes *MLH1* e *MSH2*,[4,9,12,13] deleções e/ou duplicações são responsáveis por 5 a 10% de mutações em *MLH1* e mais de 20% das mutações em *MSH2*.[12] Cerca de 90% dos indivíduos com CCR apresentam no tumor instabilidade de microssatélites (MSI, do inglês *microsatellites instabi-*

lity) pela perda da expressão para uma ou mais proteínas associadas aos genes MMR, causadas por mutações somáticas, variantes germinativas ou alterações epigenéticas. Nem todos os tumores com MSI apresentam perda de expressão de proteínas codificadas pelos genes MMR, bem como nem todos os tumores com perda de expressão dessas proteínas serão instáveis. Certas características histopatológicas são fortemente sugestivas do fenótipo de MSI, incluindo a presença de linfócitos infiltrantes de tumor, reação tipo Crohn-*like*, presença de mucina, ausência de necrose com detritos celulares e heterogeneidade histológica.[4] A pesquisa da expressão por imuno-histoquímica (IHC) e/ou o teste molecular por sequenciamento para checagem de MSI são adotados como exames de rastreamento no diagnóstico da SL em pacientes. Os resultados dos testes de IHC podem direcionar os testes de linhagem germinativa específicos de genes.[4,8,9,12,13]

Indivíduos sob risco, assim como suas famílias, devem estar inseridos em programas de rastreamento e protocolos de manejo por preencherem critérios clínicos para SL, mas não possuírem alterações genéticas nos genes de reparo. Estudos moleculares para descartar o diagnóstico molecular de outras síndromes de predisposição ao CCR são indicados. Caso não seja identificada alguma síndrome conhecida, fica sinalizado como "câncer colorretal familiar do tipo X" e em seguimento oncogenético.[9]

GENÔMICA NUTRICIONAL

Definições e recomendações na prática clínica

A genômica nutricional engloba os estudos da nutrigenética, nutrigenômica e epigenômica nutricional, os quais se referem à interação entre os nutrientes, os genes e como estes se expressam influenciando o fenótipo.[5]

A forma como a variabilidade genética individual interfere na resposta aos nutrientes e no estado de saúde e risco para desenvolvimento de doenças diz respeito à nutrigenética.[5,14] Polimorfismos são variações genéticas presentes em determinado lócus cromossômicos; indivíduos com polimorfismos nos genes *NAT-1*, *NAT-2* e *CYP1A2*, quando expostos às aminas heterocíclicas, presentes em carnes vermelhas processadas, têm risco aumentado, principalmente para o desenvolvimento de câncer colorretal e mama. Também encontrados em carnes processadas, os hidrocarbonetos policíclicos podem favorecer o câncer gastrointestinal na presença de polimorfismo nos genes *CYP1A1* e *GSTM1*. Outro componente tóxico ao organismo é a nitrosamina que se forma na batata frita, quando há interação dessa substância com polimorfismo no gene *CYP2E1*, ocorre o aumento da chance de câncer de estômago e nasofaringe.

No entanto, muitos componentes dietéticos possuem atividade anticarcinogênica, contribuindo para a prevenção da doença, por exemplo, na presença de polimorfismo nos genes *CYP1A2* e *GST*. As frutas e vegetais, com forte evidência para os vegetais crucíferos, exercem efeito protetor para diversos cânceres, principalmente o colorretal.[14] Os genes anteriormente citados são codificadores de enzimas atuantes no sistema de detoxificação do organismo.

A nutrigenômica compreende a regulação de processos biológicos pela genômica, transcriptômica, proteômica e metabolômica resultantes da influência dos nutrientes na expressão dos genes.[5,15] Nutrientes e compostos bioativos podem ser considerados mediadores celulares endógenos, uma vez que, após absorvidos, podem interagir através de vias de sinalização específicas e gerar ativação diferencial das etapas metabólicas.[16] A curcumina é um polifenol cuja capacidade de modular diversos alvos moleculares, favorecendo a proteção contra diferentes tipos de cânceres, já foi reconhecida na literatura científica. Dentre os diversos alvos moleculares, ela age na regulação negativa de alguns fatores de transcrição, como a proteína ativadora 1 (AP-1), o fator nuclear κB (NF-kB) e o transdutor de sinal e ativador da transcrição 3 (STAT3), contribuindo para a supressão do crescimento tumoral, redução de angiogênese e inibição de características invasivas e metastáticas, além de atuar, também, na indução a apoptose, quimiossensibilização, radiossensibilização e aumento da expressão de receptor gama associado ao proliferador de peroxissoma (PPAR-γ) e p53.[17]

A epigenômica nutricional é a influência de componetes alimentares sob a expressão gênica a partir de sua interferência em mecanismos epigenéticos, não alterando a sequência de nucleotídeos do DNA.[5,18,19] Alguns micronutrientes (folato, ácido retinoico e compostos de selênio), compostos bioativos como butirato, polifenóis do chá verde, maçã, café, framboesa preta e outras fontes dietéticas podem interferir no mecanismo epigenético de metilação do DNA por serem doadores de grupo metil ou exercerem efeito sob a atividade da enzima DNA-metiltransferase.[20] A metilação aberrante do DNA pode contribuir para o processo de carcinogênese por meio da hipometilação global do genoma que aumenta a expressão de oncogenes ou pela hipermetilação de genes de reparo do DNA ou supressores do tumor, silenciando sua expressão e contribuindo para o processo da carcinogênese.[19] Compostos dietéticos como epigalocatequina-3-galato, genisteína, equol, miricetina, sulforafano e curcumina, além de regular a metilação do DNA, também atuam como remodeladores da cromatina pela modulação da enzima histona desacetilase.[20]

Portanto, a depender da qualidade e variedade, a alimentação pode favorecer tanto a prevenção como o aumento do risco do desenvolvimento do câncer. Assim como os alimentos podem ter um papel anticarcinogênico, eles também podem ser veículos de substâncias deletérias à nossa saúde, como agrotóxicos, aditivos químicos, toxinas etc. Um dos objetivos da genômica nutricional é possibilitar a personalização de recomendações nutricionais e a individualização de planos alimentares com base no genótipo individual.

Em 2014, a Academy of Nutrition and Dietetics publicou um posicionamento sobre o exercício do nutricionista no campo da genômica nutricional.[5] O documento afirma que a genômica nutricional é uma ciência emergente e o uso de testes nutrigenéticos para fornecer aconselhamento dietético ainda não está bem definido para a rotina de prática dietética no contexto das doenças crônicas. Ademais, o profissional nutricionista necessita de uma competência básica em genética e proeficiência avançada no conhecimento e habilidades da genômica nutricional.

O conselho estadual de nutricionaistas da 3ª região (São Paulo e Mato Grosso do Sul) lançou um parecer técnico, em 2015, intutulado "Genômica Nutricional: testes nutrigenéticos".[21] No documento em questão, é esclarecido e orientado que:

- Testes de nutrigenética são preditivos e não diagnósticos, não devem substituir outros exames e avaliações necessários ao tratamento e devem ser utilizados apenas como ferramenta adicional à prescrição nutricional.
- O nutricionista deve pautar sua atuação no Código de Ética (Resolução CFN n. 599/2018) e estar capacitado a interpretar os testes de nutrigenética e a orientar adequadamente seus clientes.
- É extremamente importante ressaltar que a interpretação equivocada dos testes de nutrigenética pode causar prejuízos ao cliente.
- A recomendação de suplementos baseada em testes de nutrigenética não possuem evidências científicas suficientes até o momento, devendo o nutricionista enfatizar ao paciente a importância do consumo dos alimentos.
- Os nutricionistas deverão estar capacitados/especializados para solicitar e interpretar corretamente tais testes, bem como para aplicá-los da forma mais adequada e racional em sua rotina de atendimento.

A genômica nutricional permite o entendimento da interação gene-nutriente e de mecanismos de modulação das alterações genéticas e epigenéticas relacionadas ao desenvolvimento do câncer. Os testes de nutrigenética são uma ferramenta adicional para possibilitar a individualização ainda maior da dieta, sugerindo o consumo de alimentos com potencial para a prevenção de determinado câncer ou doenças de maior predisposição genética.

Este campo deve seguir sendo explorado a fim de aprimorar o exercício do nutricionista em técnicas de avaliação do genótipo individual e de biomarcadores mais precisos para se propor intervenções nutricionais as mais individualizadas possíveis.

REFERÊNCIAS BIBLIOGRÁFICAS

1. Bray F, Ferlay J, Soerjomataram I, Siegel RL, Torre LA, Jemal A. Global cancer statistics 2018: GLOBOCAN estimates of incidence and mortality worldwide for 36 cancers in 185 countries. CA Cancer J Clin. 2018;68(6):394-424.
2. Siegel RL, Miller KD, Jemal A. Cancer statistics, 2020. CA A Cancer J Clin. 2020;70:7-30.
3. Instituto Nacional de Câncer José Alencar Gomes da Silva. Estimativa 2020: incidência de câncer no Brasil/Instituto Nacional de Câncer José Alencar Gomes da Silva. Rio de Janeiro: Inca; 2019. Disponível em: http://www.inca.gov.br (acesso 9 jul 2020).
4. PDQ® Cancer Genetics Editorial Board. PDQ Cancer Genetics Overview. Bethesda, MD: National Cancer Institute. Atualizado em: 24/07/2020. Disponível em: https://www.cancer.gov/about-cancer/causes-prevention/genetics/overview-pdq (acesso 27 jul 2020). [PMID: 26389204].**
5. Kamp KM, Trujillo E. Position of Academy of Nutrition and Dietetics: nutritional genomics. J Acad Nutr Diet. 2014;114(2):299-312.
6. Ward LS. Entendendo o processo molecular da tumorigênese. Arq Bras Endocrinol Metab. 2002;46(4):351-60.
7. Richards S, Aziz N, Bale S, Bick D, Das S, Gastier-Foster J, et al. Standards and guidelines for the interpretation of sequence variants: a joint consensus recommendation of the American College of Medical Genetics and Genomics and the Association for Molecular Pathology. Genet Med. 2015;17(5):405-24.
8. Van Cott C. Cancer genetics. Surg Clin North Am. 2020;100(3):483-98.
9. Rede Nacional de Câncer Familial: manual operacional/Instituto Nacional de Câncer. Rio de Janeiro: Inca; 2009. Disponível em: http://www.inca.gov.br (acesso 27 jul 2020).
10. National Society of Genetic Counselors' Definition Task Force, Resta R, Biesecker BB, Bennett RL, Blum S, Hahn SE, et al. A new definition of Genetic Counseling: National Society of Genetic Counselors' Task Force report. J Genet Couns. 2006;15(2):77-83.
11. Vogel WH. Li-Fraumeni syndrome. J Adv Pract Oncol. 2017;8(7):742-6.
12. Lindor NM, McMaster ML, Lindor CJ, Greene MH, National Cancer Institute, Division of Cancer Prevention, Community Oncology and Prevention Trials Research Group. Concise handbook of familial cancer susceptibility syndromes – Second edition. J Natl Cancer Inst Monogr. 2008;38:1-98.
13. Syngal S, Brand RE, Church JM, Giardiello FM, Hampel HL, Burt RW, American College of Gastroenterology. ACG clinical guideline: Genetic testing and management of hereditary gastrointestinal cancer syndromes. Am J Gastroenterol. 2015;110(2):223-63.
14. Elsamanoudy AZ, Mohamed Neamat-Allah MA, Hisham Mohammad FA, Hassanien M, Nada HA. The role of nutrition related genes and nutrigenetics in understanding the pathogenesis of cancer. J Microsc Ultrastruct. 2016;4(3):115-22.
15. Trujillo E, Davis C, Milner J. Nutrigenomics, proteomics, metabolomics, and the practice of dietetics. J Am Diet Assoc. 2006;106(3):403-13.

** Nota: O National Cancer Institute (NCI) não endossa a tradução do material utilizado e nenhum endosso do NCI deve ser inferido.

16. Rescigno T, Micolucci L, Tecce MF, Capasso A. Bioactive nutrients and nutrigenomics in age-related diseases. Molecules. 2017;22(1):105.
17. Shanmugam MK, Rane G, Kanchi MM, Arfuso F, Chinnathambi A, Zayed ME, et al. The multifaceted role of curcumin in cancer prevention and treatment. Molecules. 2015;20(2):2728-69.
18. Sapienza C, Issa JP. Diet, nutrition, and cancer epigenetics. Annu Rev Nutr. 2016;36:665-81.
19. Gerhauser C. Cancer chemoprevention and nutriepigenetics: state of the art and future challenges. Top Curr Chem. 2013;329:73-132.
20. Bordoni L, Gabbianelli R. Primers on nutrigenetics and nutri(epi)genomics: origins and development of precision nutrition. Biochimie. 2019;160:156-71.
21. Conselho Regional de Nutricionistas – 3ª região. CRN-3 Parecer técnico número 09/2015. Genômica nutricional: Testes de Nutrigenética. São Paulo: Conselho Regional de Nutricionistas – 3ª região; 2015.

Seção II

Avaliação nutricional subjetiva, objetiva e laboratorial

CAPÍTULO 2

Triagem e avaliação nutricional de adultos e idosos

Thais Giovaninni Roberto

O estado nutricional de pacientes com câncer interfere no tratamento, nos efeitos colaterais, na qualidade de vida, na morbidade e na mortalidade, e pacientes com risco de desnutrição apresentam piora em todos esses quesitos. O principal objetivo de uma triagem nutricional é predizer a probabilidade de um desfecho melhor ou pior a depender dos fatores nutricionais avaliados no paciente. Fatores como localização do tumor, perda de peso involuntária e alterações no trato gastrointestinal em decorrência do tratamento antineoplásico devem ser considerados no momento da triagem nutricional, tendo em vista que aumentam o risco de desnutrição. Por isso, faz-se necessário realizar uma triagem e avaliação nutricional adequadas nessa população, a fim de que seja detectado o possível risco de desnutrição e seja realizada a intervenção nutricional de forma precoce e especializada.[1-6]

TRIAGEM NUTRICIONAL EM PACIENTES ADULTOS E IDOSOS ONCOLÓGICOS

As diretrizes da Sociedade Europeia de Nutrição Clínica e Metabolismo (do inglês *European Society for Clinical Nutrition and Metabolism* – ESPEN), de nutrição em pacientes oncológicos[7] e de ações contra a desnutrição em pacientes com câncer[8] e as diretrizes da Sociedade Americana de Nutrição Parenteral e Enteral (do inglês *American Society for Parenteral and Enteral Nutrition* – ASPEN), de triagem[6] e suporte nutricional para adultos durante o tratamento oncológico e de transplante de células hematopoiéticas[9] recomendam que a triagem e a avaliação nutricional sejam precoces, ocorrendo logo ao início do tratamento e primeiro contato com o paciente, em âmbito ambulatorial ou de internação. Preconizam ainda que, para ser efetiva, a triagem deve ser breve, barata, altamente sensível e ter boa especificidade.

O consenso nacional de nutrição oncológica[2] recomenda que o paciente ambulatorial sem risco nutricional deve passar por nova triagem nutricional em até 30 dias e o paciente com risco nutricional, em até 15 dias.

Existem diversas ferramentas para realizar a triagem nutricional em pacientes oncológicos. Abordaremos algumas delas e suas principais características.

MINIAVALIAÇÃO NUTRICIONAL

A Miniavaliação Nutricional (MNA)[11] (ferramenta ainda não traduzida e validada para o português, porém disponível para acesso na versão original através do QR code na página XI desta obra) foi desenvolvida para detectar a desnutrição e o risco de desnutrição em pacientes idosos em ambulatórios, hospitais e instituições de longa permanência. Seu uso é indicado para pacientes idosos ambulatoriais, cirúrgicos e oncológicos.[5,10]

A avaliação é composta por 18 itens que serão pontuados e pode ser preenchida em menos de 15 minutos. O teste envolve: avaliação antropométrica (peso, estatura, circunferência do braço, circunferência da panturrilha, perda de peso); avaliação geral (seis questões relacionadas a estilo de vida, medicamentos em uso e mobilidade); avaliação dietética (oito questões relacionadas ao número de refeições, ingestão de alimentos e líquidos, autonomia para se alimentar); e avaliação subjetiva (autopercepção de saúde e nutrição).[11]

Caso o somatório dos pontos seja menor do que 17, indica desnutrição; de 17 a 23,5 indica risco de desnutrição e necessidade de avaliação adicional a ser feita usando marcadores biológicos, como albumina e proteína C-reativa; e maior ou igual a 24 indica paciente bem nutrido.[11]

Como esse instrumento utiliza medidas antropométricas de circunferência do braço e circunferência da panturrilha, é necessário o treinamento dos profissionais que aplicarão essa ferramenta. Ela é um pouco mais demorada que as demais ferramentas e possui a dificuldade de ser aplicada em alguns pacientes em razão de problemas cognitivos.[12]

Um estudo prospectivo realizado por Read et al.[13] com 157 pacientes oncológicos, com o objetivo de comparar a MNA com a Avaliação Subjetiva Global Produzida Pelo Paciente (ASG-PPP), mostrou que a MNA possui 97% de sensibilidade e 54% de especificidade, concluindo que a ASG-PPP é uma ferramenta de melhor escolha para avaliar os pacientes com câncer.

Apesar disso, um estudo transversal mais recente elaborado por Oliveira, Anunciação e Costa,[14] realizado com 346 pacientes idosos oncológicos internados em um hospital de referência em Salvador, Bahia, mostrou que a MNA foi mais sensível para identificar inadequação no estado nutricional quando comparada com o índice de massa corporal e a circunferência da panturrilha. Esse estudo tinha o objetivo de avaliar o estado nutricional segundo a miniavaliação nutricional, o índice de massa corporal e a circunferência da panturrilha, identificar o grau de concordância entre esses parâmetros e verificar a associação entre o estado nutricional e os diferentes tipos de câncer. Como conclusão, os autores sugerem que os parâmetros subjetivos da MNA justificam o diagnóstico de desnutrição mais precoce.

INSTRUMENTO DE TRIAGEM DE DESNUTRIÇÃO

No estudo de desenvolvimento do Instrumento de Triagem de Desnutrição (MST)[15] (ferramenta ainda não traduzida e validada para o português, porém disponível para acesso na versão original através do QR Code na página XI desta obra), a Avaliação Subjetiva Global (ASG) foi escolhida como padrão-ouro para definição de desnutrição e as perguntas mais sensíveis e específicas que prediziam o estado nutricional nessa ferramenta foram escolhidas para fazer parte desse novo instrumento. Ele foi desenvolvido, inicialmente, para todos os pacientes com doenças agudas hospitalizados e avalia a ocorrência de perda de peso, a quantidade de quilos perdidos e a ocorrência de baixa ingestão alimentar. As respostas a essas perguntas pontuam de 0 a 5 e, caso o somatório seja igual ou maior que dois, o paciente é considerado em risco de desnutrição e será encaminhado para uma avaliação nutricional mais detalhada e suporte nutricional adequado.

Por ser um questionário simples e de rápida e fácil aplicação, pode ser feito por qualquer profissional de saúde, equipe administrativa, familiares e pacientes.[12]

Um estudo transversal e observacional realizado em um hospital com 50 pacientes oncológicos ambulatoriais recebendo quimioterapia, feito por Isenring et al.,[16] com o objetivo principal de determinar a validade do MST comparado com a ASG-PPP, mostrou 100% de sensibilidade e 92% de especificidade do MST para predizer risco de desnutrição nessa população. Entretanto, recomenda-se que, após a aplicação do MST, aplique-se a ASG-PPP, tendo em vista que essa ferramenta inclui uma coleta de dados mais completa.[17]

TRIAGEM DE RISCO NUTRICIONAL 2002

A Triagem de Risco Nutricional 2002 (NRS-2002)[18] (ferramenta ainda não traduzida e validada para o português, porém disponível para acesso na versão original através do QR Code na página XI desta obra) é uma ferramenta proposta para triagem da desnutrição em pacientes hospitalizados, que se baseia em dados de ingestão alimentar na última semana, índice de massa corporal

(IMC), perda de peso nos últimos três meses, idade e gravidade da doença. Os pacientes são pontuados de acordo com a gravidade da desnutrição e da doença de base, sendo classificados em cada variável como ausente (0), leve (1), moderado (2) e grave (3). Pacientes com escore maior ou igual a 3 são classificados como em risco nutricional e pacientes com escore menor que 3 devem ser reavaliados semanalmente.[18]

Um estudo prospectivo de coorte realizado por Sorensen et al.,[19] com o objetivo de implementar essa ferramenta de triagem e avaliar a associação entre risco nutricional e resultado clínico, mostrou que, dos 5.051 pacientes avaliados pela NRS-2002, 1.647 (32,6%) apresentavam risco nutricional e tiveram mais complicações, maior mortalidade e maior tempo de permanência hospitalar do que os pacientes sem risco nutricional. Esse trabalho mostrou que os itens avaliados por essa ferramenta são preditores independentes de pior prognóstico.

INSTRUMENTO UNIVERSAL DE TRIAGEM DE DESNUTRIÇÃO

O Instrumento Universal de Triagem de Desnutrição (MUST)[10] (ferramenta ainda não traduzida e validada para o português, porém disponível para acesso na versão original através do QR Code na página XI desta obra) é uma ferramenta de simples aplicabilidade, rápida e validada para detectar risco nutricional precoce e pode ser aplicada por qualquer profissional da saúde treinado. É utilizada para detectar desnutrição e obesidade em adultos de diferentes faixas etárias, com diferentes diagnósticos, tanto hospitalizados quanto ambulatoriais. Essa ferramenta avalia parâmetros de IMC, mudança de peso não intencional nos últimos 3 a 6 meses e presença de doenças agudas que interfiram na ingestão alimentar, deixando-a quase nula. O instrumento utiliza esses três critérios para refletir a evolução do paciente: perda não intencional de peso (passado); IMC (presente); efeito da doença aguda na ingestão alimentar (futuro). Ele categoriza os indivíduos em baixo, médio ou alto risco de desnutrição e identifica os obesos.[10,20,21]

Um estudo prospectivo transversal realizado por Boléo-Tomé et al.[22] com 450 pacientes oncológicos que foram encaminhados para radioterapia, cujo objetivo do trabalho era validar a ferramenta MUST como triagem nutricional para pacientes oncológicos, mostrou que essa ferramenta, quando comparada com a ASG-PPP, é eficiente para detectar pacientes com risco nutricional, em razão de sua sensibilidade e especificidade. Entretanto, esse trabalho sugere que o MUST deve ser uma ferramenta de triagem utilizada por todos os profissionais de saúde para encaminhar os pacientes para atendimento individualizado com nutricionistas, que dariam continuidade na assistência com a ASG-PPP.

Já um estudo transversal realizado por Cunha et al.,[23] com o objetivo de identificar o risco nutricional pelo MUST em pacientes com câncer submetidos à quimioterapia, mostrou que, dos 150 pacientes estudados, 42% apresentaram risco nutricional. Esse trabalho ainda sugere que mais estudos comparativos entre MUST e ASG-PPP devem ser realizados para identificar o método que melhor traduz o risco nutricional nessa população.

AVALIAÇÃO SUBJETIVA GLOBAL

A Avaliação Subjetiva Global (ASG)[25] (ferramenta ainda não traduzida e validada para o português, porém disponível para acesso na versão original através do QR Code na página XI desta obra) é uma ferramenta simples, de baixo custo, fácil execução e não invasiva e foi desenvolvida inicialmente para pacientes cirúrgicos; no entanto, vem sendo utilizada em diversas condições clínicas, como cirurgia do trato gastrointestinal, câncer, hepatopatias, entre outros.[24] Ela avalia a história clínica de alteração de peso do paciente nos últimos seis meses e alterações nas duas últimas semanas, mudança na ingestão alimentar, sintomas gastrointestinais persistentes por mais de duas semanas, capacidade funcional, doença e sua relação com as necessidades nutricionais, exame físico (perda de gordura subcutânea, massa muscular, presença de edema e ascite relacionados à desnutrição). Os pacientes são classificados de forma subjetiva conforme demonstrado na Tabela 1.

TABELA 1 Classificação segundo a Avaliação Subjetiva Global

Categoria	Classificação
A	Bem nutrido
B	Suspeita de desnutrição ou moderadamente desnutrido
C	Desnutrido grave

Fonte: Detsky et al.[25]

Após treinamento adequado, essa ferramenta pode ser aplicada por qualquer profissional de saúde da equipe multiprofissional. Por ser um método subjetivo, quanto maior a experiência do observador, melhor a detecção das alterações nutricionais significativas e melhor a precisão do diagnóstico.[1,20,24]

Um estudo retrospectivo feito por Gupta et al.[26] com 234 pacientes, cujo objetivo principal era avaliar a significância do prognóstico dado pela ASG em pacientes com câncer colorretal avançado (estágios III e IV), mostrou que essa ferramenta fornece dados relevantes sobre o prognóstico desses pacientes. A sobrevida mediana dos pacientes com ASG-A foi de 12,8 meses, aqueles com

ASG-B foi de 8,8 meses e os com ASG-C foi de 6 meses, sendo a diferença estatisticamente significante de P = 0,0013.

Um estudo retrospectivo observacional mais atual, realizado por Pérez-Cruz e Camacho-Limas[27] com 57 pacientes adultos hospitalizados com diagnóstico de câncer de trato gastrointestinal, cujo objetivo era determinar o estado nutricional e sua associação com a capacidade funcional nesta população, avaliou que, segundo a ASG, 82,5% da amostra apresentava desnutrição. Além disso, esse estudo mostrou uma associação entre desnutrição pela ASG e limitação da capacidade funcional pelo *Karnofsy Performance Status.*

AVALIAÇÃO SUBJETIVA GLOBAL PRODUZIDA PELO PACIENTE

Em 2001, Langer, Hoffman e Ottery[28] propuseram uma nova ferramenta de triagem nutricional criada a partir da modificação da ASG, chamada de *Patient-Generated Subjective Global Assessment* (PG-SGA), que foi traduzida e validada para o português em 2010 por Gonzalez et al.,[29] a Avaliação Subjetiva Global Produzida Pelo Paciente (ASG-PPP) (Anexos 1A e 1B). Ela inclui itens para atender às características dos pacientes com câncer, como toxicidades, que produzem impacto nutricional nos pacientes em decorrência do tumor ou do tratamento antineoplásico.

É composta por duas partes, a primeira preenchida pelo próprio paciente, contendo questões sobre mudanças recentes no peso corporal, alterações na ingestão alimentar no último mês, presença de sintomas decorrentes da doença que atrapalhem a ingestão alimentar nas duas últimas semanas e capacidade funcional no último mês. A segunda parte da ferramenta pode ser preenchida por qualquer profissional de saúde, desde que bem treinado, e contempla questões como porcentagem de perda de peso, diagnóstico e antecedentes do paciente e suas relações com as necessidades nutricionais, estresse metabólico como febre e uso de corticosteroides e exame físico (reservas de gordura subcutânea, massa muscular e estado de hidratação).[1,20,29]

A ASG-PPP classifica de forma subjetiva os pacientes em: A – bem nutrido; B – suspeita de desnutrição ou desnutrição moderada; e C – gravemente desnutrido. Além dessa classificação, essa ferramenta também gera um escore numérico, tornando-a um instrumento mais objetivo. Esse escore permite o acompanhamento do paciente em curto prazo e a identificação de pacientes em risco nutricional que podem ser encaminhados para diversos níveis de intervenção nutricional. A repetição dessa ferramenta com menor intervalo, permitida graças ao escore numérico, evidencia pequenas modificações no estado nutricional em resposta às intervenções nutricionais, tornando-a mais sensível às modificações do paciente oncológico.[20,29]

Um estudo observacional realizado por Bauer et al.[30] com 71 pacientes oncológicos, cujo objetivo foi avaliar o uso da ASG-PPP como ferramenta de avaliação nutricional em pacientes com câncer, mostrou que esse instrumento possui 98% de sensibilidade e 82% de especificidade para determinar a desnutrição nessa população.

Em um estudo realizado por Kubrak e Jensen,[12] que objetivou avaliar criticamente três ferramentas de triagem nutricional (ASG-PPP, MST e MNA) para uso em pacientes oncológicos, concluiu-se que a ASG-PPP tem maior valor diagnóstico em pacientes com câncer, enquanto os outros métodos avaliados apresentaram algumas limitações para o uso nessa população.

Dentre todos os métodos de triagem nutricional, a Sociedade Brasileira de Nutrição Parenteral e Enteral[31] considera a ASG-PPP o padrão-ouro para avaliação nutricional do paciente oncológico. Apesar disso, esse instrumento também possui uma desvantagem, que é o fato de que alguns pacientes podem encontrar dificuldade para responder o questionário em decorrência da baixa acuidade visual, da baixa capacidade cognitiva e/ou do desconhecimento sobre seu peso habitual.[20] Dessa forma, é importante que a escolha da ferramenta seja feita de acordo com os objetivos de cada serviço.

COMO REALIZAMOS A TRIAGEM NUTRICIONAL AMBULATORIAL NO HOSPITAL SÍRIO-LIBANÊS?

Para o nosso serviço, optamos por utilizar o instrumento ASG-PPP, por sua maior sensibilidade e especificidade para a população adulta e idosa oncológica. Utilizamos essa ferramenta na primeira avaliação e em toda retriagem e reavaliação do paciente.

Seguimos o estipulado pelo Consenso Nacional de Nutrição Oncológica para determinar a periodicidade das reavaliações e optamos por utilizar as categorias "A", "B" ou "C" da ASG-PPP para determinar o retorno nutricional de cada paciente. Apesar de o escore numérico da ASG-PPP permitir a repetição da ferramenta com menor intervalo e evidenciar pequenas modificações no estado nutricional do paciente, percebemos que utilizar a categoria da ferramenta e um intervalo de retorno curto também nos permitiria verificar mudanças no estado nutricional de cada indivíduo.

Assim, pacientes com classificação "C" são reavaliados entre 7 e 14 dias, pacientes com classificação "B" entre 14 e 30 dias e pacientes com classificação "A", entre 21 e 30 dias. Caso o retorno do paciente ao Centro de Oncologia ultrapasse esse período, realizaremos a reavaliação no próximo retorno do paciente ao ambulatório. Podemos também antecipar a reavaliação caso seja sinalizada a necessidade pela equipe médica ou multiprofissional.

AVALIAÇÃO NUTRICIONAL EM ADULTOS E IDOSOS

Após a triagem, é necessário realizar a avaliação nutricional em pacientes com risco para poder diagnosticar a desnutrição e realizar a intervenção de forma adequada. Essa avaliação deve se iniciar com uma anamnese nutricional e ser complementada com outros parâmetros. Como cada método possui vantagens e desvantagens; a combinação de vários métodos é recomendada para uma melhor compreensão e avaliação do estado nutricional de cada paciente. Sugere-se o uso de parâmetros subjetivos (ASG ou ASG-PPP) associados a parâmetros objetivos (avaliação da ingestão alimentar, antropometria, análise laboratorial, capacidade funcional) e exame físico.[2,3] Serão abordados todos os parâmetros objetivos, com exceção da análise laboratorial, que será tratada em outro capítulo.

Anamnese nutricional

A anamnese nutricional tem papel fundamental para identificar desordens nutricionais e o histórico clínico e social do paciente. Para isso, é importante coletar as informações relevantes desde o primeiro contato com o paciente.[32,33]

Sugere-se que a anamnese contenha dados de:[20,32,33]

- Demografia, como gênero e idade.
- História social, para verificar condições socioeconômicas e culturais, além de verificar disponibilidade de alimentos.
- História dietética, para verificar alergias, restrições e aversões alimentares, bem como consistência da dieta, consumo alimentar habitual, uso de suplementos alimentares e ingestão hídrica.
- Antecedentes médicos e uso de medicamentos.
- Histórico do estado nutricional, para verificar mudanças recentes no peso.
- Sintomas gastrointestinais e hábito intestinal.

No caso de pacientes oncológicos, a anamnese nutricional também deve conter o histórico oncológico, a localização do tumor e tratamentos pregressos.[34,35] É importante lembrar que a anamnese nutricional deve ser elaborada de acordo com as necessidades e recursos de cada serviço.[20]

Avaliação da ingestão alimentar

Nos pacientes oncológicos, como nos demais pacientes, a avaliação da ingestão alimentar deve ser feita com base na finalidade a ser alcançada com esse inquérito para, em seguida, definir o método que será utilizado. Fatores como estado geral do paciente, evolução da condição clínica, motivos pelos quais o indivíduo necessita de orientação nutricional e o tipo de indivíduo a ser avaliado (internado ou ambulatorial) auxiliam na escolha do método de avaliação da ingestão alimentar. Assim, podem ser estabelecidos três diferentes objetivos: avaliação quantitativa da ingestão de nutrientes; avaliação do consumo de alimentos ou grupos alimentares; avaliação do padrão alimentar individual.[20,36]

A avaliação quantitativa da ingestão de nutrientes compreende o recordatório de 24 horas e o diário ou registro alimentar; a avaliação do consumo de alimentos ou grupos alimentares corresponde ao questionário de frequência alimentar; e a história alimentar se refere à avaliação do padrão alimentar individual.[36]

Recordatório de 24 horas

O recordatório de 24 horas (R24h) diz respeito aos questionamentos que o profissional faz ao paciente sobre sua ingestão de alimentos e bebidas no dia anterior à entrevista. Esse instrumento é de rápida aplicação, fácil entendimento e baixo custo. Além disso, não há interferência na ingestão dos alimentos, pois a entrevista é referente a fatos já ocorridos. Entretanto, para o adequado preenchimento do R24h, é necessário contar com a memória do paciente e o profissional deve evitar a indução de respostas. Uma das desvantagens desse instrumento é não estimar a ingestão habitual do paciente e a ingestão relatada pode ser atípica, como em fins de semana.[36]

Um estudo descritivo de delineamento transversal realizado por Damo et al.[34] com 102 pacientes oncológicos adultos e idosos, cujo objetivo era conhecer o estado nutricional antropométrico, dietético e os sintomas gastrointestinais mais frequentes que dificultam a alimentação nos pacientes com câncer do trato gastrointestinal, utilizou como ferramenta de avaliação da ingestão alimentar o R24h. Com relação à avaliação da ingestão calórico-proteica por meio do R24h, o estudo mostrou que os pacientes não atingiram as necessidades nutricionais e a ingestão foi considerada baixa quando comparada às recomendações por faixa etária e diagnóstico.

Diário ou registro alimentar

O diário ou registro alimentar consiste no preenchimento do horário das refeições e de todos os alimentos e bebidas consumidos. Da mesma forma que o R24h, esse instrumento também avalia a ingestão atual do paciente e não permite a avaliação da ingestão habitual. O registro alimentar pode ser feito em mais de um dia e recomenda-se que a aplicação seja em dias alternados e incluindo um dia de fim de semana. Apresenta como desvantagens: o fato de o consumo poder ser alterado, pois o indivíduo sabe que está sendo avaliado; dificuldade em estimar as porções, pois o paciente precisa conhecer medidas caseiras; exigência de motivação e colaboração; tempo para preenchimento.[36]

Os estudos publicados que avaliam a ingestão alimentar em pacientes oncológicos utilizam como ferramentas apenas o R24h ou o questionário de frequência alimentar. O diário ou registro alimentar é mais utilizado na prática clínica do que em estudos científicos.

Questionário de frequência alimentar

O questionário de frequência alimentar (QFA) é composto por uma lista de alimentos predefinida e a frequência de consumo desses alimentos, ou seja, o número de vezes que o indivíduo consumiu um determinado alimento por dia, semana, mês ou ano. Esse instrumento é muito utilizado em estudos epidemiológicos que avaliam o consumo dietético e a ocorrência de desfechos clínicos. Por ser um instrumento que avalia o consumo habitual do indivíduo, ele depende da memória do paciente para relatar seus hábitos alimentares e acaba tendo um maior tempo de aplicação na prática clínica, quando comparado com o R24h.[36]

Um estudo descritivo exploratório, realizado por Rohenkohl et al.[37] com 30 pacientes oncológicos, com o objetivo de verificar o consumo de antioxidantes em pacientes com câncer durante os diferentes ciclos de quimioterapia utilizou o questionário de frequência alimentar semiquantitativo para investigar o consumo de antioxidantes. Esse questionário foi estruturado com cinco grupos (vitamina A, vitamina C, vitamina E, zinco e selênio), determinando-se o consumo alimentar em frequência diária e semanal. Foi verificado que a população estudada atingiu o consumo diário recomendado para os antioxidantes analisados quando dividida nos ciclos do tratamento, mas houve porcentagem alta de consumo inadequado quando dividida nos quartis.

História alimentar

A ferramenta de história alimentar é a mais completa e avalia hábitos alimentares atuais e pregressos. Ela consiste em uma entrevista longa para a coleta de informações sobre número de refeições diárias, local de realização das refeições, apetite, preferências e aversões alimentares, uso de suplementos e informações adicionais sobre qualidade de vida, como tabagismo e prática de exercícios físicos, entre outras. Além disso, é usado um formulário semelhante ao R24h, para que o paciente relate os alimentos consumidos habitualmente, com mais detalhes sobre o tipo, tamanho das porções e frequência de consumo. Algumas das desvantagens desse instrumento são o tempo para aplicação, a necessidade de entrevistadores treinados e a dependência da memória do entrevistado.[36]

Antropometria

A avaliação antropométrica compreende técnicas simples, de fácil execução, não invasivas e de baixo custo. Apresenta boa acurácia e precisão, porém é importante o treinamento dos avaliadores para padronização, além da manutenção periódica dos equipamentos. Compreende medidas de peso, estatura, circunferências e dobras cutâneas, mas também devem-se levar em consideração a faixa etária e o gênero, para poder avaliar segundo referencial teórico.[1,20,33]

Peso

O peso corporal é a medida mais utilizada, mas é importante lembrar-se que, no caso de pacientes oncológicos, fatores como massa tumoral, presença de edema, ascite e hepatoesplenomegalia, podem interferir nessa medida, superestimando o peso. Mesmo assim, o peso deve ser aferido com frequência por sua utilização em métodos de avaliação nutricional objetiva e subjetiva e no cálculo das doses de medicações antineoplásicas.[1,20]

Peso atual

É o peso aferido no momento da avaliação. Deve ser aferido em balança do tipo plataforma, devidamente calibrada, com o indivíduo em pé, no centro da balança, descalço, com roupas leves e sem acessórios.[1,20]

Peso habitual

É o referido pelo indivíduo e é utilizado para avaliar mudanças recentes no peso.[1]

Peso ideal

É o peso considerado adequado para o indivíduo. Não existem fórmulas específicas para o cálculo, mas geralmente considera-se a faixa de peso correspondente ao diagnóstico do IMC de eutrofia.[1,20]

Peso estimado para pacientes edemaciados

Para o caso de pacientes com edema e/ou ascite, sugere-se a correção do peso atual com a redução do valor estimado de edema e/ou ascite, conforme demostrado nas Tabelas 2 e 3.

TABELA 2 Estimativa de peso de edema

Grau de edema		Peso a ser subtraído
+	Tornozelo	1 kg
++	Joelho	3 a 4 kg
+++	Raiz da coxa	5 a 6 kg
++++	Anasarca	10 a 12 kg

Fonte: Duarte, Castellani.[38]

TABELA 3 Estimativa de peso de ascite e edema

Grau de ascite/edema	Peso ascítico (kg)	Edema periférico (kg)
Leve	2,2	1,0
Moderado	6,0	5,0
Grave	14,0	10,0

Fonte: James.[39]

Peso ajustado para amputados

Em pacientes com amputação total ou parcial de membros, deve ser feita a correção do peso, adequando a porcentagem referente à proporção de peso do membro amputado, como descrito na Tabela 4 e utilizando a fórmula para correção do peso em pacientes amputados:

$$\text{Peso não amputado (estimado)} = \frac{\text{Peso atual} \times 100}{100 - \text{\% de amputação}}$$

TABELA 4 Porcentagem corporal para a fórmula de correção do peso de amputados

Membro amputado*	Proporção de peso (%)
Braço	2,7
Antebraço	1,6
Mão	0,7
Coxa	10,1
Perna	4,4
Pé	1,5

* Amputações bilaterais: dobrar as porcentagens.

Fonte: Osterkamp.[40]

O peso corrigido será utilizado para cálculo do peso ideal e na avaliação do estado nutricional. Entretanto, para o cálculo das necessidades nutricionais, deve-se utilizar o peso atual do paciente.[20]

Peso estimado

Usado quando não é possível pesar o paciente; para isso, utilizam-se as equações propostas por Chumlea et al.:[41]

$$\text{Peso (homem)} = [(0{,}98 \times CP) + (1{,}16 \times AJ) + (1{,}73 \times CB) + (0{,}37 \times PCSE) - 81{,}69]$$
$$\text{Peso (mulher)} = [(1{,}27 \times CP) + (0{,}87 \times AJ) + (0{,}98 \times CB) + (0{,}4 \times PCSE) - 62{,}35]$$

AJ: altura do joelho; CB: circunferência do braço; CP: circunferência da panturrilha; PCSE: prega cutânea subescapular.

Perda de peso

A perda de peso involuntária é um dado importante para a avaliação do estado nutricional. Ela é obtida por meio da seguinte fórmula:[1,20]

$$\text{Perda de peso (\%)} = \frac{(\text{peso habitual} - \text{peso atual}) \times 100}{\text{Peso habitual}}$$

O resultado desse cálculo pode ser classificado conforme o descrito na Tabela 5.

TABELA 5 Classificação da perda de peso de acordo com o tempo e a porcentagem de peso

Período	Perda de peso significativa (%)	Perda de peso grave (%)
1 semana	1 a 2	> 2
1 mês	5	> 5
3 meses	7,5	> 7,5
6 meses	10	> 10

Fonte: Blackburn et al.[42]

Estatura

A estatura pode ser aferida em pacientes que estejam aptos a ficar em pé sem assistência e com estadiômetro de parede, preferencialmente. O indivíduo deve estar descalço, sem adereços na cabeça, com panturrilha, glúteos, ombros e cabeça tocando a parede ou a superfície vertical do equipamento, se possível, e com a face voltada para frente no plano de Frankfurt (olhar para o horizonte). Para pacientes acamados, com dificuldade ou impossibilidade de movimento, deficientes físicos, com risco de queda, entre outros, a estatura pode ser estimada por meio de fórmulas.[1,20]

Altura do joelho

Para estimar a altura com essa fórmula, é necessário saber a idade e a altura do joelho do paciente. A altura do joelho pode ser aferida com o paciente deitado ou sentado, formando um ângulo de 90° com o joelho e o tornozelo, e será aferido o comprimento entre o calcanhar e a superfície da perna na altura do joelho. Após a obtenção desse valor, utiliza-se a fórmula desenvolvida por Chumlea et al.:[43]

Homens: [64,19 – (0,04 × idade) + (2,02 × AJ (cm)]
Mulheres: [84,88 – (0,24 × idade) + (1,83 × AJ (cm)]

AJ: altura do joelho.

Estatura recumbente

Utilizada nos casos em que o paciente não pode ser movimentado. Para aferição, ele deve estar deitado em posição supina e com o leito horizontal reto. Marca-se no lençol, com o auxílio de um triângulo, a extremidade da cabeça e a base dos pés (flexionados). Com uma fita métrica, mede-se a distância entre as duas marcas.[44]

Semienvergadura dos braços

Mitchell e Lipschitz[45] desenvolveram a fórmula para cálculo de estatura a partir da semienvergadura dos braços:

Estatura = semienvergadura × 2

Essa medida é aferida com uma fita métrica flexível e inelástica, passando paralelamente à clavícula, entre a distância do ponto médio do esterno e a falange distal do dedo médio direito.[46]

Índice de massa corporal

É o dado antropométrico mais utilizado por ser de baixo custo e fácil aplicação, além de ter correlação com dados de morbidade e mortalidade. Deve-se ter atenção e cautela ao interpretar os valores do índice de massa corporal (IMC), pois ele não distingue os compartimentos corporais e não avalia a distribuição de gordura.[1] É obtido por meio da seguinte fórmula:

$$IMC = \frac{\text{Peso (kg)}}{\text{Altura (m)}^2}$$

A classificação do valor do IMC para adultos é mostrada na Tabela 6, já a classificação para idosos é mostrada na Tabela 7.

TABELA 6 Classificação do estado nutricional de adultos segundo o IMC

IMC (kg/m²)	Classificação
< 16	Magreza grau 3
16 a 16,9	Magreza grau 2
17 a 18,4	Magreza grau 1
18,5 a 24,9	Eutrofia
25 a 29,9	Pré-obesidade
30 a 34,9	Obesidade grau 1
35 a 39,9	Obesidade grau 2
> 40	Obesidade grau 3

Fonte: WHO.[47]

TABELA 7 Classificação do estado nutricional de idosos segundo o IMC

IMC (kg/m²)	Classificação
≤ 23	Baixo peso
> 23 a < 28	Eutrofia
≥ 28 a < 30	Sobrepeso
≥ 30	Obesidade

Fonte: OPAS.[48]

O IMC também pode ser utilizado em conjunto com a porcentagem de perda de peso para avaliar prognóstico de sobrevida em pacientes com câncer avançado. A relação entre essas duas variáveis prediz que, quanto menor o IMC associado à maior perda de peso, pior é o prognóstico. Pode-se verificar essa relação na Figura 1.

Circunferência do braço

A circunferência do braço (CB) também é um método de avaliação muito utilizado por ser de fácil aplicação e baixo custo. Pode ser uma medida complementar para realizar um diagnóstico nutricional mais completo e recomenda-se utilizá-la com outros métodos. Entretanto, esse método é contraindicado em pacientes que apresentam edema, anasarca, deficiência ou amputação em

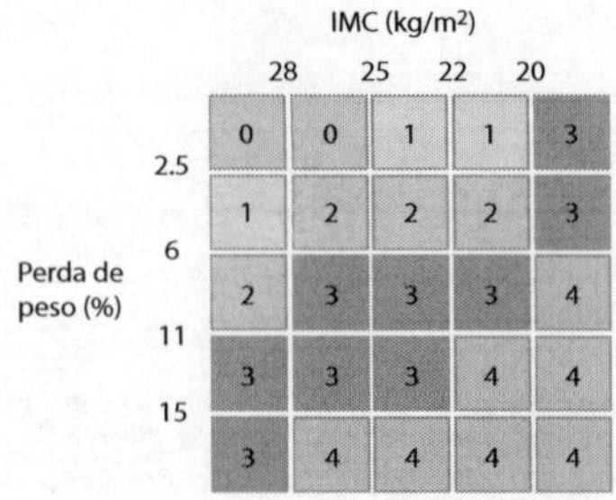

FIGURA 1 Esquema de classificação (graus 0 a 4) para prever a sobrevida geral em pacientes com câncer avançado. O esquema de classificação é baseado em agrupamentos de IMC e perda de peso, mostrando sobrevida mediana distinta (0: melhor, 4: pior prognóstico) ($p < 0{,}001$; ajustado para idade, sexo, local da doença, estágio e *status* de desempenho).
Fonte: adaptada de Arends et al.[7]

membro superior e em pacientes conectados a muitos aparelhos que impossibilitam a aferição.[20]

A CB representa a soma das áreas constituídas pelos tecidos ósseo, muscular e adiposo do braço. Para realizar a medida, é necessário que o indivíduo flexione o braço direito em direção ao tórax, formando um ângulo de 90º; é medido e sinalizado o ponto médio entre a margem superior mais lateral do acrômio e a cabeça do rádio. O indivíduo, então, estende o braço ao longo do corpo e, com uma fita métrica flexível e inelástica, é realizada a medida da circunferência do braço. Essa medida deve ser realizada três vezes e, preferencialmente, do lado direito. Quando não for possível, realizar no braço esquerdo e anotar para mantê-lo nas reavaliações.[1,46,49,50]

O resultado obtido é dado em percentis segundo gênero e idade a partir de tabelas de referência; para adultos, a tabela mais utilizada é a elaborada por Frisancho[51] (Anexos 2 e 3) e para idosos a partir dos 60 anos é a elaborada por NHANES III[52] (Anexos 4 e 5). A classificação do percentil seguirá o proposto por Frisancho,[51] conforme a Tabela 8.

TABELA 8 Interpretação dos percentis de acordo com a medida de circunferência do braço

Percentil	Classificação
< P5	Desnutrição
P5-P15	Risco para desnutrição
P15-P85	Eutrofia
> P85	Obesidade

Fonte: Frisancho.[51]

O diagnóstico também pode ser feito a partir da adequação da circunferência proposta por Blackburn e Thornton,[53] de acordo com a fórmula a seguir e sendo classificada conforme a Tabela 9.

$$\text{Adequação da CB (\%)} = \frac{\text{CB obtida (cm)} \times 100}{\text{CB percentil 50}}$$

TABELA 9 Classificação do estado nutricional de acordo com a adequação da circunferência do braço

Desnutrição			Eutrofia	Sobrepeso	Obesidade
Grave	Moderada	Leve			
< 70%	70 a 80%	80 a 90%	90 a 110%	110 a 120%	> 120%

Fonte: Blackburn e Thornton.[53]

Circunferência da panturrilha

A circunferência da panturrilha (CP) é uma medida simples, de baixo custo e universalmente aplicável. Tem sido utilizada como um marcador de perda de massa muscular, principalmente em idosos, decorrente da idade e do decréscimo na atividade física.[3,20] Esta medida tem sido utilizada com o objetivo de mensurar a massa muscular e estimar a prevalência de sarcopenia, predizer incapacidade, mortalidade e necessidade de cuidados.[54]

Para aferição da medida, sugere-se que o paciente esteja sentado, formando um ângulo de 90º tanto com o joelho quanto com o tornozelo, e a aferição ocorrerá com uma fita métrica flexível e inelástica, na perna esquerda, na parte mais protuberante da panturrilha. Existem diversos pontos de corte disponíveis na literatura, porém a referência mais indicada para a população brasileira é a proposta por Barbosa-Silva et al.,[55] segundo a qual valores $\leq$ 34 cm para homens e $\leq$ 33 cm para mulheres indicam baixa massa muscular.

Circunferência abdominal

A circunferência abdominal (CA) é uma medida que reflete o conteúdo de gordura visceral e se associa à gordura corporal total. Ela está relacionada ao maior risco de doenças cardiovasculares e síndrome metabólica, além de exercer papel relevante nos fatores de mau prognóstico para câncer de mama.[56,57]

Para realizar a aferição, utiliza-se uma fita métrica flexível e inelástica e é necessário que o paciente esteja na posição supina e que inspire profundamente. A medida deve ser realizada ao final da expiração, aferida no maior perímetro abdominal entre a última costela e a crista ilíaca.[46,56]

Os pontos de corte para considerar que o paciente possui obesidade visceral encontram-se na Tabela 10.

TABELA 10 Pontos de corte da circunferência abdominal para homens e mulheres de diferentes etnias

Etnias	Circunferência abdominal para homens (cm)	Circunferência abdominal para mulheres (cm)
Europídeos, sul-africanos, Mediterrâneo Ocidental e Oriente Médio	≥ 94 cm	≥ 80 cm
Sul-asiáticos, chineses, sul-americanos e América Central	≥ 90 cm	≥ 80 cm
Japoneses	≥ 90 cm	≥ 85 cm

Fonte: ABESO.[56]

Circunferência do quadril

A circunferência do quadril é uma medida utilizada em conjunto com a circunferência abdominal para predizer maior risco de desenvolvimento de doenças cardiovasculares. Ela é aferida com uma fita métrica flexível e inelástica no maior diâmetro do quadril, passando sobre os trocânteres maiores.[56]

A relação circunferência abdominal dividida pela circunferência do quadril (RCQ) representa um indicador antropométrico de obesidade central e, na população brasileira, demonstrou associar-se a maior risco de comorbidades.[56]

A fórmula para obter a RCQ é demonstrada a seguir e a classificação pode ser visualizada na Tabela 11.

$$\text{RCQ} = \frac{\text{Circunferência abdominal (cm)}}{\text{Circunferência do quadril (cm)}}$$

TABELA 11 Classificação do risco de morbidades para adultos segundo a RCQ

Gênero	Risco para doenças cardiovasculares
Homens	RCQ > 1,0
Mulheres	RCQ > 0,85

Fonte: WHO.[58]

Dobras cutâneas

As dobras cutâneas são medidas obtidas com o auxílio de um adipômetro, paquímetro ou plicômetro e devem ser aferidas preferencialmente do lado direito. Elas podem ser superestimadas em pacientes obesos ou edemaciados, perdendo sua confiabilidade. Por isso, em alguns casos, recomenda-se que os valores obtidos sejam mais bem avaliados em série, ou seja, cada paciente torna-se seu próprio parâmetro a cada nova medição para acompanhamento da evolução nutricional.[20]

São descritos diversos locais para aferição de dobras cutâneas, entretanto os mais utilizados na prática clínica e que serão abordados neste capítulo são: tricipital, bicipital, subescapular e suprailíaca. O método de aferição de cada uma dessas dobras será explicado a seguir.

Dobra cutânea tricipital

Para aferição da dobra cutânea tricipital (DCT), o paciente deve estar em pé, de costas para o avaliador, e deve flexionar o braço direito em direção ao tórax, formando um ângulo de 90º, para que o avaliador encontre o ponto médio entre a margem superior mais lateral do acrômio e a cabeça do rádio. Esse ponto médio poderá ser sinalizado para também ser possível realizar a aferição da dobra cutânea bicipital. Em seguida, o paciente deve estender o braço ao longo do corpo e o avaliador deverá separar levemente a prega, no ponto marcado, do tecido muscular. Deverá aplicar o adipômetro, formando um ângulo reto, e manter a prega entre os dedos enquanto realiza a medida. Recomenda-se realizar a aferição três vezes não consecutivas e em ordem rotacional para obter a média do resultado.[1,49,50,59]

O valor obtido deve ser classificado em percentis segundo gênero e idade a partir da tabela de referência elaborada por Frisancho[51] (Anexos 6 e 7). A classificação será obtida segundo a Tabela 12.

TABELA 12 Interpretação dos percentis de acordo com a medida de dobra cutânea tricipital

Percentil	Classificação
< P5	Desnutrição
P5-P15	Risco para desnutrição
P15-P85	Eutrofia
> P85	Obesidade

Fonte: Frisancho.[51]

O diagnóstico também pode ser feito a partir da adequação da dobra cutânea tricipital proposta por Frisancho[51], seguindo a fórmula a seguir e sendo classificada segundo a Tabela 13.

$$\text{Adequação da DCT (\%)} = \frac{\text{DCT obtida (mm)} \times 100}{\text{DCT percentil 50}}$$

TABELA 13 Classificação do estado nutricional segundo adequação da dobra cutânea tricipital

Desnutrição			Eutrofia	Sobrepeso	Obesidade
Grave	Moderada	Leve			
< 70%	70 a 80%	80 a 90%	90 a 110%	110 a 120%	> 120%

Fonte: Blackburn e Thornton.[53]

Dobra cutânea bicipital

Para aferição dessa dobra, deve-se utilizar a marcação do ponto médio entre a margem superior mais lateral do acrômio e a cabeça do rádio, como descrito no subitem "Dobra cutânea tricipital". O paciente deve deixar o braço esticado ao longo do corpo, para que o avaliador segure a prega verticalmente e aplique o adipômetro no local marcado. Recomenda-se realizar a aferição três vezes não consecutivas e em ordem rotacional para obter a média do resultado.[49,50,59,60]

Essa dobra não possui relação com a classificação do estado nutricional quando usada de forma isolada, apenas quando acrescida na fórmula para cálculo de porcentagem estimada da gordura corporal por meio do somatório das quatro dobras cutâneas estabelecido por Durnin e Womersley.[61]

A classificação do estado nutricional segundo a porcentagem estimada da gordura corporal será abordada no Capítulo 4.

Dobra cutânea subescapular

O paciente deve estar com os braços ao longo do corpo e ombros relaxados. Com o auxílio dos dedos, o avaliador deve localizar e marcar um ponto logo abaixo do ângulo inferior da escápula. A dobra é desprendida a 1 cm abaixo do ponto marcado, de forma que se observe um ângulo de 45º com a coluna. Deve-se colocar o adipômetro na dobra e realizar a medida três vezes não consecutivas e em ordem rotacional para obter a média do resultado. Caso não seja possível localizar o ângulo, pode-se solicitar ao paciente que dobre o braço em direção às costas, formando um ângulo de 90º com o cotovelo e marca-se um ponto logo abaixo do ângulo inferior da escápula. Em seguida, o paciente deve relaxar o braço ao longo do corpo e a medida da dobra cutânea subescapular será aferida, conforme descrito anteriormente.[1,59,60]

O valor obtido deve ser classificado em percentis de acordo com o gênero e a idade, a partir da tabela de referência elaborada por Frisancho[51] (Anexos 8 e 9). A classificação será obtida segundo a Tabela 14.

TABELA 14 Interpretação dos percentis de acordo com a medida de dobra cutânea subescapular

Percentil	Classificação
< P5	Desnutrição
P5-P15	Risco para desnutrição
P15-P85	Eutrofia
> P85	Obesidade

Fonte: Frisancho.[51]

Dobra cutânea suprailíaca

O paciente deve estar posicionado lateralmente para o avaliador, com a região a ser medida livre de roupas e abdome relaxado. A prega deverá ser formada com o polegar posicionado na linha média axial, imediatamente acima da crista ilíaca, e com o dedo indicador diagonalmente. Recomenda-se realizar a aferição três vezes não consecutivas e em ordem rotacional para obter a média do resultado.[1,59,60]

Essa dobra não possui relação com a classificação do estado nutricional quando usada de forma isolada, apenas quando acrescida na fórmula para o cálculo de porcentagem estimada da gordura corporal por meio do somatório das quatro dobras cutâneas estabelecido por Durnin e Womersley.[61]

A classificação do estado nutricional segundo a porcentagem estimada da gordura corporal será abordada no Capítulo 4.

Músculo adutor do polegar

A medida da espessura do músculo adutor do polegar (EMAP) permite sua adequada avaliação, por ser bem definido anatomicamente e não necessitar do uso de equação. Com a desnutrição, ocorre redução das atividades diárias e consequente redução progressiva da espessura do EMAP, tornando-se um parâmetro antropométrico preditor para evolução clínica dos pacientes.[62]

A medida da EMAP pode ser obtida com o paciente sentado, com o braço flexionado a aproximadamente 90° com o antebraço e a mão apoiada sobre o joelho. A prega é feita no músculo adutor no vértice de um triângulo imaginário formado pela extensão do polegar e indicador.[62] Sugere-se como ponto de corte os valores definidos no estudo desenvolvido por Lameu et al.[63] com 421 adultos saudáveis com o objetivo de padronizar a medida da espessura do músculo adutor do polegar. Esse estudo recomenda o ponto de corte de 12 mm para a mão dominante de homens e 10 mm para a mão dominante de mulheres.

A seguir, apresenta-se o cálculo para realizar a porcentagem de adequação do valor obtido da EMAP e os valores da EMAP mediana podem ser encontrados na Tabela 15:

$$\% \text{ de adequação: } \frac{\text{EMAP aferida} \times 100}{\text{EMAP mediana}}$$

TABELA 15 Valores medianos (mm) da EMAP de acordo com idade e gênero

Idade (anos)	Masculino (mm)	Feminino (mm)
< 25	12	10
26-45	12,25	10
46-65	13	12
> 65	12	10

Fonte: Lameu.[63]

A classificação do estado nutricional será feita segundo a Tabela 16.

TABELA 16 Classificação do estado nutricional de acordo com a porcentagem de adequação da EMAP

Ausência de depleção	Desnutrição leve	Desnutrição moderada	Desnutrição grave
100%	90-99%	60-90%	< 60%

Fonte: Lameu.[63]

Capacidade funcional

A capacidade funcional ou funcionalidade pode ser considerada um preditor de saúde, capaz de avaliar a capacidade física de forma objetiva e padronizada. Sua identificação pode auxiliar a predizer a tolerância ao tratamento oncológico, bem como padronizar condutas direcionadas aos pacientes. Ela é definida como a capacidade de gerir a própria vida ou cuidar de si mesmo, e é influenciada pelo grau de autonomia e independência do indivíduo, tanto para atividades ocupacionais quanto para atividades recreativas, ações de deslocamento e autocuidado.[64]

Existem algumas escalas para avaliar a capacidade funcional no paciente oncológico (ECOG-PS e KPS); também é possível realizar essa avaliação por meio da força de preensão palmar.

Performance Status do Eastern Cooperative Oncology Group

O *Eastern Cooperative Oncology Group* (ECOG-PS) (Anexo 10) é uma ferramenta específica para pacientes oncológicos. Ele avalia como a doença afeta as habilidades de vida diária do paciente. É uma pontuação que varia de zero a cinco pontos e classifica o paciente com índices: 0 – totalmente ativo; 1 – restrito para atividade física extenuante, porém capaz de realizar um trabalho de natureza leve ou sedentária; 2 – completamente capaz para o autocuidado, mas incapaz de realizar quaisquer atividades de trabalho, fora do leito por mais de 50% do tempo; 3 – capacidade de autocuidado limitada, restrito ao leito ou à cadeira mais de 50% do tempo de vigília; 4 – completamente limitado, não pode exercer qualquer autocuidado, restrito ao leito ou à cadeira; 5 – morto.[65]

Karnofsy Performance Status

O *Karnofsy Performance Status* (KPS) foi uma escala desenvolvida para pacientes oncológicos para avaliar a habilidade que o paciente tem de manter suas atividades habituais e o grau de dependência para cuidados diários. A escala varia de 100 a 0%, conforme demonstrado na Tabela 17.[66]

TABELA 17 *Escala Karnofsy Performance Status*

Porcentagem (%)	Critério
100	Normal, sem queixas, sem sinais de doença
90	Capaz de atividade normal, poucos sinais ou sintomas de doença
80	Atividade normal com alguma dificuldade, alguns sinais e sintomas
70	Capaz de cuidar de si próprio, incapaz de atividade normal ou trabalho
60	Necessidade de alguma ajuda, capaz de cuidar da maioria das necessidades próprias
50	Frequentemente necessita de ajuda, necessita de atenção médica frequente
40	Incapaz, necessita de cuidado especial e ajuda
30	Gravemente incapaz, admissão hospitalar indicada, mas sem risco de morte
20	Muito doente, necessidade de admissão imediata e medidas de suporte ou tratamento
10	Moribundo, rápida progressão para doença fatal
0	Morte

Fonte: Karnofsky e Abelmann.[66]

Força de preensão palmar

A força de preensão palmar (FPP) é um método simples, prático e econômico, que avalia a funcionalidade muscular e requer o uso de um dinamômetro para ser mensurada.[1,20]

Recomenda-se que a medida seja feita segundo o estabelecido pela Sociedade Americana de Terapeutas da Mão (American Society of Hand Therapists – ASHT), que padroniza o posicionamento dos indivíduos durante essa medição de forma que o sujeito esteja sentado, com a coluna ereta, o ombro aduzido e neutramente rodado, cotovelo flexionado a 90°, antebraço em posição neutra e o punho neutro, podendo movimentá-lo até 30° de extensão. O braço deve ser mantido suspenso no ar com a mão posicionada no dinamômetro. Essa medida deve ser feita com a mão dominante, repetida por três vezes e deve-se utilizar a maior medida como o valor da FPP. Caso o paciente não consiga ficar nessa posição, a medida pode ser realizada com o paciente deitado a 30°.[67]

Ainda não existem na literatura pontos de corte e referência para a dinamometria em pacientes oncológicos. Entretanto, recomenda-se a referência do Consenso Europeu de Sarcopenia em Idosos (*European Working Group on Sarcopenia in Older People* – EWGSOP),[68] para categorizar os pacientes adultos e idosos em "fraqueza muscular" ou com "boa força muscular", sendo considerados fracos para mulheres valores abaixo de 16 kg e, para homens, valores abaixo de 27 kg.

COMO REALIZAMOS A AVALIAÇÃO NUTRICIONAL AMBULATORIAL NO HOSPITAL SÍRIO-LIBANÊS?

Para o nosso serviço, optamos por utilizar a combinação de vários métodos, a fim de que a avaliação do estado nutricional do paciente seja mais completa. Iniciamos a avaliação com uma anamnese nutricional e realizamos a verificação qualitativa da ingestão alimentar com base no relato do dia alimentar habitual do paciente e quantitativa com base no relato comparativo com a ingestão habitual. Em seguida, realizamos a avaliação antropométrica com dados de peso, estatura e IMC para todos os pacientes e, para aqueles pacientes com risco nutricional, fazemos aferição das circunferências de braço e panturrilha (esta somente para idosos). A avaliação da capacidade funcional é feita por meio da escala ECOG-PS e a força, mensurada pela FPP.

ANEXO 1A Avaliação Subjetiva Global Produzida pelo Paciente (ASG-PPP)

1. Peso

Resumo do meu peso atual e recente:

Eu atualmente peso aproximadamente ____,__ kg

Eu tenho aproximadamente 1 metro e _____ cm

Há um mês eu pesava aproximadamente ____,__ kg

Durante as duas últimas semanas, meu peso:

☐ Diminuiu (1) ☐ Ficou igual (0) ☐ Aumentou (0)

Caixa 1 ☐

2. Ingestão alimentar: em comparação à minha alimentação normal, eu poderia considerar minha ingestão alimentar durante o último mês como:

☐ sem mudanças (0)

☐ mais que o normal (0)

☐ menos que o normal (1)

Atualmente, eu estou comendo:

☐ comida normal (alimentos sólidos) em menor quantidade (1)

☐ comida normal (alimentos sólidos) em pouca quantidade (2)

☐ apenas líquidos (3)

☐ apenas suplementos nutricionais (3)

☐ muito pouco de qualquer comida (4)

☐ apenas alimentos por sonda ou pela veia (0)

Caixa 2 ☐

3. Sintomas: durante as duas últimas semanas, eu tenho tido os seguintes problemas que me impedem de comer o suficiente (marque todos os que estiver sentindo):

☐ sem problemas para me alimentar (0)

☐ sem apetite, apenas sem vontade de comer (3)

☐ náusea (1)

☐ constipação (1)

☐ feridas na boca (2)

☐ alimentos têm gosto estranho ou não têm gosto (1)

☐ os cheiros me enjoam (1)

☐ rapidamente me sinto satisfeito (1)

☐ dor; onde?

☐ outros* (1)

* Por exemplo: depressão, problemas dentários ou financeiros.

Caixa 3 ☐

(continua)

ANEXO 1A Avaliação Subjetiva Global Produzida pelo Paciente (ASG-PPP) (*continuação*)

4. Atividades e função: no último mês eu consideraria minha atividade como:

☐ normal, sem nenhuma limitação (0)

☐ não totalmente normal, mas capaz de manter quase todas as atividades normais (1)

☐ não me sentindo bem para a maioria das coisas, mas ficando na cama ou na cadeira menos da metade do dia (2)

☐ capaz de fazer pouca atividade e passando a maior parte do tempo na cadeira ou na cama (3)

☐ bastante tempo acamado, raramente fora da cama (3)

Caixa 4 ☐

Somatório dos escores das Caixas 1 a 4 ☐ A

O RESTANTE DO QUESTIONÁRIO SERÁ PREENCHIDO PELO SEU MÉDICO, ENFERMEIRA OU NUTRICIONISTA. OBRIGADA.

5. Doença e sua relação com requerimentos nutricionais (veja Anexo 2)

Todos os diagnósticos relevantes (especifique): ____________________

Estadiamento da doença primária (circule se conhecido ou apropriado):

I II III IV Outro: ____________________

Idade: __________

6. Demanda metabólica (veja Anexo 3)	Escore numérico do Anexo 2 ( ) B
7. Exame físico (veja Anexo 4)	Escore numérico do Anexo 3 ( ) C
	Escore numérico do Anexo 4 ( ) D

Avaliação global (veja Anexo 5)

☐ bem nutrido ou anabólico (ASG A)

☐ desnutrição moderada ou suspeita (ASG B)

☐ gravemente desnutrido (ASG C)

Escore total da ASG produzida pelo paciente

Escore numérico total de A+ B+ C + D acima ☐

Siga as orientações de triagem abaixo:

Recomendações de triagem nutricional: o somatório dos escores é utilizado para definir intervenções específicas, incluindo a orientação ao paciente e seus familiares, manuseio dos sintomas com intervenções farmacológicas e intervenções nutricionais adequadas (alimentos, suplementos nutricionais, nutrição enteral ou parenteral). A primeira fase da intervenção nutricional inclui o manuseio adequado dos sintomas.

- 0-1: Não há necessidade de intervenção neste momento. Reavaliar de forma rotineira durante o tratamento.
- 2-3: Educação do paciente e seus familiares pelo nutricionista, enfermeira ou outro profissional com intervenção farmacológica de acordo com o inquérito dos sintomas (Caixa 3) e exames laboratoriais, se adequado.
- 4-8: Necessita de intervenção pela nutricionista juntamente com a enfermeira ou o médico como indicado pelo inquérito dos sintomas (Caixa 3).
- ≥ 9: Indica necessidade crítica de melhora no manuseio dos sintomas ou opções de intervenção nutricional.

Fonte: Gonzalez et al.[29]

ANEXO 1B Avaliação Subjetiva Global Produzida pelo Paciente (ASG-PPP)

As Caixas de 1 a 4 da ASG-PPP foram feitas para serem preenchidas pelo paciente. O escore numérico da ASG-PPP é determinado usando: 1) os pontos entre parênteses anotados nas Caixas 1 a 4; e 2) na folha abaixo para itens não pontuados entre parênteses. Os escores para as Caixas 2 e 4 são baseados no escore mais alto marcado pelo paciente.

Folha 1 – Escore da perda de peso

Para determinar o escore, use o peso de 1 mês atrás se disponível. Use o peso de 6 meses atrás apenas se não tiver dados do peso do mês passado. Use os pontos abaixo para pontuar as mudanças do peso e acrescente pontos extras se o paciente perdeu peso nas últimas 3 semanas. Coloque a pontuação total na Caixa 1 da ASG-PPP.

Perda de peso em 1 mês (%)	Pontos	Perda de peso em 6 meses (%)
10 ou mais	4	20 ou mais
5-9,9	3	10-19,9
3-4	2	6-9,9
2-2,9	1	2-5,9
0-1,9	0	0-1,9

Pontuação para a folha 1 | Anote na Caixa A ☐

Folha 2 – Critério de pontuação para condição

A pontuação é obtida pela adição de 1 ponto para cada condição que o paciente apresente

Categoria	Pontos
Câncer	1
Aids	1
Caquexia pulmonar ou cardíaca	1
Úlcera de decúbito, ferida aberta ou fístula	1
Presença de trauma	1
Idade maior que 65 anos	1

Pontuação para a folha 2 | Anote na Caixa B ☐

Folha 3 – Pontuação do estresse metabólico

O escore para o estresse metabólico é determinado pelo número de variáveis conhecidas que aumentam as necessidades calóricas e proteicas. O escore é aditivo, sendo que, se o paciente tem febre > 38,9°C (3 pontos) e toma 10 mg de prednisona cronicamente (2 pontos), teria uma pontuação de 5 pontos para esta seção.

Estresse	Nenhum (0)	Baixo (1)	Moderado (2)	Alto (3)
Febre	Sem febre	> 37,2° e < 38,3°	≥ 38,3° e < 38,9°	≥ 38,9°
Duração da febre	Sem febre	< 72 horas	72 horas	> 72 horas
Corticosteroides	Sem corticosteroides	Dose baixa (< 10 mg de prednisona/dia)	Dose moderada (≥ 10 e < 30 mg de prednisona/dia)	Dose alta (≥ 30 mg de prednisona)

Pontuação para a folha 3 | Anote na Caixa C ☐

(continua)

ANEXO 1B Avaliação Subjetiva Global Produzida pelo Paciente (ASG-PPP) (*continuação*)

Folha 4 – Exame físico								
O exame físico inclui a avaliação subjetiva de 3 aspectos da composição corporal: gordura, músculo e estado de hidratação. Como é subjetiva, cada aspecto do exame é graduado pelo grau de déficit. O déficit muscular teve maior impacto no escore do que o déficit de gordura. Definição das categorias: 0 = sem déficit; 1+ = déficit leve; 2+ = déficit moderado; 3+ = déficit grave. A avaliação dos déficits nestas categorias não deve ser somada, mas é usada para avaliar clinicamente o grau de déficit (ou presença de líquidos em excesso).								
Reservas de gordura:					Estado de hidratação:			
Região periorbital	0	+1	+2	+3	Edema do tornozelo	0	+1	+2 +3
Prega de tríceps	0	+1	+2	+3	Edema sacral	0	+1	+2 +3
Gordura sobre as últimas costelas	0	+1	+2	+3	Ascite	0	+1	+2 +3
Avaliação geral do déficit de gordura	0	+1	+2	+3		0	+1	+2 +3

Estado muscular:				
Têmporas (músculo temporal)	0	+1	+2	+3
Clavículas (peitorais e deltoides)	0	+1	+2	+3
Ombros (deltoides)	0	+1	+2	+3
Musculatura interóssea	0	+1	+2	+3
Escápula (dorsal maior, trapézio e deltoide)	0	+1	+2	+3
Coxa (quadríceps)	0	+1	+2	+3
Panturrilha (gastrocnêmio)	0	+1	+2	+3
Avaliação geral do estado muscular	0	+1	+2	+3

Avaliação geral do estado de hidratação: a pontuação do exame físico é determinada pela avaliação subjetiva geral do déficit corporal total	
Sem déficit	Escore = 0 pontos
Déficit leve	Escore = 1 pontos
Déficit moderado	Escore = 2 pontos
Déficit grave	Escore = 3 pontos
	Pontuação para a folha 4 | Anote na Caixa D ☐

Fonte: Gonzalez et al.[29]

ANEXO 2 Distribuição dos percentis da circunferência do braço (CB) em cm no gênero masculino e idade entre 1 e 74,9 anos

	Percentil								
Idade (anos)	5	10	15	25	50	75	85	90	95
1,0-1,9	14,2	14,7	14,9	15,2	16	16,9	17,4	17,7	18,2
2,0-2,9	14,3	14,8	15,1	15,5	16,3	17,1	17,6	17,9	18,6

(*continua*)

ANEXO 2 Distribuição dos percentis da circunferência do braço (CB) em cm no gênero masculino e idade entre 1 e 74,9 anos (*continuação*)

	Percentil								
Idade (anos)	5	10	15	25	50	75	85	90	95
3,0-3,9	15	15,3	15,5	16	16,8	17,6	18,1	18,4	19
4,0-4,9	15,1	15,5	15,8	16,2	17,1	18	18,5	18,7	19,3
5,0-5,9	15,5	16	16,1	16,6	17,5	18,5	19,1	19,5	20,5
6,0-6,9	15,8	16,1	16,5	17	18	19,1	19,8	20,7	22,8
7,0-7,9	16,1	16,8	17	17,6	18,7	20	21	21,8	22,9
8,0-8,9	16,5	17,2	17,5	18,1	19,2	20,5	21,6	22,6	24
9,0-9,9	17,5	18	18,4	19	20,1	21,8	23,2	24,5	26
10,0-10,9	18,1	18,6	19,1	19,7	21,1	23,1	24,8	26	27,9
11,0-11,9	18,5	19,3	19,8	20,6	22,1	24,5	26,1	27,6	29,4
12,0-12,9	19,3	20,1	20,7	21,5	23,1	25,4	27,1	28,5	30,3
13,0-13,9	20	20,8	21,6	22,5	24,5	26,6	28,2	29	30,8
14,0-14,9	21,6	22,5	23,2	23,8	25,7	28,1	29,1	30	32,3
15,0-15,9	22,5	23,4	24	25,1	27,2	29	30,3	31,2	32,7
16,0-16,9	24,1	25	25,7	26,7	28,3	30,6	32,1	32,7	34,7
17,0-17,9	24,3	25,1	25,9	26,8	28,6	30,8	32,2	33,3	34,7
18,0-24,9	26	27,1	27,7	28,7	30,7	33	34,4	35,4	37,2
25,0-29,9	27	28	28,7	29,8	31,8	34,2	35,5	36,6	38,3
30,0-34,9	27,7	28,7	29,3	30,5	32,5	34,9	35,9	36,7	38,2
35,0-39,9	27,4	28,6	29,5	30,7	32,9	35,1	36,2	36,9	38,2
40,0-44,9	27,8	28,9	29,7	31	32,8	34,9	36,1	36,9	38,1
45,0-49,9	27,2	28,6	29,4	30,6	32,6	34,9	36,1	36,9	38,2
50,0-54,9	27,1	28,3	29,1	30,2	32,3	34,5	35,8	36,8	38,3
55,0-59,9	26,8	28,1	29,2	30,4	32,3	34,3	35,5	36,6	37,8
60,9-64,9	26,6	27,8	28,6	29,7	32	34	35,1	36	37,5
65,0-69,9	25,4	26,7	27,7	29	31,1	33,2	34,5	35,3	36,6
70,0-74,9	25,1	26,2	27,1	28,5	30,7	32,6	33,7	34,8	36

ANEXO 3 Distribuição dos percentis da circunferência do braço (CB) em cm no gênero feminino e idade entre 1 e 74,9 anos

	Percentil								
Idade (anos)	5	10	15	25	50	75	85	90	95
1,0-1,9	13,6	14,1	14,4	14,8	15,7	16,4	17	17,2	17,8
2,0-2,9	14,2	14,6	15	15,4	16,1	17	17,4	18	18,5
3,0-3,9	14,4	15	15,2	15,7	16,6	17,4	18	18,4	19
4,0-4,9	14,8	15,3	15,7	16,1	17	18	18,5	19	19,5

(*continua*)

ANEXO 3 Distribuição dos percentis da circunferência do braço (CB) em cm no gênero feminino e idade entre 1 e 74,9 anos (*continuação*)

	Percentil								
Idade (anos)	5	10	15	25	50	75	85	90	95
5,0-5,9	15,2	15,7	16,1	16,5	17,5	18,5	19,4	20	21
6,0-6,9	15,7	16,2	16,5	17	17,8	19	19,9	20,5	22
7,0-7,9	16,4	16,7	17	17,5	18,6	20,1	20,9	21,6	23
8,0-8,9	16,7	17,2	17,6	18,2	19,5	21,2	22,2	23,2	25,1
9,0-9,9	17,6	18,1	18,6	19,1	20,6	22,2	23,8	25	26,7
10,0-10,9	17,8	18,4	18,9	19,5	21,2	23,4	25	26,1	27,3
11,0-11,9	18,8	19,6	20	20,6	22,2	25,1	26,5	27,9	30
12,0-12,9	19,2	20	20,5	21,5	23,7	25,8	27,6	28,3	30,2
13,0-13,9	20,1	21	21,5	22,5	24,3	26,7	28,3	30,1	32,7
14,0-14,9	21,2	21,8	22,5	23,5	25,1	27,4	29,5	30,9	32,9
15,0-15,9	21,6	22,2	22,9	23,5	25,2	27,7	28,8	30	32,2
16,0-16,9	22,3	23,2	23,5	24,4	26,1	28,5	29,9	31,6	35,5
17,0-17,9	22	23,1	23,6	24,5	26,6	29	30,7	32,8	35,4
18,0-24,9	22,4	23,3	24	24,8	26,8	29,2	31,2	32,4	35,2
25,0-29,9	23,1	24	24,5	25,5	27,6	30,6	32,5	34,3	37,1
30,0-34,9	23,8	24,7	25,4	26,4	28,6	32	34,1	36	38,5
35,0-39,9	24,1	25,2	25,8	26,8	29,4	32,6	35	36,8	39
40,0-44,9	24,3	25,4	26,2	27,2	29,7	33,2	35,5	37,2	38,8
45,0-49,9	24,2	25,5	26,3	27,4	30,1	33,5	35,6	37,2	40
50,0-54,9	24,8	26	26,8	28	30,6	33,8	35,9	37,5	39,3
55,0-59,9	24,8	26,1	27	28,2	30,9	34,3	36,7	38	40
60,9-64,9	25	26,1	27,1	28,4	30,8	34	35,7	37,3	39,6
65,0-69,9	24,3	25,7	26,7	28	30,5	33,4	35,2	36,5	38,5
70,0-74,9	23,8	25,3	26,3	27,6	30,3	33,1	34,7	35,8	37,5

ANEXO 4 Distribuição dos percentis da circunferência do braço (CB) em cm no gênero masculino a partir de 60 anos

	Percentil						
Variáveis e grupo de idade	10	15	25	50	75	85	90
60-69	28,4	29,2	30,6	32,7	35,2	36,2	37,0
70-79	27,5	28,2	29,3	31,3	33,4	35,1	36,1
≥ 80	25,5	26,2	27,3	29,5	31,5	32,6	33,3

ANEXO 5 Distribuição dos percentis da circunferência do braço (CB) em cm no gênero feminino a partir de 60 anos

	Percentil						
Variáveis e grupo de idade	10	15	25	50	75	85	90
60-69	26,2	26,9	28,3	31,2	34,3	36,5	38,3
70-79	25,4	26,1	27,4	30,1	33,1	35,1	36,7
≥ 80	23,0	23,8	25,5	28,4	31,5	33,2	34,0

ANEXO 6 Distribuição dos percentis da dobra cutânea tricipital (DCT) em mm no gênero masculino e idade entre 1 e 74,9 anos

	Percentil								
Idade (anos)	5	10	15	25	50	75	85	90	95
1,0-1,9	6,5	7,0	7,5	14,8	10	12,0	13,0	14,0	15,5
2,0-2,9	6,0	6,5	7,0	8,0	10	12,0	13,0	14,0	15,5
3,0-3,9	6,0	7,0	7,0	8,0	9,6	11,5	12,5	13,5	15,5
4,0-4,9	5,5	6,5	7,0	8,0	9,0	11,0	12,0	12,5	14,0
5,0-5,9	5,0	6,0	6,0	7,5	8,0	10,0	11,5	13,0	14,5
6,0-6,9	5,0	5,5	6,0	7,0	8,0	10,0	12,0	13,0	16,0
7,0-7,9	4,5	5,0	6,0	6,5	8,0	10,5	12,5	14,0	16,0
8,0-8,9	5,0	5,5	6,0	6,0	8,5	11,0	13,0	16,0	19,0
9,0-9,9	5,0	5,5	6,0	7,0	9,0	12,5	15,5	17,0	20,0
10,0-10,9	5,0	6,0	6,0	6,5	10,0	14,0	17,0	20,0	24,0
11,0-11,9	5,0	6,6	5,5	7,5	10,0	16,0	19,5	23,0	27,0
12,0-12,9	4,5	6,6	5,0	7,5	10,5	14,5	18,0	22,5	27,5
13,0-13,9	4,5	5,0	5,0	7,0	9,0	13,0	17,0	20,5	25,0
14,0-14,9	4,0	5,0	5,1	6,0	8,5	12,5	15,0	18,0	23,5
15,0-15,9	5,0	5,0	5,0	6,0	7,5	11,0	15,0	18,0	23,5
16,0-16,9	4,0	5,0	5,5	6,0	8,0	12,0	14,0	17,0	23,0
17,0-17,9	4,0	5,0	6,0	6,0	7,0	11,0	13,5	16,0	19,5
18,0-24,9	4,0	5,0	6,5	6,0	10,0	14,5	17,5	20,0	23,5
25,0-29,9	4,0	5,0	7,0	6,0	11,0	15,5	19,0	21,5	25,0
30,0-34,9	4,5	6,0	6,9	6,5	12,0	16,5	20,0	22,0	25,0
35,0-39,9	4,5	6,0	7,0	7,0	12,0	16,0	18,5	20,5	25,0
40,0-44,9	5,0	6,0	7,0	8,0	12,0	16,0	19,0	21,5	24,5
45,0-49,9	5,0	6,0	6,5	8,5	12,0	16,0	19,0	21,0	26,0
50,0-54,9	5,0	6,0	7	8,0	12,0	15,0	18,5	20,8	25,0

(continua)

ANEXO 6 Distribuição dos percentis da dobra cutânea tricipital (DCT) em mm no gênero masculino e idade entre 1 e 74,9 anos (*continuação*)

	Percentil								
Idade (anos)	5	10	15	25	50	75	85	90	95
55,0-59,9	5,0	6,0	6,5	8,0	11,5	15,0	18,0	20,5	25,0
60,9-64,9	5,0	6,0	7	8,0	11,5	15,5	18,5	20,5	24,0
65,0-69,9	4,5	5,0	6,5	8,0	11,0	15,0	18,0	20,0	23,5
70,0-74,9	4,5	6,0	6,5	8,0	11,0	15,0	17,0	19,0	23,0

ANEXO 7 Distribuição dos percentis da dobra cutânea tricipital (DCT) em mm no gênero feminino e idade entre 1 e 74,9 anos

	Percentil								
Idade (anos)	5	10	15	25	50	75	85	90	95
1,0-1,9	6,0	7,0	7	8,0	10,0	12,0	13,0	14,0	16,0
2,0-2,9	6,0	7,0	7,5	8,5	10,0	12,0	13,5	14,5	16,0
3,0-3,9	6,0	7,0	7,5	8,5	10,0	12,0	13,0	14,0	16,0
4,0-4,9	6,0	7,0	7,5	8,0	10,0	12,0	13,0	14,0	15,5
5,0-5,9	5,5	7,0	7	8,0	10,0	12,0	13,5	15,0	17,0
6,0-6,9	6,0	6,5	7	8,0	10,0	12,0	13,0	15,0	17,0
7,0-7,9	6,0	7,0	7	8,0	10,5	12,5	15,0	16,0	19,0
8,0-8,9	6,0	7,0	7,5	8,5	11,0	14,5	17,0	18,0	22,5
9,0-9,9	6,5	7,0	8	9,0	12,0	16,0	19,0	21,0	25,0
10,0-10,9	7,0	8,0	8	9,0	12,5	17,5	20,0	22,5	27,0
11,0-11,9	7,0	8,0	8,5	10,0	13,0	18,0	21,5	24,0	29,0
12,0-12,9	7,0	8,0	9	11,0	14,0	18,5	21,5	24,0	27,5
13,0-13,9	7,0	8,0	9	11,0	15,0	20,0	24,0	25,0	30,0
14,0-14,9	8,0	9,0	10	11,5	16,0	21,0	23,5	26,5	32,0
15,0-15,9	8,0	9,5	10,5	12,0	16,5	20,5	23,0	26,0	32,5
16,0-16,9	10,5	11,5	12	14,0	18,0	23,0	26,0	29,0	32,5
17,0-17,9	9,0	10,0	12	13,0	18,0	24,0	26,5	29,0	34,4
18,0-24,9	9,0	11,0	12	14,0	18,5	24,5	28,5	31,0	36,0
25,0-29,9	10,0	12,0	13	15,0	20,0	26,5	31,0	34,0	38,0
30,0-34,9	10,5	13,0	15	17,0	22,5	29,5	33,0	35,5	41,5
35,0-39,9	11,0	13,0	15,5	18,0	23,5	30,0	35,0	37,0	41,0
40,0-44,9	12,0	14,0	16	19,0	24,5	30,5	35,0	37,0	41,0
45,0-49,9	12,0	14,5	16,5	19,5	25,5	32,0	35,0	38,0	42,5
50,0-54,9	12,0	15,0	17,5	20,5	25,5,0	32,0	36,0	38,5	42,0
55,0-59,9	12,0	15,0	17	20,5	26,0	32,0	36,0	39,0	42,5
60,9-64,9	12,5	16,0	17,5	20,5	26,0	32,0	35,5	38,0	42,5
65,0-69,9	12,0	14,5	16	19,0	25,0	30,0	33,5	36,0	40,0
70,0-74,9	11,0	13,5	15,5	18,0	24,0	29,5	32,0	35,0	38,5

ANEXO 8 Distribuição dos percentis da dobra cutânea subescapular (DCSE) em mm no gênero masculino e idade entre 1 e 74,9 anos

	Percentil								
Idade (anos)	5	10	15	25	50	75	85	90	95
1,0-1,9	4,0	4,0	4,5	5,0	6,0	7,0	8,0	8,5	10,0
2,0-2,9	3,5	4,0	4,0	4,5	5,5	7,0	7,5	8,5	10,0
3,0-3,9	3,5	4,0	4,0	4,5	5,0	6,0	7,0	7,0	9,0
4,0-4,9	3,0	3,5	4,0	4,0	5,0	6,0	6,5	7,0	8,0
5,0-5,9	3,0	3,5	4,0	4,0	5,0	5,5	6,5	7,0	8,0
6,0-6,9	3,0	3,5	3,5	4,0	4,5	5,5	6,5	8,0	13,0
7,0-7,9	3,0	3,5	4,0	4,0	5,0	6,0	7,0	8,0	12,0
8,0-8,9	3,0	3,5	4,0	4,0	5,0	6,6	7,5	9,0	12,5
9,0-9,9	3,0	3,5	4,0	4,0	5,0	7,0	9,5	12,0	14,5
10,0-10,9	3,5	4,0	4,0	4,5	6,0	8,0	11,0	14,0	19,5
11,0-11,9	4,0	4,0	4,0	5,0	6,0	9,0	15,0	18,5	26,0
12,0-12,9	4,0	4,0	4,5	5,0	6,0	9,5	15,0	19,0	24,0
13,0-13,9	4,0	4,0	5,0	5,0	6,5	9,0	13,0	17,0	25,0
14,0-14,9	4,0	5,0	5,0	5,5	7,0	9,0	12,0	15,5	22,5
15,0-15,9	5,0	5,0	5,5	6,0	7,0	10,0	13,0	16,0	22,0
16,0-16,9	5,0	6,0	6,0	7,0	8,0	11,0	14,0	16,0	22,0
17,0-17,9	5,0	6,0	6,0	7,0	8,0	11,0	14,0	17,0	21,5
18,0-24,9	6,0	7,0	7,0	8,0	11,0	16,0	20,0	24,0	30,0
25,0-29,9	7,0	7,0	8,0	9,0	13,0	20,0	24,5	26,5	31,0
30,0-34,9	7,0	8,0	9,0	11,0	15,5	22,0	25,5	29,0	33,0
35,0-39,9	7,0	8,0	9,5	11,0	16,0	22,5	25,5	28,0	33,0
40,0-44,9	7,0	8,0	9,0	11,5	16,0	22,0	25,5	29,5	33,0
45,0-49,9	7,0	8,0	9,5	11,5	17,0	23,5	27,0	30,0	34,5
50,0-54,9	7,0	8,0	9,0	11,5	16,0	22,5	26,5	29,5	34,0
55,0-59,9	6,5	8,0	9,5	11,5	16,5	23,0	26,0	28,5	32,0
60,9-64,9	7,0	8,0	10,0	12,0	17,0	23,0	26,0	29,0	34,0
65,0-69,9	6,0	7,5	8,5	10,5	15,0	21,5	25,0	28,0	32,5
70,0-74,9	6,5	7,0	8,0	10,3	15,0	21,0	25,0	27,5	31,0

ANEXO 9 Distribuição dos percentis da dobra cutânea subescapular (DCSE) em mm no gênero feminino e idade entre 1 e 74,9 anos

	Percentil								
Idade (anos)	5	10	15	25	50	75	85	90	95
1,0-1,9	4,0	4,0	4,5	5,0	6,0	7,5	8,5	9,0	10,0
2,0-2,9	4,0	4,0	4,5	5,0	6,0	7,0	8,0	9,0	10,5
3,0-3,9	3,5	4,0	4,0	5,0	5,5	7,0	7,5	8,5	10,0

(*continua*)

ANEXO 9 Distribuição dos percentis da dobra cutânea subescapular (DCSE) em mm no gênero feminino e idade entre 1 e 74,9 anos (*continuação*)

	Percentil								
Idade (anos)	5	10	15	25	50	75	85	90	95
4,0-4,9	3,5	4,0	4,0	4,5	5,5	7,0	8,0	9,0	10,5
5,0-5,9	3,5	4,0	4,0	4,5	5,0	7,0	8,0	9,0	12,0
6,0-6,9	3,5	4,0	4,0	4,5	5,5	7,0	8,0	10,0	11,5
7,0-7,9	3,5	4,0	4,0	4,5	6,0	7,5	9,5	11,0	13,0
8,0-8,9	3,5	4,0	4,0	5,0	6,0	8,0	11,5	14,5	21,0
9,0-9,9	4,0	4,5	5,0	5,0	6,5	9,5	13,0	18,0	24,0
10,0-10,9	4,0	4,5	5,0	5,5	7,0	11,5	16,0	19,5	24,0
11,0-11,9	4,5	5,0	5,0	6,0	8,0	12,0	16,0	20,0	28,5
12,0-12,9	5,0	5,5	6,0	7,0	9,0	13,0	17,0	22,0	30,0
13,0-13,9	5,0	6,0	6,0	7,5	10,0	15,5	19,0	23,0	26,5
14,0-14,9	6,0	6,0	7,0	8,0	10,0	16,0	20,5	25,0	30,0
15,0-15,9	6,0	7,0	7,5	9,0	10,0	15,0	20,0	23,0	28,0
16,0-16,9	7,0	7,5	8,0	9,0	11,5	16,5	24,0	26,0	34,0
17,0-17,9	6,0	7,0	7,5	9,5	12,5	19,0	24,5	28,0	34,0
18,0-24,9	6,5	7,0	8,0	10,0	13,0	20,0	25,5	29,0	36,0
25,0-29,9	6,5	7,0	8,0	10,5	14,0	23,0	29,0	33,0	38,5
30,0-34,9	6,5	7,5	8,5	11,0	16,0	26,5	32,5	37,0	43,0
35,0-39,9	7,0	8,0	9,0	11,5	18,0	28,5	34,0	36,5	43,0
40,0-44,9	6,5	8,0	9,0	11,5	19,0	28,5	34,0	37,0	42,0
45,0-49,9	7,0	8,5	10,0	12,5	20,0	29,5	34,0	37,5	43,5
50,0-54,9	7,0	9,0	11,0	14,0	21,9	30,0	35,0	39,0	43,5
55,0-59,9	7,0	9,0	11,0	13,5	22,9	31,0	35,0	38,0	45,0
60,9-64,9	7,5	9,0	11,0	14,0	21,5	30,5	35,0	38,0	43,0
65,0-69,9	6,5	8,0	10,0	13,0	20,0	28,0	33,0	36,0	41,0
70,0-74,9	6,5	8,5	10,0	12,0	19,5	27,0	32,0	35,0	38,5

ANEXO 10 *Performance status* do *Eastern Cooperative Group* (ECOG-PS)

0	Completamente ativo; capaz de realizar todas as suas atividades sem restrição (Karnofsky 90-100%)
1	Restrição a atividades físicas rigorosas; é capaz de trabalhos leves e de natureza sedentária (Karnofsky 70-80%)
2	Capaz de realizar todos os autocuidados, mas incapaz de realizar qualquer atividade de trabalho; em pé aproximadamente 50% das horas em que o paciente está acordado (Karnofsky 50-60%)
3	Capaz de realizar somente autocuidados limitados, confinado ao leito ou cadeira mais de 50% das horas em que o paciente está acordado (Karnofsky 30-40%)
4	Completamente incapaz de realizar autocuidados básicos, totalmente confinado ao leito ou à cadeira (Karnofsky < 30%)

REFERÊNCIAS BIBLIOGRÁFICAS

1. Baria F. Avaliação nutricional no paciente oncológico. In: Baiocchi O, Sachs A, Magalhães LP. Aspectos nutricionais em oncologia. Rio de Janeiro, RJ: Atheneu; 2018.
2. Instituto Nacional de Câncer José de Alencar Gomes da Silva (INCA). Consenso Nacional de Nutrição Oncológica. Rio de Janeiro, RJ: INCA; 2015.
3. Diretriz BRASPEN de terapia nutricional no paciente com câncer. BRASPEN J. 2019;34:2-32.
4. Martin L, Senesse P, Gioulbasanis I, Antoun S, Bozzetti F, Deans C, et al. Diagnostic criteria for the classification of cancer-associated weight loss. J C Oncol. 2015;33(1):90-101.
5. Kondrup J, Allison SP, Elia M, Vellas B, Plauth M; Educational and Clinical Practice Committee, European Society of Parenteral and Enteral Nutrition (ESPEN). ESPEN Guidelines for Nutrition Screening 2002. Clin Nutr. 2003;22(4):415-21.
6. Mueller C, Compher C, Ellen DM; American Society for Parenteral and Enteral Nutrition (ASPEN) Board of Directors. ASPEN clinical guidelines: Nutrition screening, assessment, and intervention in adults. JPEN J Parenter Enteral Nutr. 2011;35(1):16-24.
7. Arends J, Bachmann P, Baracos V, Barthelemy N, Bertz H, Bozzetti F, et al. ESPEN guidelines on nutrition in cancer patients. Clin Nutr. 2016;36(1):1-38.
8. Arends J, Baracos V, Bertz H, Bozzetti F, Calder PC, Deutz NEP, et al. ESPEN expert group recommendations for action against cancer related malnutrition. Clin Nutr. 2017;36:1187-96.
9. August DA, Huhmann MB; American Society for Parenteral and Enteral Nutrition (ASPEN) Board of Directors. ASPEN clinical guidelines: Nutrition support therapy during adult anticancer treatment and in hematopoietic cell transplantation. JPEN J Parenter Enteral Nutr. 2009;33(5):472-500.
10. Stratton RJ, Hackston A, Longmore D, Dixon R, Price S, Stroud M, et al. Malnutrition in hospital outpatients and inpatients: prevalence, concurrent validity and ease of use of the 'malnutrition universal screening tool' ('MUST') for adults. Br J Nutr. 2004;92:799-808.
11. Guigoz Y, Vellas B, Garry PJ. Assessing the nutritional status of the elderly: the mini nutritional assessment as part of the geriatric evaluation. Nutr Rev. 1996;54(1):S59-S65.
12. Kubrak C, Jensen L. Critical evaluation of nutrition screening tools recommended for oncology patients. Cancer Nurs. 2007;30(5):E1-E6.
13. Read JA, Crockett N, Volker DH, MacLennan P, Choy ST, Beale P, Clarke SJ. Nutritional assessment in cancer: comparing the mini-nutritional assessment (MNA) with the scored patient-generated subjective global assessment (PGSGA). Nutr Cancer. 2005;53(1):51-6.
14. Oliveira LPM, Anunciação TA, Costa MLV. Estado nutricional de idosos oncológicos por meio de diferentes métodos. Rev Bras Cancerologia. 2018;64(2):209-15.
15. Ferguson M, Capra S, Bauer J, Banks M. Development of a valid and reliable malnutrition screening tool for adult acute hospital patients. Nutrition. 1999;15(6):458-64.
16. Isenring E, Cross G, Daniels L, Kellett E, Koczwara B. Validity of the malnutrition screening tool as an effective predictor of nutritional risk in oncology outpatients receiving chemotherapy. Support Care Cancer. 2006;14:1152-6.
17. Castillo-Martínez L, Castro-Eguiluz D, Copca-Mendoza ET, Pérez-Camargo DA, Reyes-Torres CA, Ávila EA, et al. Nutritional assessment tools for the identification of malnutrition and nutritional risk associated with cancer treatment. Rev Inves Clin. 2018;70:121-5.
18. Kondrup J, Rasmussen HH, Hamberg O, Stanga Z; Ad Hoc ESPEN Working Group. Nutritional risk screening (NRS 2002): a new method based on an analysis of controlled clinical trials. Clin Nutr. 2003;22(3):321-36.
19. Sorensen J, Kondrup J, Prokopowicz J, Schiesser M, Krähenbühl L, Meier R, Liberda M; EuroOOPS study group. EuroOOPS: An international, multicentre study to implement nutritional risk screening and evaluate clinical outcome. Clin Nutr. 2008;27:340-9.
20. Silva ACL, et al. Triagem e avaliação nutricional. In: Silva ACL, Hirose EY, Kikuchi ST. Manual prático de assistência nutricional ao paciente oncológico adulto e pediátrico. Rio de Janeiro, RJ: Atheneu; 2020.

21. Elia M. The "MUST" report. Nutritional screening of adults: A multidisciplinar responsibility. Redditch, UK: British Association for Parenteral and Enteral Nutrition; 2003.
22. Boléo-Tomé C, Monteiro-Grillo I, Camilo M, Ravasco P. Validation of the Malnutrition Universal Screening Tool (MUST) in cancer. Br J Nutr. 2012;108:343-8.
23. Cunha TRS, Santos PAS, Cabral EK, Soares BLM, Maio R, Burgos MGPA. Triagem nutricional pelo Malnutrition Universal Screening Tool (MUST) no paciente oncológico em quimioterapia. BRASPEN J. 2016;31(4):329-34.
24. Barbosa-Silva MCG, Barros AJD. Avaliação nutricional subjetiva: Parte 2 – Revisão de suas adaptações e utilizações nas diversas especialidades clínicas. Arq Gastroenterol. 2002;39(4):248-52.
25. Detsky AS, McLaughlin JR, Baker JP, Johnston N, Whittaker S, Mendelson RA, et al. What is subjective global assessment of nutritional status? JPEN J Parenter Enteral Nutr. 1987;11(1):8-13.
26. Gupta D, Lammersfeld CA, Vashi PG, Burrows J, Lis CG, Grutsch JF. Prognostic significance of subjective global assessment (SGA) in advanced colorectal cancer. Eur J Clin Nutr. 2005;59:35-40.
27. Pérez-Cruz E, Camacho-Limas CP. Cáncer del tracto digestivo: asociación entre el estado nutricional y la capacidad funcional. GAc Med Mex. 2017;153(5):575-80.
28. Langer CJ, Hoffman JP, Ottery FD. Clinical significance of weight loss in cancer patients: rationale for the use of anabolic agents in the treatment of cancer-related cachexia. Nutrition. 2001;17(1):S1-S21.
29. Gonzalez MC, Borges LR, Silveira DH, Assunção MCF, Orlandi SP. Validação da versão em português da avaliação subjetiva global produzida pelo paciente. Rev Bras Nutr Clin. 2010;25(2):102-8.
30. Bauer J, Capra S, Ferguson M. Use of the scored patient-generated subjective global assessment (PG-SGA) as a nutrition assessment tool in patients with cancer. Eur J Clin Nutr. 2002;56:779-85.
31. Sociedade Brasileira de Nutrição Parenteral e Enteral, Associação Brasileira de Nutrologia. Terapia nutricional na Oncologia. São Paulo, SP: Associação Médica Brasileira; 2011.
32. Pereira ACC, Pires FRO, Lazzari NLC. Os benefícios da consulta de nutrição. In: Baiocchi O, Sachs A, Magalhães LP. Aspectos nutricionais em oncologia. Rio de Janeiro, RJ: Atheneu; 2018.
33. Acuña K, Cruz T. Avaliação do estado nutricional de adultos e idosos e situação nutricional da população brasileira. Arq Bras Endocrinol Metab. 2004;48(3):345-61.
34. Damo CC, Pelissaro E, Cibulski TP, Calcing A, Basso T. Câncer gastrintestinal: impacto nutricional em pacientes hospitalizados. BRASPEN J. 2016;31(3):232-6.
35. Silva PB, Lopes M, Trindade LCT, Yamanouchi CN. Controle dos sintomas e intervenção nutricional. Fatores que interferem na qualidade de vida de pacientes oncológicos em cuidados paliativos. Rev Dor. 2010;11(4):282-8.
36. Fisberg RM, Marchioni DML, Colucci ACA. Avaliação do consumo alimentar e da ingestão de nutrientes na prática clínica. Arq Bras Endocrinol Metab. 2009;53(5):617-24.
37. Rohenkohl CC, Carniel AP, Colpo E. Consumo de antioxidantes durante tratamento quimioterápico. ABCD Arq Bras Cir Dig. 2011;24(2):107-12.
38. Duarte AC, Castellani FR. Semiologia nutricional. Rio de Janeiro, RJ: Axcel Books; 2002.
39. James R. Nutritional support in alcoholic liver disease: a review. J Hum Nutr Diet. 1989;2:315-23.
40. Osterkamp LK. Current perspective on assessment of human body proportions of relevance to amputees. J Am Dietetic Assoc. 1995;95(2):215-8.
41. Chumlea WC, Guo S, Roche AF, Steinbaugh ML. Prediction of body weight for the nonambulatory elderly from anthropometry. J Am Dietetic Assoc. 1988;88(5):564-8.
42. Blackburn GL, Bistrian BR, Maini BS. Nutritional and metabolic assessment to the hospitalized patient. JPEN J Parenter Enteral Nutr. 1977;1(1):11-22.

43. Chumlea WC, Roche AF, Steinbaugh ML. Estimating stature from knee height for persons 60 to 90 years of age. J Am Geriatric Soc. 1985;33(2):116-20.
44. Gray DS, Crider JB, Kelley C, Dickinson LC. Accuracy of recumbent height measurement. JPEN J Parenter Enteral Nutr. 1985;9(6):712-5.
45. Mitchell CO, Lipschitz DA. Arm length measurement as an alternative to height in nutritional assessment of the elderly. JPEN J Parenter Enteral Nutr. 1982;6(3):226-9.
46. Melo APF, Salles RK, Vieira FGK, Ferreira MG. Métodos de estimativa de peso corporal e altura em adultos hospitalizados: uma análise comparativa. Rev Bras Cineantropom Desempenho Hum. 2014;16(4):475-84.
47. World Health Organization (WHO). Physical status: the use and interpretation of anthropometry. WHO Technical Report Series n. 854. Geneva: WHO; 1995.
48. Organización Panamericana de la Salud (OPAS). XXXVI Reunión del comité asesor de investigaciones en salud – Encuesta multicéntrica salud bienestar y envejecimiento (SABE) en América Latina y el Caribe: informe preliminar. Washington: OPAS; 2001.
49. Kamimura MA, et al. Avaliação nutricional. In: Guias de medicina ambulatorial e hospitalar: nutrição clínica no adulto. Barueri, SP: Manole; 2002.
50. Rabito EI, Vannucchi GB, Suen VMM, Castilho Neto LL, Marchini JS. Weight and height prediction of immobilized patients. Rev Nutr. 2006;19(6):655-61.
51. Frisancho AR. Anthropometric standards for the assessment of growth and nutritional status. Ann Arbor, MI: University of Michigan Press; 1990.
52. Kuczmarski MF, Kuczmarski RJ, Najjar M. Descriptive anthropometric reference data for older Americans. J Am Diet Assoc. 2000;100(1):59-66.
53. Blackburn GL, Thornton PA. Nutritional assessment of the hospitalized patient. 1979;63(5):11103-15.
54. Pagotto V, Santos KF, Malaquias SG, Bachion MM, Silveira EA. Circunferência da panturrilha: validação clínica para avaliação de massa muscular em idosos. Rev Bras Enferm. 2018;71(2):343-50.
55. Barbosa-Silva TG, Bielemann RM, Gonzalez MC, Menezes AM. Prevalence of sarcopenia among community-dwelling elderly of a medium-sized South American city: results of the COMO VAI? study. J Cachexia Sarcopenia Muscle. 2016;7:136-43.
56. Associação Brasileira para o Estudo da Obesidade e da Síndrome Metabólica (ABESO). Diretrizes Brasileiras de Obesidade. São Paulo: ABESO; 2016.
57. Figueiredo ACDS, Ferreira RNF, Duarte MAG, Coelho AF, Cabral KMAA. Prevalência da obesidade em mulheres tratadas de câncer de mama numa UNACOM em Juiz de Fora. Rev Bras Mastologia. 2016;26(4):169-74.
58. World Health Organization (WHO). Obesity: preventing and managing the global epidemic. Geneva: Program of Nutrition, Family and Reproductive Health; 1998.
59. Araujo GT. Antropometria. Catanduva, SP: Associação Brasileira de Nutrologia (ABRAN; 2015.
60. Villarini A, Pasanisi P, Raimondi M, Gargano G, Bruno E, Morelli D, et al. Preventing weight gain during adjuvant chemotherapy for breast cancer: a dietary intervention study. Breast Cancer Res Treat. 2012;135:581-9.
61. Durnin JVGA, Womersley J. Body fat assessed from total body density and its estimation from skinfold thickness: measurements on 481 men and women aged from 16 to 72 years. Br J Nutr. 1974;32:77-97.
62. Damo CC, Argenta Kümpel D, Pelissaro E, Sant'Anna Alves AL, Basso T. Músculo adutor do polegar: preditor de desnutrição em pacientes com câncer de cabeça e pescoço. Rev Contexto Saúde. 2017;17(32):93-101.
63. Lameu EB, Gerude MF, Corrêa RC, Lima KA. Adductor pollicis muscle: a new anthropometric parameter. Rev Hosp Clin Fac Med São Paulo. 2004;59(2):57-62.
64. Pereira EEB, Santos NB, Sarges ESNF. Avaliação da capacidade funcional do paciente oncogeriátrico hospitalizado. Rev Pan-Amaz Saúde. 2014;5(4):37-44.

65. Oken MM, Creech RH, Tormey DC, Horton J, Davis TE, McFadden ET, et al. Toxicity and response criteria of the eastern cooperative oncology group. Am J Clin Oncol. 1982;5(6):649-55.
66. Karnofsky DA, Abelmann WH. The use of the nitrogen mustards in the palliative treatment of carcinoma. Cancer. 1948;1:634-56.
67. Fess EE. Grip strength. In: Casanova JS, editor. Clinical assessment recommendations. 2 ed. Chicago: American Society of Hand Therapists; 1992. p.41-5.
68. Cruz-Jentoft AJ, Bahat G, Bauer J, Boirie Y, Bruyère O, Cederholm T, et al. Sarcopenia: revised European consensus on definition and diagnosis. Age Ageing. 2019;48(4):16-31.

CAPÍTULO 3

Triagem e avaliação nutricional em pediatria

Ana Carolina Leão Silva

INTRODUÇÃO

O câncer pediátrico corresponde a um grupo de diversas doenças que têm em comum a proliferação descontrolada de células anormais no organismo. Esse conjunto de doenças é predominantemente de origem embrionária, afetando geralmente células do sistema sanguíneo e de tecidos de sustentação. Diferentemente do que ocorre no adulto, não tem fatores de risco relacionados ao estilo de vida.[1] Os tipos mais comuns de câncer infantil incluem leucemias, tumores de sistema nervoso central, linfomas e tumores sólidos, como neuroblastoma e tumor de Wilms.[2] No mundo, a cada ano, aproximadamente 300 mil crianças e adolescentes são diagnosticados com câncer, correspondendo de 1 a 4% das neoplasias na população mundial.[2,3] A estimativa do Instituto Nacional do Câncer (Inca) de novos casos de câncer infantojuvenil no Brasil para cada ano do triênio 2020-2022 será de 4.310 para o sexo masculino e de 4.150 para o sexo feminino.[4] Apesar de o câncer infantil ser uma das principais causas de morte de crianças e adolescentes em todo o mundo, nas últimas quatro décadas, com os avanços nos tratamentos, as chances de cura e sobrevida foram aumentadas. Atualmente nos países desenvolvidos, com diagnóstico precoce e tratamentos em centros especializados, cerca de 80% das crianças e adolescentes com neoplasias pediátricas podem ser curadas, porém, em muitos países em desenvolvimento, apenas cerca de 20% são curadas.[5-7]

Segundo estudo de revisão sistemática de Viani et al., na população brasileira a prevalência de pacientes pediátricos com baixo peso ao diagnóstico oncológico variou de 6 a 25% e durante o tratamento de 10,5 a 52,4%. Já o excesso de peso (sobrepeso e obesidade) apresentou prevalência de 4,1 a 35% ao diagnóstico, e de 7,2 a 57,9% durante ou após o tratamento.[8] Ambos variam de acordo com o tipo de tratamento a que serão submetidos, tipo histológico, localização e estadiamento do tumor. Essas alterações no estado nutricional são frequentes nos pacientes oncológicos e estão associadas a maiores índices de mortalidade, morbidade, risco de infecção, internações prolongadas e prejuízos de desenvolvimento e crescimento. Em decorrência desse cenário heterogêneo e prevalente nessa população, destaca-se a importância da triagem e avaliação nutricional a fim de acompanhar o desenvolvimento da criança, investigar riscos e diagnosticar distúrbios nutricionais decorrentes do câncer e assegurar a implementação de intervenções nutricionais precoces e assertivas, promovendo o desenvolvimento e o crescimento normal, a saúde e a qualidade de vida ao paciente.[8-12]

TRIAGEM NUTRICIONAL EM ONCOLOGIA PEDIÁTRICA

A triagem nutricional em pediatria tem como objetivo identificar pacientes em risco nutricional a fim de priorizar e promover medidas de intervenções precoces aos pacientes com maior risco de depleção nutricional, principalmente em instituições com recursos limitados.[5,12] Entretanto, na oncologia pediátrica a maioria dos pacientes já possui algum grau de risco nutricional basal em decorrência da doença, conforme descrito por Viani et al. no Quadro 1.[5,12]

QUADRO 1 Fatores de alto risco para má nutrição (desnutrição e excesso de peso) em crianças com câncer

Diagnóstico
• Tumores sólidos em estágios avançados (neuroblastoma, tumor de Wilms, rabdomiossarcoma, sarcoma de Ewing) • Tumores do sistema nervoso central (craniofaringioma, meduloblastoma, astrocitoma, ependimoma) • Leucemia linfoblástica aguda de alto risco, linfomas • Carcinoma nasofaringeal
Tratamento
• Irradiação do trato gastrointestinal • Cirurgia abdominal maior • Radioterapia em crânio/cranioespinhal em altas doses • Terapia prolongada com corticosteroide em altas doses • Transplante de células-tronco hematopoiéticas ou apresentar a doença do enxerto versus hospedeiro
Sintomas
• Náusea, vômito • Diarreia • Mucosite grave

(*continua*)

QUADRO 1 Fatores de alto risco para má nutrição (desnutrição e excesso de peso) em crianças com câncer (*continuação*)

Antropometria
• Escore Z P/E ou IMC/I <−2 ou > +2 • CB < percentil 10 ou > percentil 90 • Perda de peso ou baixo ganho de peso nas últimas semanas
• Ingestão alimentar • Incapacidade de atender às necessidades de energia e proteína nos últimos dias

CB: circunferência do braço; IMC/I: índice de massa corporal por idade; P/E: peso para a estatura.
Fonte: traduzido de Viani et al.[5]

Existem diversas ferramentas de triagem nutricional em pediatria, porém faltam evidências na literatura suficientes para escolher uma ferramenta em vez de outra com base em sua precisão preditiva. Tratando-se do paciente oncológico pediátrico, deve-se optar por uma ferramenta validada, que melhor se adapte às características da doença, às necessidades e recursos de cada serviço. Algumas dessas ferramentas serão apresentadas nos próximos tópicos.

Screening Tool for Risk of Nutritional Status and Growth (Strong Kids)

Esta ferramenta, utilizada para identificar risco de desnutrição, foi desenvolvida por um grupo de pesquisadores holandeses e validada por meio de um estudo prospectivo observacional multicêntrico realizado com crianças internadas em hospitais da Holanda em 2007. É composta por quatro itens: avaliação clínica subjetiva (presença de sinais, como a diminuição da gordura subcutânea e da massa muscular), doença de alto risco (avaliada a partir de uma lista de 20 doenças elaborada pelos autores), ingestão alimentar e perda de peso ou baixo ganho ponderal em crianças menores de 1 ano. De acordo com o somatório da pontuação dos tópicos, é gerada uma classificação do risco do paciente e sugestão de acompanhamento nutricional: baixo risco (escore 0) – não é necessária intervenção nutricional, deve-se avaliar o peso regularmente e o risco nutricional semanalmente; médio risco (escore: 1 a 3) – consultar um médico para um diagnóstico completo, considerar intervenção nutricional com nutricionista, avaliar o peso duas vezes por semana e o risco nutricional após uma semana; alto risco (escore: 4 a 5) – consultar médico e nutricionista para diagnóstico completo, orientação nutricional individual e acompanhamento.

Essa é a ferramenta mais utilizada no Brasil, pois é a única com tradução e adaptação cultural para o português, porém, ainda é necessário estudo de validação do seu uso na população brasileira.[13,14]

Simple Pediatric Nutritional Risk Score to identify children at risk of malnutrition

A *Pediatric Nutritional Risk Score* (PNRS) tria o risco de depleção do estado nutricional. Foi desenvolvida e validada na França com pacientes pediátricos de 0 a 17 anos na admissão em um hospital de Paris. Classifica o risco nutricional por intermédio de três fatores: sintomas que podem interferir no apetite, como dor, dispneia e depressão; ingestão alimentar inferior a 50%; e gravidade da doença – classificada em leve, moderada e grave. Esses fatores geram uma pontuação que, somada, classifica o paciente em três categorias: baixo risco nutricional (escore: 0); moderado risco nutricional (escore: 1 a 2); e alto risco (escore: ≥ 3).

Essa ferramenta propõe acompanhamento e sugestão de terapia nutricional de acordo com a categoria de risco. Como o câncer é considerado uma doença de grau de estresse grave, todos os pacientes oncológicos são considerados de alto risco e, como recomendação para intervenção nutricional, sugere-se realizar acompanhamento com equipe de nutrição, análise da ingestão alimentar de forma precisa e considerar suporte nutricional enteral ou parenteral.[15]

Screening Tool for the Assessment of Malnutrition in Pediatrics

A *Screening Tool for the Assessment of Malnutrition in Pediatrics* (STAMP) é uma ferramenta de triagem desenvolvida no Reino Unido em 2012, com o objetivo de ser uma ferramenta rápida e fácil de usar. Pode ser utilizada por outros profissionais da assistência multiprofissional, requerendo treinamento mínimo para sua implementação. É composta por três questões que avaliam: diagnóstico clínico (presença de doenças que tenham implicação nutricional); avaliação subjetiva da ingestão alimentar; avaliação antropométrica – adequação de peso e altura em relação às curvas de crescimento.

A classificação de risco se dá pela soma da pontuação obtida em cada questão e a criança pode ser classificada em: baixo risco de desnutrição (0 a 1 pontos), com recomendação de repetir o rastreio uma vez por semana; médio risco de desnutrição (2 a 3 pontos), com recomendação de monitorar a ingestão alimentar durante os três dias seguintes e repetir o rastreio; e alto risco de desnutrição (≥ 4 pontos), com sugestão de acionar a equipe de nutrição com monitoração e adequação do plano nutricional semanalmente. A ferramenta foi criada especificamente para uso em crianças hospitalizadas de 2 a 17 anos, sendo necessários novos estudos para validação de seu uso em outros níveis assistenciais.[16]

Pediatric Yorkill Malnutrition Score

Desenvolvida no Reino Unido e publicada em 2010, eficaz na identificação de crianças em risco de desnutrição, a *Pediatric Yorkill Malnutrition Score* (PYMS) parece produzir menos casos de falso-positivos quando comparada a outras ferramentas como a STAMP. Avalia quatro pontos preditores de desnutrição: adequação do índice de massa corporal (IMC) em relação às curvas de crescimento; histórico de perda de peso recente; mudanças na ingestão alimentar; e o efeito previsto da condição médica atual sobre o estado nutricional do paciente.

A determinação do risco também é feita por meio da soma da pontuação de cada item: os pacientes são divididos em três grupos e um escore 2 ou superior reflete risco nutricional significativo. A classificação então se divide em: escore 0 – repetir a triagem semanalmente; escore 1 – repetir a triagem em 3 dias, observar cuidadosamente o balanço de fluidos e a ingestão alimentar; escore ≥ 2 – encaminhamento para o nutricionista e triagem semanal.

A ferramenta propõe que, independentemente da classificação de risco, se o investigador suspeitar de comprometimento do estado nutricional, deve encaminhar o paciente para avaliação nutricional.[17]

Nutrition Screening Tool for Childhood Cancer

Publicada em 2016 na Austrália, com o objetivo de ser uma triagem que identificasse as necessidades nutricionais específicas do paciente oncológico pediátrico, usando dados rotineiramente disponíveis nos serviços sem necessidade de novas medidas, rápida, simples e adequada para uso em países de alta e baixa renda, a *Nutrition Screening Tool for Childhood Cancer* (SCAN) foi testada em ambientes hospitalar e ambulatorial. É composta por seis questões para identificação do risco nutricional:[18]

- O paciente tem câncer de alto risco?
- O paciente está atualmente em tratamento intensivo?
- O paciente apresenta algum sintoma no trato gastrointestinal?
- O paciente apresentou ingestão oral inadequada na última semana?
- O paciente apresentou alguma perda de peso no último mês?
- O paciente mostra sinais de desnutrição?

Cada questão tem uma pontuação e a partir do somatório desses pontos é gerado um escore. A partir do escore ≥ 3, o paciente é considerado em risco nutricional e é sugerido o encaminhamento para a equipe de nutrição. Apesar de essa ferramenta ser a única específica para oncologia pediátrica, seu uso ainda é limitado na população brasileira pela ausência de estudos de validação para o português.[18]

AVALIAÇÃO SUBJETIVA GLOBAL PEDIÁTRICA (ASG PEDIÁTRICA)

A Avaliação Subjetiva Global pediátrica (ASG pediátrica) é uma adaptação da ferramenta ASG utilizada em adultos. Foi desenvolvida no Canadá, onde se realizou um estudo prospectivo para avaliação do estado nutricional pré e pós-cirúrgico de pacientes pediátricos com idades > 1 mês e < 18 anos em comparação com medidas objetivas. A ferramenta é composta por um questionário que avalia exame físico focado na nutrição, informações recentes e histórico nutricional da criança, contendo:[10,19]

- Altura e peso da criança e dos pais.
- Ingestão alimentar: frequência da alimentação com uma breve descrição da ingestão de um dia habitual da criança. Em bebês descrevem-se o tipo, volume e frequência das mamadas e/ou sólidos; alterações de apetite, restrições dietéticas; sintomas gastrointestinais.
- Mudanças recentes na capacidade funcional: capacidade de correr e brincar, tempo de sono e estado de alerta para bebês.
- Exame físico para detecção de perda muscular e gordura subcutânea, assim como edema.[10,20]

Ao final da avaliação é atribuída uma classificação global dos pacientes em três grupos: normais ou bem nutridos, moderadamente desnutridos e gravemente desnutridos. Apesar de essa ferramenta não ser específica para oncologia e não envolver questões relacionadas ao diagnóstico oncológico, ela mostrou ser um método válido de avaliação do estado nutricional infantil, com boa correlação com as medidas objetivas de avaliação do estado nutricional e tem sido amplamente usada na prática clínica e em estudos científicos.[10,12,19,20]

ANAMNESE NUTRICIONAL

Identifica desordens nutricionais e é essencial para orientar as intervenções nutricionais referentes a adequação e qualidade da alimentação da criança e do adolescente.[21] O Consenso Nacional de Nutrição Oncológica para Paciente

Pediátrico do Inca recomenda que a anamnese para atendimento do paciente oncológico pediátrico contenha:[1]

- História clínica: data do diagnóstico, localização e estadiamento da doença, protocolo e fase do tratamento.
- História nutricional: peso habitual, perda de peso e tempo da perda de peso, sintomas gastrointestinais, anorexia, alteração no paladar, xerostomia.
- História socioeconômica: escolaridade e situação de renda familiar.[1]

AVALIAÇÃO DO CONSUMO ALIMENTAR

A avaliação do consumo alimentar é importante, pois fornece informações para o planejamento da terapia nutricional e deve integrar a avaliação nutricional do paciente. A partir dela é possível estimar a ingestão alimentar, bem como identificar inadequações ou excessos no consumo de nutrientes.[22]

Existem diversos tipos de inquérito para avaliar o consumo alimentar, como diário alimentar, recordatório alimentar de 24 horas e questionário de frequência alimentar. A escolha de qual método utilizar depende da definição da finalidade do que se quer avaliar, idade da criança, doença de base, via de administração da dieta (oral e/ou enteral e/ou parenteral), estado geral do paciente, evolução clínica, tipo de assistência (ambulatorial ou internação) e motivos pelos quais ele necessita da orientação nutricional. Na prática clínica ambulatorial, é válido escolher um instrumento que atenda às necessidades, capacidade e estrutura de cada serviço.[21-23]

Por se tratar de população pediátrica, é importante coletar algumas informações específicas das faixas etárias no momento do uso e escolha dos instrumentos de avaliação. Para lactentes, deve-se questionar ao cuidador o tipo de aleitamento, oferta de outros alimentos na fase da alimentação complementar, consistência dos alimentos, número de porções/dia dos grupos alimentares, variedade, utensílios (usa mamadeira ou copo), local onde faz as refeições e o responsável pelo preparo, oferta e compra dos alimentos. Para pré-escolares e escolares, é necessário considerar a presença do responsável pelo seu cuidado e alimentação na coleta dos dados, porém, é importante também ouvir o paciente, a depender da habilidade cognitiva da criança. Os adolescentes podem responder sem a presença do responsável, se ele se sentir mais confortável e isso evitar conflitos. Nessas três últimas faixas etárias, é necessário atentar-se ao padrão alimentar (número e tipo de refeições), composição (alimentos consumidos e número de porções/dia), variedade alimentar, local onde faz as refeições e responsável pelo preparo, oferta e compra dos alimentos.[23]

AVALIAÇÃO ANTROPOMÉTRICA

A antropometria compreende a composição total do corpo por meio de técnicas simples, não invasivas e seguras, utilizando métodos padronizados que identificam alterações no estado nutricional.[21]

O Consenso Nacional de Nutrição Oncológica para Paciente Pediátrico do Inca recomenda a aferição das seguintes medidas antropométricas: peso, estatura e IMC; em crianças acima de 2 anos, acrescentar a coleta da circunferência do braço (CB), circunferência muscular do braço (CMB) e dobra cutânea tricipital (DCT).[1] A Organização Mundial da Saúde (OMS) recomenda a utilização de peso, altura, IMC e indicadores antropométricos para classificar o estado nutricional de crianças e adolescentes.[24,25]

As medidas e indicadores antropométricos são importantes para classificar o estado nutricional, acompanhar mudanças decorrentes do câncer e acompanhar o crescimento e desenvolvimento adequado de crianças e adolescentes oncológicos.

Peso

Segundo recomendação da Sociedade Brasileira de Pediatria, o peso de crianças hospitalizadas deve ser regularmente aferido. Em crianças < 2 anos, a aferição deve ser diária e em > 2 anos, semanal. Ambulatorialmente não existem recomendações com prazos para a aferição do peso, porém, essa também deve ser regular. Crianças de 0 a 23 meses devem ser pesadas em balança para bebê e nas maiores de 24 meses, em balança plataforma. As técnicas padronizadas para pesagem de crianças e adolescentes estão descritas no documento Orientações para a coleta e análise de dados antropométricos em serviços de saúde: Norma Técnica do Sistema de Vigilância Alimentar e Nutricional – Sisvan,[21,26] elaborado pelo Ministério da Saúde.

O peso é importante para acompanhar o desenvolvimento das crianças, realizar avaliações subjetivas e objetivas e no cálculo das doses de medicações antineoplásicas, porém, no paciente oncológico pode estar distorcido em virtude de grandes massas tumorais, estado de hidratação e organomegalia, havendo a necessidade de associá-lo a outras medidas.[1,27]

Peso ajustado para amputados

Em crianças e adolescentes oncológicos com amputação total ou parcial de membros deve-se realizar a correção do peso para a avaliação nutricional, adequando a porcentagem referente à proporção de peso do membro amputado de acordo com a fórmula para correção do membro amputado de Osterkamp de 1995.[28]

Peso ideal

Para adequação das necessidades calóricas e proteicas em pacientes com diagnóstico nutricional de magreza acentuada, magreza, sobrepeso e obesidade, deve-se realizar ajuste para o peso ideal a fim de evitar sub ou hiperalimentação. Na Tabela 1 estão descritos os ajustes propostos pelo Consenso Nacional de Nutrição Oncológica para Paciente Pediátrico do Inca.[1]

TABELA 1 Ajuste de peso ideal para cálculo das necessidades nutricionais

Diagnóstico nutricional	Ajuste*
Baixo peso	Utilizar o P/E (crianças até 2 anos) ou IMC/I (crianças maiores de 2 anos) do percentil 50 ou do escore Z = 0,00
Eutrofia	Utilizar o peso atual
Sobrepeso/obesidade/ obesidade grave	Utilizar P/E (crianças até 2 anos) ou IMC/I (crianças maiores de 2 anos) no percentil 90 ou o escore Z = +2,00

* Esse ajuste em relação ao peso atual não deve ultrapassar 20%.
IMC/I: índice de massa corporal por idade; P/E: peso para a estatura.
Fonte: adaptado do Consenso Nacional de Nutrição Oncológica para Paciente Pediátrico do Inca.[1]

Perda de peso

Em pediatria, qualquer perda de peso recente involuntária é considerada como risco nutricional segundo o Consenso Nacional de Nutrição Oncológica para Paciente Pediátrico do Inca.[1]

Estatura

A estatura é uma medida importante no diagnóstico nutricional, no acompanhamento do desenvolvimento da criança e utilizada na fórmula da superfície corpórea, esta muitas vezes utilizada no cálculo da dosagem dos quimioterápicos. Deve ser aferida com frequência, de forma padrão e correta, de preferência pela técnica descrita nas Orientações para a coleta e análise de dados antropométricos em serviços de saúde: Norma Técnica do Sistema de Vigilância Alimentar e Nutricional – Sisvan, do Ministério da Saúde, pois, com a padronização da medida, evitam-se erros na aferição e, consequentemente, nas avaliações.[12,26]

Estimativa de estatura

Em pacientes acamados, com dificuldades de movimentação, em risco de queda ou que não possam ser movimentados, podem-se utilizar equações para a estimativa da altura. O Consenso Nacional de Nutrição Oncológica para Paciente Pediátrico recomenda a equação do comprimento do joelho, com uso das fórmulas de Stevenson (1995) para pacientes de 2 a 12 anos e de Chumlea, Guo e Steinbaugh (1994) e de Chumlea, Roche e Steinbaugh (1985) para adolescentes acima de 12 anos.[1,29-31]

Indicadores antropométricos

Os índices antropométricos acompanham o crescimento e desenvolvimento de crianças e adolescentes, monitorando suas condições de saúde e estado nutricional, sendo o principal parâmetro antropométrico utilizado para esse fim. No Brasil, o Ministério da Saúde adota as curvas de referência e recomendações da OMS para esse acompanhamento. Em crianças menores de 5 anos utiliza-se a curva de referência internacional da OMS lançada em 2006 e em crianças de 5 anos ou mais e adolescentes, a curva lançada em 2007, também pela OMS. O *site* da OMS disponibiliza arquivos com as curvas para impressão e um programa para *download* que realiza a plotagem dos dados nas curvas e fornece os resultados para acompanhamento. Na Tabela 2 estão descritos os índices antropométricos mais amplamente usados e recomendados pela OMS na avaliação do estado nutricional em cada faixa etária.[21,26]

TABELA 2 Índices antropométricos recomendados pela OMS na avaliação do estado nutricional em cada faixa etária

Faixa etária	Crianças (0 a 5 anos incompletos)	Crianças (5 a 10 anos incompletos)	Adolescentes (10 a 19 anos)
Índice antropométrico	Peso/idade	Peso/idade	–
	Peso/estatura	–	–
	IMC/idade	IMC/idade	IMC/idade
	Estatura/idade	Estatura/idade	Estatura/idade

Fonte: Brasil, Ministério da Saúde, 2011.[26]

As Tabelas 3, 4 e 5 apresentam a classificação do estado nutricional de acordo com índices antropométricos por faixa etária.

TABELA 3 Classificação do estado nutricional de crianças menores de cinco anos para cada índice antropométrico

Valores críticos	Índices antropométricos para menores de 5 anos			
	Peso/idade	Peso/estatura	IMC/idade	Estatura/idade
< Escore-z −3	Muito baixo peso para a idade	Magreza acentuada	Magreza acentuada	Muito baixa estatura para a idade
≥ Escore-z −3 e < escore-z −2	Baixo peso para a idade	Magreza	Magreza	Baixa estatura para a idade
≥ Escore-z −2 e < escore-z −1	Peso adequado para a idade	Eutrofia	Eutrofia	Estatura adequada para a idade
≥ Escore-z −1 e ≤ escore-z +1				
> Escore-z +1 e ≤ escore-z +2		Risco de sobrepeso	Risco de sobrepeso	
> Escore-z +2 e ≤ escore-z +3		Sobrepeso	Sobrepeso	
> Escore-z +3	Peso elevado para a idade	Obesidade	Obesidade	

Fonte: Brasil, Ministério da Saúde, 2011.[26]

TABELA 4 Classificação do estado nutricional de crianças de 5 a 10 anos para cada índice antropométrico

Valores críticos	Índices antropométricos de 5 a 10 anos		
	Peso/idade	IMC/idade	Estatura/idade
< Escore-z −3	Muito baixo peso para a idade	Magreza acentuada	Muito baixa estatura para a idade
≥ Escore-z −3 e < escore-z −2	Baixo peso para a idade	Magreza	Baixa estatura para a idade
≥ Escore-z −2 e < escore-z −1	Peso adequado para a idade	Eutrofia	Estatura adequada para a idade
≥ Escore-z −1 e ≤ escore-z +1			
> Escore-z +1 e ≤ escore-z +2		Sobrepeso	
> Escore-z +2 e ≤ escore-z +3	Peso elevado para a idade	Obesidade	
> Escore-z +3		Obesidade grave	

Fonte: Brasil, Ministério da Saúde, 2011.[26]

TABELA 5 Classificação do estado nutricional para adolescentes > 10 anos para cada índice antropométrico

Valores críticos	Índices antropométricos para maiores de 10 anos	
	IMC/idade	Estatura/idade
< Escore-z −3	Magreza acentuada	Muito baixa estatura para a idade
≥ Escore-z −3 e < escore-z −2	Magreza	Baixa estatura para a idade
≥ Escore-z −2 e < escore-z −1	Eutrofia	Estatura adequada para a idade
≥ Escore-z −1 e ≤ escore-z +1		
> Escore-z +1 e ≤ escore-z +2	Sobrepeso	
> Escore-z +2 e ≤ escore-z +3	Obesidade	
> Escore-z +3	Obesidade grave	

Fonte: Brasil, Ministério da Saúde, 2011.[26]

Para a avaliação do estado nutricional do paciente, deve-se classificar individualmente cada indicador antropométrico e considerar o P/E para crianças até 2 anos de idade e o IMC/I para crianças ou adolescentes maiores de 2 anos como indicadores para a classificação final do estado nutricional. Porém, a interpretação conjunta de todos os indicadores é importante para um melhor diagnóstico nutricional.[26]

CIRCUNFERÊNCIA DO BRAÇO

A CB é uma medida antropométrica simples, de baixo custo e de rápida mensuração para avaliação do estado nutricional de crianças. Representa a soma das áreas constituídas pelos tecidos ósseo, muscular e adiposo do braço. É sensível para medir a musculatura, reservas disponíveis de proteína e a massa corporal magra. O Comitê de Oncologia Pediátrica em Países em Desenvolvimento (PODC) da Sociedade Internacional de Oncologia Pediátrica (SIOP) recomenda que a CB seja utilizada como medida antropométrica em crianças com câncer, pois é considerada uma das ferramentas mais sensíveis na avaliação nutricional em oncologia pediátrica, por ter a vantagem de ser independente de massa tumoral abdominal, ganhos temporários de água corporal total e etnia. Porém, em condições de edema generalizado, a CB tem aplicabilidade limitada.[5,21]

Padronizar e utilizar a técnica correta na mensuração é importante para o monitoramento do estado nutricional.[5] Para a medida, utilizar preferencialmente o braço direito (caso não seja possível, realizar no esquerdo e repetir as medidas sempre no mesmo membro), que deve estar relaxado e flexionado em direção ao tórax, formando um ângulo de 90º, marcar o ponto médio entre o acrômio e o olécrano, depois solicitar ao paciente que estique o braço ao lado do corpo e, com uma fita métrica inelástica milimetrada, contorna-se o braço no ponto marcado, e faz-se a leitura.[21]

Para classificação da medida, o Consenso Brasileiro de Nutrição Oncológica no Paciente Pediátrico do Inca recomenda a tabela percentilar proposta por Frisancho.[32] Valores abaixo do P5 são indicadores de risco de doenças e distúrbios relacionados à desnutrição e valores acima do P95 representam risco de doenças relacionadas ao excesso de peso.[1,21,32]

DOBRAS CUTÂNEAS

Medida utilizada para mensurar massa gordurosa, mede as duas camadas de pele juntamente com a gordura subcutânea de um ponto específico; como aproximadamente metade do conteúdo de gordura corporal localiza-se nos depósitos adiposos subcutâneos, a medida de dobras cutâneas (DC) está relacionada diretamente com a gordura total. O PODC da SIOP recomenda o uso da DC tricipital com a CB para avaliar a composição corporal, pois essas medidas podem ser feitas em qualquer ambiente, dispensando a necessidade de equipamentos caros, que não estão facilmente disponíveis na prática clínica de rotina e são recomendados apenas para centros com capacidade compatível.[5,21]

O Consenso Brasileiro de Nutrição Oncológica para Paciente Pediátrico também recomenda o uso da DC tricipital na avaliação de crianças com câncer e para classificação, a tabela percentilar proposta por Frisancho,[32] que segue a regra de normalidade representada por valores de percentis entre 5 e 95, e os valores entre P5-P15 e P85-P95 devem ser acompanhados, pois são faixas de risco de desnutrição e obesidade, respectivamente.[1,21,32]

EXAMES BIOQUÍMICOS

Parâmetros bioquímicos fornecem informações adicionais à avaliação nutricional. O Consenso Brasileiro de Nutrição Oncológica para Paciente Pediátrico recomenda o acompanhamento dos seguintes exames laboratoriais, em conjunto com outros parâmetros para fechamento do diagnóstico de risco nutricional:[1]

- Hemograma: hemoglobina, volume corpuscular médio (VCM), leucograma.
- Bioquímica: pré-albumina (sempre que possível), albumina, glicemia, colesterol total e frações, triglicerídeos; função renal (creatinina, ureia, sódio e potássio); função hepática (transaminases e bilirrubinas); proteína C-reativa.[1]

A SIOP também recomenda a utilização dos exames para complementar a avaliação nutricional (Tabela 6).[5]

TABELA 6 Parâmetros bioquímicos para determinar o estado nutricional

Nível de cuidado	Cuidado básico	Cuidado limitado	Cuidado intensivo
Status proteico	Albumina (meia-vida de 14-21 dias)	Albumina (meia-vida de 14-21 dias) Transferrina (meia-vida de 8-9 dias)	Albumina (meia-vida de 14-21 dias) Transferrina (meia-vida de 8-9 dias) Pré-albumina (meia-vida de 2-3 dias) Proteína de ligação ao retinol (meia-vida de 12 horas)
Eletrólitos	Magnésio	Magnésio Cálcio	Magnésio Cálcio Zinco Selênio
Vitaminas	Tiamina (vitamina B1)	Tiamina (vitamina B1) Cobalamina (vitamina B12)	Tiamina (vitamina B1) Cobalamina (vitamina B12) Riboflavina (vitamina B2) Vitamina A Vitamina D Vitamina E

Fonte: traduzido e adaptado de Viani et al., 2020.[5]

PRAZOS DA AVALIAÇÃO NUTRICIONAL

No cenário da internação, já estão bem estabelecidos os prazos de avaliação e reavaliação nutricional em pediatria, facilitando a monitoração da terapia nutricional e do estado nutricional. Em ambulatório, apesar da recomendação do Consenso Brasileiro de Nutrição Oncológica para o Paciente Pediátrico descrita no Quadro 2, muitas vezes os prazos de reavaliação podem se estender, interferindo na assistência a esses pacientes.[1]

QUADRO 2 Frequência de avaliação e reavaliação do estado nutricional em crianças em atendimento ambulatorial

Frequência de avaliação e reavaliação do estado nutricional	
Crianças eutróficas e sem risco nutricional	Reavaliar em, no máximo, 30 dias
Crianças com risco nutricional ou qualquer grau de desnutrição	Reavaliar em, no máximo, 15 dias

Fonte: Inca.[1]

CONSIDERAÇÕES FINAIS

O paciente oncológico pediátrico está mais suscetível a complicações no estado nutricional por seu tratamento e doença. Inadequações no estado nutricional desses pacientes podem levar a prejuízos no desenvolvimento e crescimento. Dessa forma, ferramentas de triagem e avaliação nutricional são muito importantes para a identificação do risco de desnutrição e pioras no estado nutricional, levando a condutas e intervenções assertivas e precoces. A literatura possui diversas ferramentas de avaliação e triagem nutricional, as quais possuem limitações e vantagens. A ferramenta de escolha deve ser a que melhor se adapte ao perfil da população atendida e do serviço, e a combinação de instrumentos pode levar a um melhor diagnóstico nutricional.

REFERÊNCIAS BIBLIOGRÁFICAS

1. Instituto Nacional de Câncer José Alencar Gomes da Silva (Inca). Consenso Nacional de Nutrição Oncológica: Paciente Pediátrico Oncológico/Instituto Nacional de Câncer José Alencar Gomes da Silva. Rio de Janeiro: Inca; 2014.
2. Steliarova-Foucher E, Colombet M, Ries LAG, Moreno F, Dolya A, Bray F, et al. International incidence of childhood cancer, 2001-10: a population-based registry study. Lancet Oncol. 2017;18(6):719-31.
3. American Cancer Society. Cancer facts & figures 2014. Atlanta: American Cancer Society; 2014.
4. Instituto Nacional de Câncer José Alencar Gomes da Silva (Inca). Estimativa 2020: Incidência de câncer no Brasil/Instituto Nacional de Câncer José Alencar Gomes da Silva. Rio de Janeiro: Inca; 2019.
5. Viani K, Trehan A, Manzoli B, Schoeman S. Assessment of nutritional status in children with cancer: A narrative review. Pediatr Blood Cancer. 2020;67(3):e28211.
6. Gupta S, Howard SC, Hunger SP, Antillon F, Metzger M, Israels T, et al. Treating childhood cancer in low- and middle-income countries. In: Gelband H, Jha P, Sankaranarayanan R, Horton S, editores. Disease control priorities. 3 ed. volume 3. Washington, DC: World Bank. Disponível em: http://dcp-3.org/chapter/900/treating-childhood-cancers-low-and-middle-income-countries (acesso 2 jun 2021).
7. Howard SC, Zaidi A, Cao X, Weil O, Bey P, Patte C, et al. The My Child Matters programme: effect of public-private partnerships on paediatric cancer care in low-income and middle-income countries. Lancet Oncol. 2018;19(5):e252-e266.
8. Viani K. Nutrition of children with cancer in Brazil: A systematic review. JCO Glob Oncol. 2020;6:242-59.
9. Monteiro AB, Filho JF. Análise da composição corporal: uma revisão de métodos. Rev Bras Cineantropom Desemp Hum. 2002;4(1):80-92.
10. Secker DJ, Jeejeebhoy KN. How to perform Subjective Global Nutritional Assessment in children. J Acad Nut Diet. 2012;112(3):424-31.
11. Orgel E, Sposto R, Malvar J, Seibel NL, Ladas E, Gaynon PS, Freyer DR. Impact on survival and toxicity by duration of weight extremes during treatment for pediatric acute lymphoblastic leukemia: A report from the Children's Oncology Group. J Clin Oncol. 2014;32(13):1331-7.

12. Leão-Silva AC, Hirose EY, Kikuchi ST. Manual prático de assistência nutricional ao paciente oncológico adulto e pediátrico – Grupo de Estudos em Nutrição em Oncologia – Nutrionco. São Paulo: Atheneu; 2020.
13. Hulst JM, Zwart H, Hop WC, Joosten KF. Dutch national survey to test the STRONGkids nutritional risk screening tool in hospitalized children. Clin Nutr. 2010;29:106-11.
14. Carvalho FC, Lopes CR, Vilela LC, Vieira MA, Rinaldi AEM, Crispim CA. Tradução e adaptação cultural da ferramenta Strongkids para triagem do risco de desnutrição em crianças hospitalizadas. Rev Paul Pediatr. 2013;31(2):159-65.
15. Sermet-Gaudelus I, Poisson-Salomon AS, Colomb V, Brusset MC, Mosser F, Berrier F, Ricour C. Simple pediatric nutritional risk score to identify children at risk of malnutrition. Am J Clin Nutr. 2000;72(1):64-70.
16. McCarthy H, Dixon M, Crabtree I, Eaton-Evans MJ, McNulty H. The development and evaluation of the Screening Tool for the Assessment of Malnutrition in Paediatrics (STAMP©) for use by healthcare staff. J Hum Nutr Diet. 2012;25(4):311-8.
17. Gerasimidis K, Keane O, Macleod I, Flynn DM, Wright CM. A four-stage evaluation of the Paediatric Yorkhill Malnutrition Score in a tertiary paediatric hospital and a district general hospital. Br J Nutr. 2010;104:751-6.
18. Murphy AJ, White M, Viani K, Mosby TT. Evaluation of the nutrition screening tool for childhood cancer (SCAN). Clin Nutr. 2016;35:219-24.
19. Secker DJ, Jeejeebhoy KN. Subjective global nutritional assessment for children. Am J Clin Nutr. 2007;85:1083-9.
20. Bousquet LA, Stringhini MLF, Mortoza AS. Avaliação nutricional subjetiva global: instrumentos para triagem em crianças hospitalizadas. Rev Aten Saúde. 2016;14(47):67-74.
21. Sociedade Brasileira de Pediatria. Manual de Orientação da Sociedade Brasileira de Pediatria: Avaliação nutricional da criança e do adolescente. Rio de Janeiro: SBP; 2009.
22. Fisberg RM, Marchioni DML, Colucci ACA. Avaliação do consumo alimentar e da ingestão de nutrientes na prática clínica. Arq Bras Endocrinol Metab. 2009;53(5):617-24.
23. Viani K, Oliveira V, Nabarrete J, Silva APA, Feferbaum R, editores. Nutrição e câncer infanto-juvenil. Barueri: Manole; 2017.
24. WHO Multicentre Growth Reference Study Group. WHO Child Growth Standards: Length/Height-for-Age, Weight-for-Age, Weight-for-Length, Weight-for-Height and Body Mass Index-for-Age: Methods and Development. Geneva: World Health Organization; 2006. 312 p.
25. de Onis M, Onyango AW, Borghi E, Siyam A, Nishida C, Siekmann J. Growth curves for school-aged children and adolescents. Bull World Health Organ. 2007;85:660-7.
26. Brasil. Ministério da Saúde. Secretaria de Atenção à Saúde. Departamento de Atenção Básica. Orientações para a coleta e análise de dados antropométricos em serviços de saúde: Norma Técnica do Sistema de Vigilância Alimentar e Nutricional – Sisvan/Ministério da Saúde, Secretaria de Atenção à Saúde, Departamento de Atenção Básica. Brasília: Ministério da Saúde; 2011.
27. Barr RD. Nutritional status in children with cancer: before, during and after therapy. Indian J Cancer. 2015;52:173-5.
28. Osterkamp, LK. Current perspective on assessment of human body proportions of relevance to amputees. J Am Assoc. 1995;1:11-32.
29. Stevenson RD. Use of segmental measures to estimate stature in children with cerebral palsy. Arch Pediatr Adolesc Med. 1995;149(6):658-62.
30. Chumlea WC, Guo SS, Steinbaugh ML. Prediction of stature from knee height for black and White adults and children with application to mobility-impaired or handicapped persons. J Am Diet Assoc. 1994;94(12):1385-98.
31. Chumlea WC, Roche AF, Steinbaugh ML. Estimating stature from knee height for persons 60 to 90 years of age. J Am Geriatr Soc. 1985;33(5):116-20.
32. Frisancho AR. Anthropometric standards for the assessment of growth and nutritional status. Ann Arbor: University of Michigan Press; 1990.

CAPÍTULO 4

Avaliação da composição corporal

Erika Yuri Hirose Murahara

INTRODUÇÃO

A avaliação da composição corporal é fundamental para uma avaliação aprofundada do estado nutricional. O peso corporal e sua variação (principalmente a perda de peso), ao longo do curso de uma condição clínica, são primordiais na avaliação do estado nutricional e, de fato, úteis quando grandes mudanças são observadas. No entanto, em certas circunstâncias, como no contexto de câncer, o peso corporal e, portanto, o índice de massa corporal (IMC), podem não representar com precisão mudanças específicas entre os compartimentos de tecido magro e adiposo. Dessa forma, os pacientes podem apresentar estabilidade de peso e, ao mesmo tempo, ganho de gordura e perda de massa magra.[1]

A desnutrição relacionada à doença é definida como uma condição que resulta da ativação da inflamação sistêmica por uma doença subjacente como o câncer. A resposta inflamatória causa anorexia e ruptura tecidual que, por sua vez, pode resultar em perda significativa de peso corporal, alterações na composição corporal e diminuição da funcionalidade.[2]

A perda de massa magra ocorre em decorrência da progressão do câncer e pode ser exacerbada por várias classes de medicamentos, como os corticosteroides, agentes progestacionais e terapia de privação de andrógeno, estatinas e terapias-alvo. Não é proporcional às mudanças no peso corporal, proporciona aumento da toxicidade do tratamento e redução da sobrevida. A princípio, a depleção muscular pode ser considerada como uma indicação para ajuste de dose (redução) dos medicamentos, da mesma forma que é feito para pacientes idosos com câncer.[3]

A disposição dos medicamentos varia em todo o espectro de idade, desde a infância até a idade adulta. A compreensão desse conceito é fundamental para avaliar o impacto de outras alterações fisiológicas, como a desnutrição, a obesidade ou a farmacogenômica quanto a absorção, distribuição, metabolismo e excreção de um medicamento.[4]

A desnutrição proteico-calórica temporária ou leve pode ter menos probabilidade de modificar a disposição do medicamento. Déficits nutricionais mais significativos podem causar uma perda de tecido adiposo, tecido magro e nutrientes essenciais. Nesses casos, a massa de gordura pode reduzir a menos de 5%, em comparação com o padrão de 20-25% do peso corporal. Contrariamente, o volume de fluido extracelular pode aumentar em 20 a 40%. A função do órgão também se torna comprometida, com reduções na função cardíaca, filtração glomerular e fluxo sanguíneo hepático. Além disso, algumas das funções oxidativas do fígado são afetadas negativamente, com o citocromo P-450 1A2 e 2E1 exibindo função reduzida na desnutrição proteico-calórica.[4]

Em relação à obesidade, existe um campo crescente que estuda sua interação com a farmacoterapia e resultados clínicos, uma vez que a prevalência de sobrepeso e obesidade, inclusive entre crianças e adolescentes de 5 a 19 anos, aumentou drasticamente nos últimos 30 anos, em todas as regiões, em decorrência da mudança do perfil alimentar e de vida. A distribuição do medicamento pode ser afetada significativamente como resultado de um tecido adiposo menos vascular e proteínas séricas aumentadas. Como resultado, os medicamentos solúveis em água (hidrofílicos) podem ter um menor volume total de distribuição e os lipofílicos, um maior volume de distribuição. No entanto, o impacto da ligação/afinidade com o tecido também deve ser considerado no local de ação. A eliminação (metabolismo e excreção) pode ser afetada por alterações na atividade metabólica e aumento da depuração renal.[4]

Em 2012, a American Society of Clinical Oncology revisou trabalhos disponíveis na literatura científica e publicou uma diretriz sobre a abordagem apropriada para definir a dose de quimioterapia em adultos obesos com câncer. Foi recomendado que os pacientes obesos recebam doses baseadas no peso total, com a ressalva de que as doses que são fixas ou limitadas em pacientes com peso normal (p. ex., vincristina) continuem a ser limitadas de forma semelhante em pacientes obesos. Até mesmo estudos de adultos com sobrepeso/obesos que receberam dosagem de acordo com o tamanho do corpo inteiro revelaram uma taxa de eficácia mais baixa em comparação com pacientes com peso normal. Embora os pacientes pediátricos tenham sido excluídos da diretriz e revisão, a mensagem é clara: doses limites administradas arbitrariamente em pacientes obesos podem fazer mais mal do que bem, e a dosagem tradicional também pode não ser suficiente. Existem dados limitados sobre a investigação da farmacocinética dos agentes quimioterápicos em pacientes com sobrepeso.[4]

Alguns dos dados mais robustos em torno do impacto da obesidade na eliminação de drogas envolvem as antraciclinas. O principal interesse clínico no efeito da obesidade sobre a disposição de antraciclinas envolve seu risco significativo de cardiotoxicidade, juntamente com o risco inerente de eventos cardíacos em pacientes obesos. A área da superfície corpórea (BSA, do inglês *body surface area*) mais alta está entre os muitos fatores que têm sido associados a um risco aumentado de cardiotoxicidade em crianças com câncer recebendo antraciclinas. Um estudo farmacocinético observou que o volume aparente de distribuição e depuração de doxorrubicinol, o metabólito primário circulante da doxorrubicina, foi menor em pacientes com mais de 30% de gordura corporal do que em pacientes com menos de 30% de gordura corporal (P <0,05). Esses parâmetros farmacocinéticos também foram reduzidos para dois pacientes definidos como sobrepeso (IMC > percentil 85; P = NS). As implicações clínicas disso não são claras, mas é importante observar que a exposição ao doxorrubicinol pode ser um contribuinte significativo para a toxicidade cardíaca da doxorrubicina. Pode-se inferir que o excesso de exposição a antraciclinas (ou seja, decorrente dos efeitos da composição corporal sobre a disposição do medicamento) pode resultar em excesso de morbidade e mortalidade relacionadas ao coração, bem como excesso de mortalidade relacionada à doença em pacientes que recebem exposição insuficiente à antraciclina decorrente do excesso de exposição aos metabólitos cardiotóxicos.[4]

Estudos em crianças com leucemia demonstram que diagnosticar a obesidade ajuda a prever a probabilidade de recaída, cura e mortalidade, seja como resultado da dosagem inadequada, seja pela maior mortalidade relacionada ao tratamento ou outras variáveis de confusão. Investigação adicional sobre os extremos de peso, que representam formas de desnutrição, é extremamente necessária.[4]

A evidência da composição corporal como melhor preditor de toxicidade por drogas em comparação com o peso corporal ou a BSA aumentou significativamente na última década. A massa magra é o compartimento do corpo em que ocorre a maioria das funções fisiológicas e inclui as células metabolicamente ativas do corpo, além do fígado e rim, que são os principais órgãos responsáveis pela eliminação de drogas e, portanto, bons correlatos das propriedades farmacocinéticas das drogas.[5]

As ferramentas de triagem nutricional validadas para uso em oncologia incluem avaliações de perda de peso involuntária, baixo IMC e reduções na ingestão de alimentos, mas atualmente não incluem a avaliação do músculo esquelético ou alteração metabólica.[6]

Em janeiro de 2016, a Iniciativa Global de Liderança em Desnutrição (*Global Leadership Initiative on Malnutrition* – GLIM) foi convocada com o objetivo de criar um consenso global sobre os critérios diagnósticos de desnutrição em contextos clínicos e, assim, apoiar o desenvolvimento de padrões globais de atendimento. O consenso endossa os principais critérios fenotípicos e etiológicos que já são amplamente utilizados no mundo para diagnóstico e avaliação da gravidade da desnutrição e incluiu a baixa massa muscular e a demanda calórico-proteica gerada pelo estresse metabólico.[7]

A perda de massa muscular é critério comum nas definições de caquexia e sarcopenia, no entanto, elas são muito diferentes quanto as suas fisiopatologias e etiologias.[8]

A caquexia associada ao câncer é uma síndrome multifatorial, caracterizada pela perda progressiva da massa muscular esquelética, acompanhada ou não de perda de gordura, não podendo ser totalmente revertida pela terapia nutricional convencional, com consequente alteração funcional progressiva. Seu diagnóstico se fundamenta na perda de peso nos últimos 6 meses, sendo essa perda variável de acordo com o IMC do paciente, perda de peso > 5% com qualquer IMC ou perda de peso > 2% com IMC < 20 kg/m^2, ou com a presença de sarcopenia. Frequentemente, está associada com a redução do consumo alimentar e a presença de mediadores inflamatórios, além de ser comumente contínua, embora nem todos os pacientes obrigatoriamente apresentem todos os seus estágios. Idealmente, ela deveria ser reconhecida no seu estágio inicial, a pré-caquexia, caracterizada pela perda de peso ≤ 5% na presença de inapetência e alterações metabólicas. Em sua fase mais avançada, a caquexia refratária, existe a presença de um catabolismo acentuado, depleção importante das reservas de gordura e massa muscular e imunodepressão acentuada. Nesse estágio, o paciente torna-se irresponsivo aos tratamentos antineoplásicos e intervenções nutricionais, apresenta baixa funcionalidade e sobrevida reduzida a menos de 3 meses.[9]

A sarcopenia, no contexto da oncologia, é utilizada como um sinônimo de depleção muscular grave, embora o termo mais correto seja miopenia ou sarcopenia secundária (sarcopenia associada a outras causas que não apenas a senescência), associada a complicações e óbito relacionados ao tratamento oncológico.[6,8] O diagnóstico de sarcopenia no paciente com câncer pode envolver apenas a avaliação da massa muscular ou, para pacientes geriátricos, a combinação da avaliação de massa muscular juntamente com a avaliação da função e *performance*.[8] Ademais, a sarcopenia geralmente é acompanhada por aumento da infiltração de gordura nos músculos e é diagnosticada usando testes de força muscular, além de medidas do volume muscular.[6]

A miopenia se demonstrou variável para maiores taxas de complicações do tratamento e morte. É importante ressaltar que a sarcopenia pode se desenvolver na ausência de alteração do peso corporal, portanto, pode não ser detectada em pacientes com excesso de peso ou obesos, sendo a obesidade sarcopênica associada aos piores desfechos clínicos descritos. A medição precisa da massa muscular é importante para identificar indivíduos em risco e planejar intervenções apropriadas.[6]

Embora a perda de peso e a desnutrição tenham sido frequentemente relatadas em pacientes com câncer nos últimos 40 anos, pesquisas ao longo dos últimos 15 anos descobriram a importância da baixa massa muscular como a nova cara da desnutrição em populações oncológicas. O estudo da composição corporal em oncologia destacou a importância tanto da baixa massa muscular quanto da baixa atenuação muscular, associadas com menor tolerância à quimioterapia; deterioração significativa em *performance status* e qualidade de vida, além de pior sobrevida.[10]

Essas condições exigirão intervenções multimodais combinadas, ou seja, treinamento de exercícios de resistência, ingestão alimentar ideal e suplementação, combinados com farmacoterapia. Resta saber se as terapias multimodais podem fornecer um estímulo suficiente para prevenir ou retardar a cascata de desperdício de tecido e, se isso ocorrer, se os resultados serão positivos.[7,10]

Os critérios do consenso GLIM para desnutrição devem, portanto, ser usados em paralelo com conceitos e nomenclaturas estabelecidos, incluindo, por exemplo, os de caquexia e sarcopenia.[7]

Em nível molecular, a massa magra é a soma de água corporal, proteína corporal total, carboidratos, lipídios não gordurosos e minerais de tecidos moles. Consequentemente, os compartimentos minerais de gordura e osso são excluídos. A massa magra somada com os compartimentos minerais ósseos produz a massa livre de gordura, que é formada por músculos esqueléticos e não esqueléticos, órgãos, tecido conjuntivo e osso.[1]

Em nível de órgãos e tecidos, o músculo esquelético é um componente crítico da massa magra e, portanto, da massa livre de gordura. Embora seja importante entender exatamente qual compartimento (ou seja, músculo, massa magra ou massa livre de gordura) está sendo medido em um estudo específico, as perdas ou ganhos desses compartimentos ocorrem em paralelo. No mesmo sistema organizacional, o tecido adiposo é um tecido conjuntivo formado por adipócitos, fibras colágenas e elásticas, fibroblastos e capilares. Aproximadamente 80% do tecido adiposo é massa de gordura, família específica de lipídios que consiste em triglicerídeos.[1]

Conhecer a terminologia é importante, uma vez que diferentes métodos avaliam diferentes compartimentos do corpo humano, sendo relevante para a compreensão dos resultados, conforme descrito na Figura 1. As vantagens de avaliar o tecido adiposo, por exemplo, incluem a diferenciação entre os compartimentos subcutâneo, visceral e intramuscular.[1]

O músculo esquelético é de grande importância e, para entender o equilíbrio metabólico entre os músculos e os demais compartimentos, é necessário

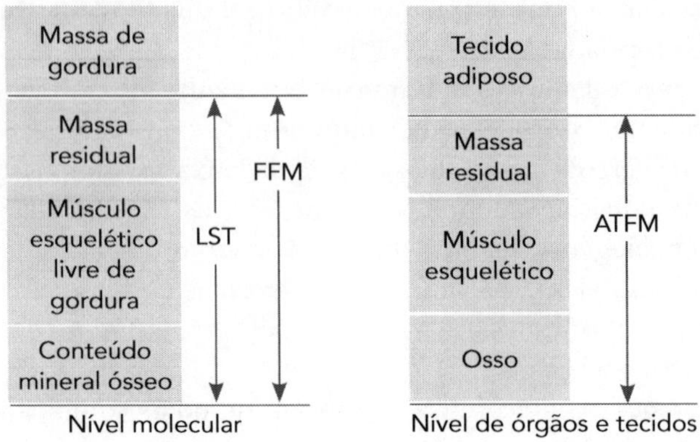

FIGURA 1 Compartimentos de composição corporal em níveis moleculares e de órgãos e tecidos.
ATFM: massa livre de tecido adiposo; FFM: massa livre de gordura; LST: massa magra.
Fonte: adaptada de Prado e Heymsfield.[1]

medir a composição corporal. Os métodos disponíveis para avaliar a composição corporal baseiam-se nos modelos de dois compartimentos (2C), três compartimentos (3C), quatro compartimentos (4C) ou multicompartimentos.[11]

A abordagem mais simples na composição corporal é o modelo 2C, dividindo o peso corporal em massa de gordura e massa livre de gordura. A massa de gordura anidra é a gordura quimicamente extraível com uma densidade assumida de 0,9007 g/cm^3, enquanto se supõe uma densidade de 1,1000 g/cm^3 para a massa livre de gordura e o teor de água de 73,72%. O modelo 2C é baseado em suposições a partir da análise de três cadáveres masculinos e os erros associados são mais decorrentes da validade das premissas do que da precisão técnica das medições. Hidrodensitometria, pletismografia de deslocamento de ar e hidrometria são alguns dos métodos mais usados com base no modelo 2C;[11] não são usados na prática clínica de ambulatório, mas sim em pesquisa clínica.

O modelo 3C de composição corporal inclui um terceiro componente, pois a massa livre de gordura é dividida em massa magra e minerais ósseos. Isso inclui medições de densidade corporal e água corporal total, assumindo uma proporção constante de mineral para proteína de 0,359, portanto, controla a variação interindividual na hidratação da massa livre de gordura. Apesar de superior, deve ser usado com cautela em pacientes com déficit de proteínas e minerais corporais, pois a estimativa final da massa de gordura poderá não ser precisa. A absorciometria de raios-X de dupla energia (DXA) é um método 3C que fornece medição regional rápida e não invasiva da composição do corpo todo, através da transmissão de raios-X de alta e baixa energia pelo corpo.[11]

O modelo 4C de composição corporal particiona a massa de gordura, água corporal total, conteúdo mineral e proteínas, ou seja, afere cada constituinte da massa livre de gordura e, assim, elimina a necessidade de fazer suposições sobre a proporção relativa desses constituintes no corpo. Para isso, considera valores específicos de densidade para gordura, água, minerais e proteínas. No entanto, cada medição primária terá um erro de medição inerente e os erros cumulativos associados à medição de muitas variáveis podem afetar a precisão aprimorada do modelo 4C. O método 4C é, no entanto, geralmente limitado em contextos clínicos e grandes estudos, tendo em vista tempo, custo e disponibilidade de equipamento, devendo ser usado principalmente para a validação dos métodos de composição corporal e para derivar equações preditivas.[11]

O modelo de multicompartimentos amplia o número de compartimentos analisados, no entanto, cada medida adicional é independente das medidas anteriores. Embora forneça medidas precisas de composição corporal, a falta de instalações adequadas, o alto custo e a exposição à radiação limitam seu uso regular, inclusive para validação de outros métodos. Os diferentes modelos de composição corporal estão representados na Figura 2.

As técnicas mais comumente usadas para medir a massa magra (ou seus componentes relacionados) são DXA, tomografia computadorizada (TC),

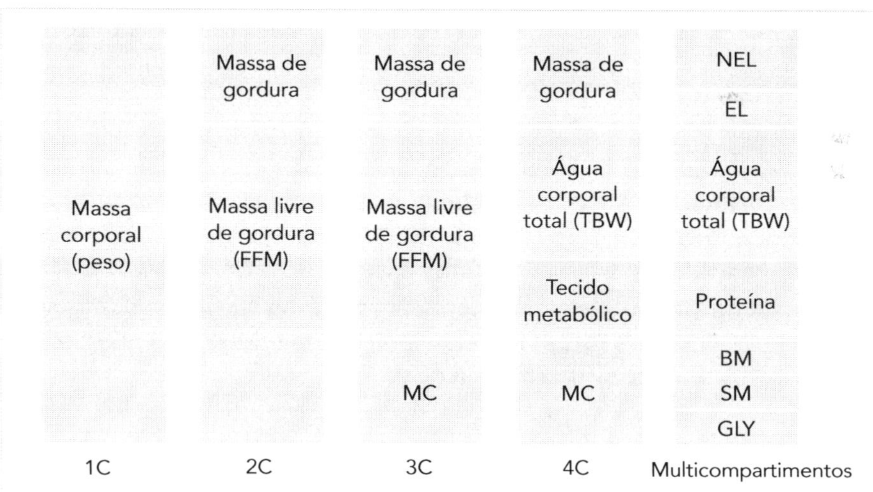

FIGURA 2 Diferentes tipos de modelos de composição corporal. 1C: um compartimento; 2C: dois compartimentos; 3C: três compartimentos; 4C: quatro compartimentos.
BM: conteúdo mineral ósseo; EL: lipídio essencial; FFM: massa livre de gordura; GLY: glicogênio; MC: conteúdo mineral; NEL: lipídio não essencial; SM: conteúdo mineral da massa mole; TBW: água corporal total.
Fonte: adaptada de Kuriyan.[11]

ressonância magnética e ultrassom[1]. Segundo a GLIM, para muitos locais, é inviável utilizar os métodos de imagem na rotina dentro da frequência de reavaliações nutricionais, pelo custo elevado e número limitado de aparelhos, *softwares* e profissionais habilitados. Por isso são empregados o exame físico e os métodos duplamente indiretos, principalmente os de campo, como é o caso da antropometria e da bioimpedância elétrica (BIA), apesar dos diferentes graus de validade.[7] Vale lembrar que as circunferências e dobras corporais, quando individualmente avaliadas, não quantificam os compartimentos corporais, como o somatório das dobras cutâneas, mas servem para diagnóstico e monitoramento da composição corporal.

Neste capítulo, nos aprofundaremos nos métodos mais utilizados na prática clínica ambulatorial para avaliação da composição corporal de pacientes oncológicos: somatório de dobras cutâneas, BIA, DXA e TC.

SOMATÓRIO DE DOBRAS CUTÂNEAS

A utilização das medidas antropométricas para o diagnóstico nutricional é chamada antropometria nutricional. Em pediatria, baseia-se principalmente na avaliação do crescimento, enquanto em adultos, baseia-se na estimativa da composição corporal.[11]

As medidas antropométricas não são invasivas e podem ser utilizadas na avaliação do estado nutricional pela identificação de indivíduos em risco, informações sobre as reservas de gordura e músculo do corpo e monitoramento da eficácia de uma intervenção nutricional. Por ser um método relativamente simples, barato e por não exigir alto nível de habilidade técnica, é amplamente utilizado em situações clínicas e em grandes estudos epidemiológicos.[11]

Nesse método, a composição corporal é estimada pelo somatório das dobras cutâneas, aferidas em locais como bíceps, tríceps, subescapular e suprailíaca, em equações de regressão conforme idade e sexo, desenvolvidas para populações especificas por diversos autores, para calcular a densidade corporal e o percentual de gordura corporal. Os adipômetros mais utilizados são Holtain, Lange e Harpenden, por sua resolução de 0,2 mm.

A aplicabilidade dessas fórmulas de maneira generalizada é bastante questionada e estudos que avaliam a acurácia em predizer a gordura corporal demonstram a inadequação em vários grupos populacionais, considerando que aspectos como sexo, etnia, idade, quantidade de gordura corporal e nível de atividade física influenciam de maneira importante a capacidade preditiva dessas equações.[12] O ideal é que as características da população que se quer avaliar sejam similares às da amostra utilizada no processo de validação da equação escolhida.

Além das equações utilizadas, este método é passível de erros a depender da habilidade técnica do avaliador e do adipômetro utilizado; e deve ser usado com cautela para avaliar indivíduos idosos, obesos[11] e edemaciados, perfil comum no contexto oncológico.

Assim, na prática clínica, por não existir uma equação adequada para a população oncológica, pode-se optar pelo método prático proposto por Durnin e Womersley,[13] no qual, com a soma das quatro dobras e de acordo com a faixa etária e sexo, observa-se o valor equivalente ao percentual de gordura corporal total, mas sugere-se que o profissional não se fixe ao valor em si e à referência, mas sim à sua evolução durante as reavaliações.

BIOIMPEDÂNCIA ELÉTRICA

A BIA é um método seguro, não invasivo e barato para avaliar a composição corporal. Por isso, ganhou considerável popularidade no ambiente clínico nas últimas décadas. Baseia-se no princípio de que os tecidos magros são altamente condutores de corrente elétrica em razão da grande quantidade de água e eletrólitos e de que a gordura e o osso são fracos condutores apresentando elevada resistência. Assim, a partir da passagem de uma corrente elétrica de baixa intensidade/amplitude através do corpo (800 μA), a uma frequência fixa (50 kHz), são obtidos valores de resistência (R), reactância (Xc), impedância (Z) e ângulo de fase (PhA). O dispositivo da BIA pode ser de frequência única, quando opera na frequência de 50 kHz, ou multifrequência, quando é utilizada uma ampla faixa de frequências. Com base nessas variáveis, o analisador avalia a água corporal total, supõe o fator de hidratação de 73% para prever a massa livre de gordura (FFM) e em seguida calcula a gordura corporal.[11]

A BIA estima a massa livre de gordura, o músculo esquelético ou apendicular e o índice de músculo esquelético (SMI) por meio de equações específicas para cada aparelho criadas para uma dada população, e os resultados devem ser interpretados com cautela quando utilizados em populações diferentes. Apesar de existir uma equação validada para os brasileiros, os pontos de corte ainda não foram estabelecidos. A diretriz de terapia nutricional no paciente com câncer da Sociedade Brasileira de Nutrição Parenteral e Enteral (Braspen) descreve que o ponto de corte mais utilizado de SMI é derivado da população americana acima de 60 anos: 8,50 kg/m^2 para homens e 5,75 kg/m^2 para mulheres,[8,14] enquanto o SMI recomendado pelo *Asian Working Group for Sarcopenia* para a população local é menor: 7 kg/m^2 para homens e 5,7 kg/m^2 para mulheres, conforme exemplificado pela GLIM.[7]

As possíveis fontes de erro na BIA são diferenças no comprimento dos membros, atividade física, estado nutricional, nível de hidratação, química do sangue, ovulação e colocação de eletrodos. Por basear-se principalmente na água total corporal, o cálculo dos compartimentos corporais, portanto, não é considerado válido em pacientes com hidratação alterada, como edema,[11] deslocamento de fluidos e ascite, ou com índice de massa corporal IMC extremo (< 16 e > 35 kg/m^2).[15]

A BIA de frequência única (SF-BIA) é usada para avaliar a massa livre de gordura e a água corporal total, mas não é capaz de distinguir entre os compartimentos intracelular e extracelular da água corporal total; para isso, seria necessário recorrer à BIA multifrequência (MF-BIA), mais precisa para avaliar pacientes gravemente enfermos. Ainda não foi elucidado como as constantes de resistividade usadas nas equações da MF-BIA mudam em estados patológicos.[16]

Em adultos, o tronco é responsável por 75% da massa corporal, mas apenas cerca de 9% da Z total. Por outro lado, os membros superiores e inferiores contêm 25% da massa corporal, mas são responsáveis por 91% do Z total. Um comprimento relativo maior da perna/braço terá maior R/Z e, portanto, produzirá um menor índice altura^2/R ou Z e uma subestimação de água corporal total e massa livre de gordura.[16]

As equações são desenvolvidas pelos fabricantes, não sendo publicadas nem divulgadas, mas programadas no *software* do equipamento, que é considerado propriedade do fabricante, ou seja, as equações não são fornecidas nos materiais escritos que acompanham o dispositivo e, portanto, não se sabe como os compartimentos corporais são estimados da medição bruta da BIA.[16]

Nos últimos anos, o uso de variáveis brutas, em vez do cálculo dos compartimentos corporais, ganhou popularidade no ambiente clínico. As variáveis de Z fornecem informações sobre o estado de hidratação e integridade da membrana celular sem erros inerentes ao algoritmo ou exigindo suposições, como a hidratação constante do tecido, sendo recomendada para avaliar pacientes com distúrbios na distribuição de fluidos.[17]

Na análise vetorial de impedância bioelétrica (BIVA), a R e Xc em 50 kHz corrigidas pela estatura (H), R/H e Xc/H, são ponteadas como vetores no plano RXc formando um gráfico e expressos em Ω/m. A combinação dessas bivariáveis vetoriais no plano gráfico RXc gera elipses contendo valores vetoriais. A BIVA é somente afetada pelo erro de medidas da Z e por variáveis biológicas dos indivíduos. A composição corporal é então avaliada por meio de padrões de distribuição vetorial da população de referência (Figura 3). Embora a análise vetorial não forneça estimativas quantitativas de volume de fluidos corporais, permite discriminar hiper-hidratação e desidratação, indivíduos obesos e edemaciados.[16,18]

A Z vetorial média do paciente é transformada em desvio padrão e comparada com a população referência. Indivíduos dentro da elipse de tolerância de 50% são considerados como tendo composição corporal normal, enquanto aqueles dentro das elipses de tolerância de 75 e 95% (Figura 4) são anormais.[18]

A BIVA pode ser usada para avaliar a composição corporal de pacientes oncológicos de acordo com diferentes variáveis, como tipo e estágio do câncer,

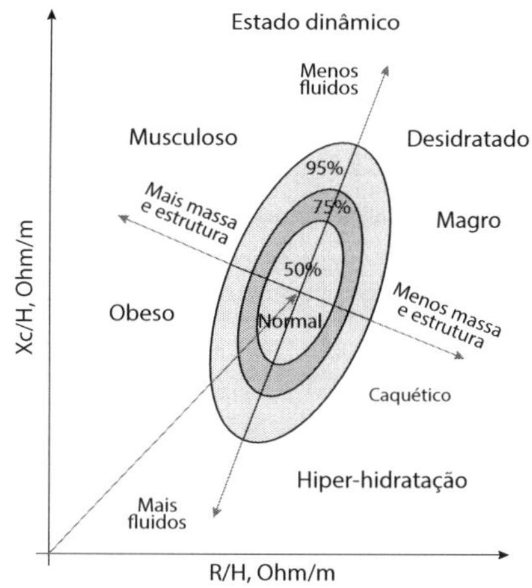

FIGURA 3 Gráfico RXc com elipses de tolerância de 95, 75 e 50%.
Fonte: adaptada de Nwosu et al.[18]

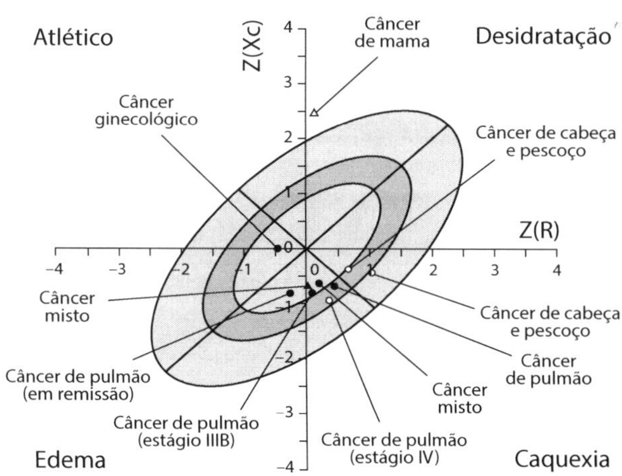

FIGURA 4 Dados de pacientes oncológicos extraídos da literatura e plotados no gráfico de pontuação RXc após a transformação das medições de impedância de vários grupos de doenças em escores Z bivariados (em relação à população referência).
Fonte: adaptada de Nwosu et al.[18]

gênero e etnia do paciente. Consequentemente, a BIVA pode ajudar os profissionais de saúde a personalizar a terapia em pacientes com câncer, de acordo com sua fisiologia. Entretanto, seu uso de rotina na prática clínica não é recomendado pelo número limitado de estudos usando o método e a falta de dados para interpretação clínica.[18]

O PhA é um parâmetro bruto derivado da análise da impedância de todo o corpo, refletindo a contribuição de R, resistência pura do corpo ao fluxo da corrente elétrica alternada, e de Xc, efeito resistivo produzido pela dupla camada das membranas celulares. As variáveis de impedância fornecem informações sobre o estado de hidratação e integridade da membrana celular sem erros inerentes ao algoritmo ou exigindo suposições, como hidratação constante do tecido.[17]

Doença, inflamação, desnutrição ou inatividade física prolongada podem resultar em propriedades elétricas alteradas do tecido, que afetam diretamente o PhA. Na sepse, por exemplo, as mudanças de fluido do espaço intracelular para o extracelular ocorrem em um estágio inicial e são acompanhadas por uma diminuição da PhA. Não surpreendentemente, um PhA baixo foi, portanto, associado a um desfecho prejudicado em doenças tumorais, como câncer pancreático, câncer colorretal, câncer de mama e câncer de pulmão, bem como em HIV/aids, cirrose hepática, diálise, doença pulmonar, bacteremia e sepse.[17]

No entanto, a maioria dos autores gerou pontos de corte de PhA para sua população de estudo usando principalmente a mediana ou o quartil inferior ou criou pontos de corte em comparação com um grupo de controle saudável. Uma grande desvantagem desse método é que esses pontos de corte não são necessariamente transferíveis para outras populações e, portanto, podem não ser aplicáveis no ambiente clínico geral. Por outro lado, os valores de referência de uma população saudável oferecem a possibilidade de avaliar desvios individuais de um paciente em relação à média da população e percentis que podem ser usados como pontos de corte no ambiente clínico geral para a identificação precoce de pacientes em risco de comprometimento funcional, piora do estado nutricional e aumento da mortalidade. Considerando que vários valores de referência foram publicados, apenas os valores de referência gerados em uma população alemã saudável (n = 214.732 adultos) foram estratificados de acordo com sexo, idade e IMC, que são as principais referências estabelecidas para ângulo de fase,[17,19] conforme descrito na Tabela 1.

TABELA 1 Ângulo de fase de 183.176 mulheres e 30.572 homens segundo índice de massa corporal e faixa-etária

Mulheres						Homens					p*
	n	MPA	DP	P 10	P 5	n	MPA	DP	P 10	P 5	
IMC 18,5-25											
18-19 anos	1.052	5,93	±0,69	5,20	4,97	115	6,82	±0,77	5,93	5,47	0,000
20-29 anos	8.307	5,98	±0,68	5,19	5,01	614	6,89	±0,72	6,02	5,79	0,000
30-39 anos	10.162	6,03	±0,67	5,26	5,07	639	6,66	±0,70	5,79	5,53	0,000
40-49 anos	6.691	5,96	±0,68	5,18	4,98	464	6,46	±0,70	5,64	5,41	0,000
50-59 anos	3.408	5,73	±0,68	4,94	4,74	294	6,24	±0,66	5,48	5,23	0,000
60-69 anos	1.106	5,51	±0,78	4,69	4,41	218	5,77	±0,82	4,73	4,23	0,000
≥ 70 anos	276	5,12	±0,84	4,13	3,85	86	5,11	±0,86	3,95	3,82	0,937
IMC > 25-30											
18-19 anos	1.129	6,08	±0,69	5,31	5,04	138	7,07	±0,70	6,25	5,79	0,000
20-29 anos	11.117	6,10	±0,68	5,32	5,12	1.360	7,00	±0,72	6,14	5,80	0,000
30-39 anos	18.824	6,17	±0,67	5,40	5,19	2.747	6,92	±0,69	6,07	5,85	0,000
40-49 anos	17.090	6,09	±0,67	5,32	5,11	2.494	6,70	±0,70	5,84	5,60	0,000
50-59 anos	13.137	5,87	±0,70	5,07	4,87	1.994	6,41	±0,72	5,54	5,27	0,000
60-69 anos	5.649	5,59	±0,72	4,79	4,58	1.267	6,01	±0,75	5,14	4,92	0,000
≥ 70 anos	1.124	5,26	±0,78	4,41	4,17	313	5,43	±0,77	4,45	4,20	0,001
IMC > 30-35											
19-19 anos	582	6,10	±0,65	5,35	5,16	115	6,92	±0,89	5,87	5,67	0,000
20-29 anos	6.507	6,18	±0,68	5,40	5,19	1.200	7,02	±0,71	6,15	5,87	0,000

(*continua*)

TABELA 1 Ângulo de fase de 183.176 mulheres e 30.572 homens segundo índice de massa corporal e faixa-etária (*continuação*)

Mulheres						Homens					p*
	n	MPA	DP	P 10	P 5	n	MPA	DP	P 10	P 5	
IMC 18,5-25											
30-39 anos	11.506	6,25	±0,67	5,49	5,28	2.682	6,94	±0,72	6,09	5,87	0,000
40-49 anos	12.495	6,17	±0,69	5,37	5,15	2.809	6,75	±0,68	5,90	5,67	0,000
50-59 anos	11.817	5,90	±0,70	5,11	4,88	2.542	6,43	±0,70	5,59	5,32	0,000
60-69 anos	6.305	5,62	±0,73	4,77	4,55	1.643	6,03	±0,76	5,13	4,85	0,000
≥ 70 anos	1.419	5,27	±0,75	4,44	4,22	381	5,50	±0,76	4,52	4,27	0,000
IMC > 35-40											
18-19 anos	239	6,13	±0,77	5,25	5,02	55	6,81	±0,67	5,93	5,75	0,000
20-29 anos	2.857	6,21	±0,68	5,42	5,20	518	6,90	±0,74	5,97	5,72	0,000
30-39 anos	5.064	6,24	±0,66	5,46	5,26	1.090	6,88	±0,69	6,05	5,71	0,000
40-49 anos	5.462	6,16	±0,70	5,33	5,12	1.187	6,64	±0,74	5,76	5,52	0,000
50-59 anos	5.178	5,89	±0,72	5,07	4,84	1.060	6,36	±0,76	5,49	5,10	0,000
60-69 anos	3.090	5,56	±0,75	4,71	4,47	643	5,96	±0,85	5,00	4,70	0,000
≥ 70 anos	685	5,26	±0,84	4,36	4,12	89	5,42	±0,73	4,48	4,22	0,076
IMC > 40-50											
18-19 anos	95	6,06	±0,64	5,28	5,06	30	6,56	±0,60	5,58	5,43	0,000
20-29 anos	1.306	6,15	±0,66	5,34	5,12	196	6,73	±0,69	5,80	5,55	0,000
30-39 anos	2.537	6,19	±0,71	5,37	5,15	444	6,68	±0,76	5,77	5,44	0,000
40-49 anos	2.709	6,08	±0,72	5,25	5,00	487	6,43	±0,77	5,49	5,24	0,000
50-59 anos	2.280	5,81	±0,70	4,98	4,78	417	6,16	±0,77	5,29	5,03	0,000
60-69 anos	1.274	5,49	±0,77	4,67	4,42	212	5,75	±0,86	4,80	4,45	0,000
≥ 70 anos	243	5,07	±0,72	4,21	3,98	29	5,03	±0,87	3,90	3,63	0,821

DP: desvio padrão; IMC: índice de massa corporal; MPA: média de ângulo de fase.
Fonte: Bosy-westphal.[19]

Para o cenário clínico, Norman et al. consideraram o PhA abaixo do quinto percentil estratificados pela idade, sexo e IMC um valor de corte simples e preditor independente para estado funcional, nutricional e qualidade de vida prejudicados, gravidade dos sintomas e aumento da mortalidade em 6 meses e 1 ano de pacientes oncológicos, mais sensível que a desnutrição e a gravidade da doença.[15,17] Segundo a Diretriz Braspen de terapia nutricional no paciente com câncer, a BIA é um método promissor para avaliar muscularidade, pois o PhA parece ser marcador não só da massa muscular, mas também de sua qualidade e função.[8]

A bioimpedância segmentada foi desenvolvida para superar as incoerências entre R por alterações em alguma região do corpo, por exemplo, acúmulo de líquido pulmonar, abdominal e na região do tronco[16] e massas tumorais.

ABSORCIOMETRIA RADIOLÓGICA DE DUPLA ENERGIA

DXA é um método amplamente utilizado que avalia a composição corporal em nível molecular. A técnica baseia-se na atenuação, pelo corpo do paciente, de um feixe de radiação gerado por uma fonte de raio-X com dois níveis de energia. Esse feixe atravessa o indivíduo no sentido posteroanterior e é captado por um detector. O programa calcula a densidade de cada amostra a partir da radiação que alcança o detector em cada pico de energia (atenuação). O tecido mole (gordura, água, músculos e órgãos) atenua a energia de forma diferente do tecido ósseo, permitindo a construção de uma imagem da área de interesse. Além disso, a DXA mede três compartimentos de composição corporal (3C) e pode fornecer estimativas regionais desses compartimentos (massa de gordura, massa livre de gordura e minerais ósseos).[1]

Uma vantagem importante do uso de DXA é sua capacidade de estimar o SMI medindo a quantidade de massa magra dos braços e pernas, que são os principais grupos musculares (exceto por uma pequena quantidade de tecido conjuntivo e pele). O SMI tem sido amplamente utilizado no estudo da sarcopenia e no estabelecimento de pontos de corte para o definição dessa síndrome.[1]

O estudo de Baumgartner et al. descreveu a prevalência de sarcopenia entre idosos saudáveis do Novo México segundo idade, sexo e raça, de 1993 a 1995. Os valores de corte de SMI para diagnóstico de sarcopenia maiores que dois desvios padrão abaixo das médias do estudo Rosetta foram 7,26 kg/m^2 para homens e 5,45 kg/m^2 para mulheres,[20,21] também utilizados no consenso de Fearon et al.[9] e na Diretriz Braspen de terapia nutricional no paciente com câncer.[8]

Baumgartner introduziu pela primeira vez o termo obesidade sarcopênica, sendo a obesidade caracterizada por uma porcentagem de gordura maior que a mediana específica do sexo, ou > 27% nos homens e > 38% nas mulheres. Esses cálculos são baseados na DXA, o padrão-ouro para análise da composição corporal antes do uso generalizado da TC.[22] A Organização Mundial da Saúde define obesidade como o acúmulo de tecido adiposo que leva a efeitos adversos na saúde, com base no IMC (> 30 kg/m^2), na relação cintura-quadril e na circunferência da cintura.[21]

A DXA possui a vantagem de ser rápido, relativamente barato e possui um alto nível de precisão (coeficiente de variação < 3%). Estudos comparando DXA com TC e ressonância magnética também mostraram que é uma medida altamente precisa da composição corporal (r = 0,97-0,99). A DXA também pode medir com precisão a composição corporal regional, ou seja, na região abdominal (incluindo androide e ginoide), membro superior e membro inferior. Embora a DXA envolva exposição à radiação ionizante, a dose é mínima para um escaneamento corporal total (< 0,01 mSv), permitindo solicitar o exame com essa finalidade (e não de conveniência), porém, ainda assim isso deve ser considerado ao fazer medições repetidas.[23]

A espessura do corpo pode afetar os resultados de DXA. O aumento da espessura do tecido (> 25 cm) causa um aumento da atenuação dos fótons de baixa energia, causando um deslocamento desproporcional para os fótons de alta energia, o que pode levar a uma subestimação da massa de gordura em pacientes obesos. Além disso, o aparelho pode não comportar indivíduos extremamente obesos pela limitação quanto ao campo de digitalização, geralmente de 60 × 197,5 cm, ou podem exceder as restrições de peso para a máquina (~ 160 kg). No entanto, os sistemas de DXA recentemente desenvolvidos expandiram os limites da mesa para que agora um paciente com obesidade mórbida possa ser acomodado.[1,23]

O estado de hidratação pode afetar a precisão da DXA pela suposição programada de uma hidratação constante e uniforme da massa livre de gordura. Grandes mudanças na hidratação (maiores que 5%) podem alterar a atenuação dos tecidos moles livres de gordura, causando uma superestimação do compartimento da massa magra. No entanto, pequenas mudanças nos níveis de hidratação não alteram muito as estimativas da DXA.[1]

Por fim, a incapacidade da DXA em decifrar os diferentes tipos de massa de gordura (visceral, subcutânea e intramuscular) e massa magra (músculos, órgãos) também pode representar uma limitação prática dessa modalidade em condições clínicas. Além disso, próteses ortopédicas podem enviesar as medições DXA, resultando na identificação imprecisa de parâmetros de tecidos moles, embora pouco se saiba sobre seu efeito geral na composição de corpo inteiro. Outra limitação da DXA é a variabilidade dos pacotes de *hardware* e *software* entre os fabricantes. Essa inconstância tecnológica dificulta a comparação entre as medições de diferentes máquinas.[1]

Apesar dessas limitações, os exames de DXA têm assumido um papel cada vez mais importante em ambientes clínicos, pois, como as máquinas DXA são usadas em todo o mundo na avaliação da osteoporose, o profissional de saúde pode buscar seu uso "secundário", ou seja, realizar avaliações da composição corporal, desde que o *software* e a calibração apropriada estejam disponíveis.[1]

Avanços recentes levaram ao desenvolvimento de *softwares* para a DXA (CoreScan para Lunar e InnerCore para sistemas Hologic DXA), capazes de estimar os volumes do tecido adiposo visceral e do tecido adiposo subcutâneo de um escaneamento de corpo inteiro padrão. Isso pode ser realizado medindo o volume do tecido adiposo subcutâneo na região androide do corpo e subtraí-lo da massa de gordura total androide, porém, o grau de correlação com TC e ressonância magnética ainda é controverso no contexto oncológico.[24]

A revisão narrativa desenvolvida por Foulkes et al. expõe a importância da avaliação da relação tecido adiposo subcutâneo/tecido adiposo visceral nas mudanças na distribuição de gordura corporal, principalmente nos pacientes cujo tratamento está associado a maior ganho de peso e risco cardiometabólico associado, por exemplo, na hormonioterapia.[23]

TOMOGRAFIA COMPUTADORIZADA

Mudanças no peso ou no IMC podem refletir o acúmulo de líquido no espaço pleural ou peritoneal. Por outro lado, mudanças substanciais na composição corporal podem ocorrer enquanto o peso e o IMC permanecem essencialmente os mesmos.[21] Por exemplo, DeFilipp et al. descobriram que a massa de gordura aumenta após o transplante de células progenitoras hematopoéticas enquanto a SM diminui, na vigência de variação importante do balanço hídrico (Figura 5).[25]

A massa muscular esquelética é facilmente quantificada em imagens de TC e é uma ferramenta objetiva, precisa e confiável para medir a composição do corpo humano em nível de órgãos e tecidos, atualmente considerado o método de imagem padrão-ouro. A TC possibilita uma visualização direta das áreas transversais de diferentes tecidos. Suas imagens são frequentemente solicitadas para rastreamento, estadiamento do tumor, planejamento cirúrgico e monitoramento do tratamento; assim, estão prontamente disponíveis e por isso, são convenientes para avaliação da composição corporal dos pacientes para fins diagnósticos e de suas mudanças ao longo do tempo.[1,21]

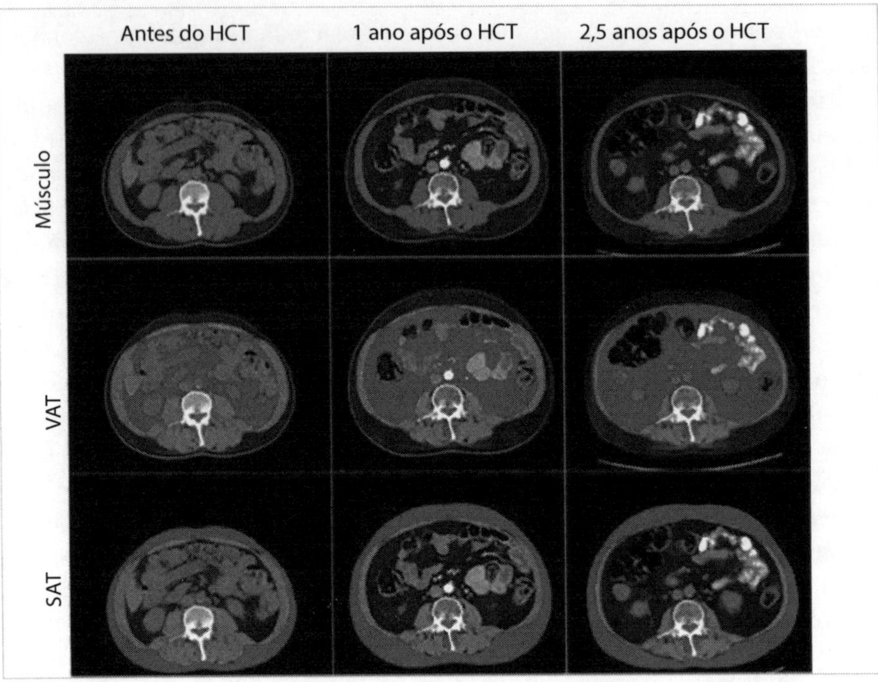

FIGURA 5 Imagens axiais de tomografia computadorizada em série no nível do terceiro corpo vertebral lombar com identificação do músculo em cinza (■), tecido adiposo visceral (VAT) e tecido adiposo subcutâneo (SAT) antes do HCT, 1 ano e 2,5 anos após o HCT.
HCT: transplante de células progenitoras hematopoéticas; SAT: tecido adiposo subcutâneo; VAT: tecido adiposo visceral
Fonte: Defilipp.[25]

Para esse método, a atenuação de raios-X é medida por um programa de computador que reconstrói imagens transversais representadas por um mapa 2-D de pixels. Os pixels recebem então um valor numérico (unidade de Hounsfield, HU), com base na atenuação dos tecidos (relacionada à densidade de elétrons) que são coloridos em branco (mais denso [isto é, água]) e preto (menos denso [ou seja, ar]). O osso, músculo esquelético e tecido adiposo, assim como órgãos viscerais, possuem faixas de HU específicas, permitindo sua identificação nas imagens transversais. A área de tecido de uma imagem transversal é subsequentemente calculada multiplicando o número de pixels pela área da superfície de cada tecido.[1,21]

Shen et al. realizaram um estudo para determinar o nível, em uma única imagem da TC, em que a área da seção transversal do tecido melhor se correlacionasse com o volume muscular de corpo inteiro (cm^2). Eles começaram em L4/L5 e analisaram as imagens naquele nível, bem como +5 e +10 cm acima e –5 e –10 cm abaixo. A melhor correlação que encontraram para o músculo esquelético foi 5 cm acima de L4/L5, que fica a nível de L3. Uma vez que o nível L3 é identificado, o *software* foi então usado para demarcar os tecidos usando os limiares da HU estabelecidos para músculo esquelético, tecido adiposo visceral, tecido adiposo subcutâneo e tecido adiposo intramuscular.[1,26] A área de secção transversal do tecido adiposo (cm^2) da TC representa a massa de gordura de corpo inteiro tão precisamente quanto a DXA, conforme Figura 6.[21] O método também foi validado comparando a área muscular e adiposa da seção transversal com cadáveres.[21] Essa técnica também pode ser usada para estimar o músculo esquelético e a massa de gordura do corpo inteiro usando uma equação de predição desenvolvida por Shen et al.[1,26] Em comparação com a ressonância magnética, a TC é economicamente mais acessível e padronizada.[21]

A região L3 contém psoas, músculos paravertebrais (eretor espinhal e quadrado lombar) e músculos da parede abdominal (transverso do abdome, oblíquos interno e externo e reto abdominal).[27] A sarcopenia definida por TC

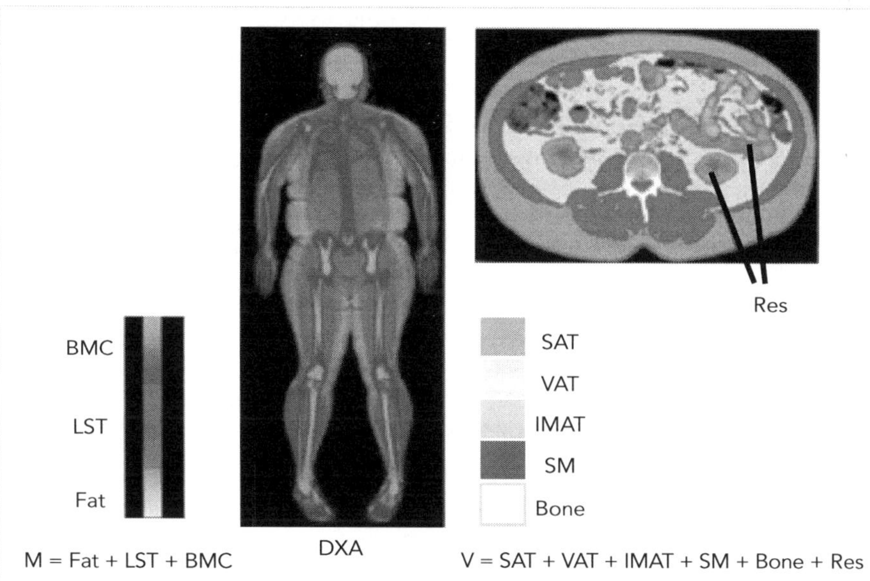

FIGURA 6 Componentes selecionados da composição corporal medidos por absorciometria de raio-X de dupla energia (DXA, esquerda) e tomografia (TC, direita). A massa corporal (M) e o volume (V) representam a soma desses componentes para DXA e TC, respectivamente.

BMC: conteúdo mineral ósseo; IMAT: tecido adiposo intermuscular; LST: tecido mole magro; Res: massa residual (órgãos e tecidos remanescentes após a subtração dos volumes de músculo esquelético, osso e tecido adiposo); SAT: tecido adiposo subcutâneo; SM: músculo esquelético; VAT: tecido adiposo visceral. Fonte: Prado e Heymsfield.[1]

refere-se a um SMI abaixo de um limiar específico associado a um risco aumentado de morte. A atenuação do tecido é reduzida pela presença de quantidades excessivas de triglicerídeos no tecido, sendo a redução da atenuação do músculo esquelético conhecida como miosteatose.[6] O tecido adiposo intramuscular causa uma diminuição dos pixels que representam o músculo esquelético, afetando a qualidade desse tecido; portanto, quanto mais baixas as HU, menor a densidade e maior o conteúdo de gordura.[1]

Assim, as análises das imagens de TC para diagnosticar sarcopenia e miosteatose tornaram-se cada vez mais comuns diante da relação entre elas e a redução da sobrevida global, menor tolerância à quimioterapia e aumento de complicações após a cirurgia em pacientes apresentando vários tipos de malignidade descritas na literatura científica como variáveis prognósticas independentes.[28] Fatores como tipo de tumor, inflamação, ingestão alimentar reduzida, idade, estilo de vida sedentário e outras comorbidades (p. ex., diabetes) possuem influência na incidência de sarcopenia e mioesteatose.[6]

Os limiares predeterminados da HU foram de –29 HU a 150 HU para o músculo[27], –50 a –150 HU para o tecido adiposo visceral e –30 a –190 HU para o tecido adiposo subcutâneo. A partir de então, a área do músculo esquelético, a atenuação média do músculo esquelético e as áreas dos tecidos adiposos visceral e subcutâneo foram descritas. As áreas do tecido adiposo visceral e do tecido adiposo subcutâneo foram somadas para obter a área de tecido adiposo total. As áreas do músculo esquelético, do tecido adiposo visceral, do tecido adiposo subcutâneo e do tecido adiposo total foram ajustadas para a altura^2 e relatadas como índices.[6]

Prado et al. descreveram pontos de corte específicos de SMI em nível de L3 associados à mortalidade em pacientes com câncer de 52,4 cm^2/m^2 para homens e 38,5 cm^2/m^2 para mulheres; pacientes abaixo desses valores foram classificados como sarcopênicos,[27] adotados como recomendação pela Diretriz Braspen de terapia nutricional no paciente com câncer.[8] Embora esses pontos de corte sejam atualmente usados com frequência, eles são, na verdade, derivados de uma coorte de 250 pacientes obesos com tumores sólidos do trato respiratório e gastrointestinal e idade média de 64 anos, bastante diferente do grupo de jovens saudáveis utilizados no estudo que originou a definição de Baumgartner.[21]

Para diagnóstico de sarcopenia, o sexo deve ser considerado porque os hormônios são conhecidos por afetar o músculo esquelético e a distribuição. Em média, os indivíduos do sexo masculino têm mais músculos do que os do sexo feminino e podem perder mais músculos ao longo da vida ou curso da doença. Altura, peso, raça e etnia também afetam a composição corporal,[21] não sendo difícil de compreender se relacionarmos com o exame físico.

Em um centro oncológico em Alberta, Canadá, foram adotados valores de referência para sarcopenia, segundo sexo e IMC, por meio da avaliação de uma amostra consecutiva de 1.473 pacientes com câncer de pulmão ou do trato gastrointestinal. Para pacientes com IMC < 20 kg/m^2 e IMC de 20 a 24,9 kg/m^2, a sarcopenia foi definida como SMI < 43 cm^2/m^2 para homens e SMI < 41 cm^2/m^2 para mulheres; a mioesteatose foi definida como atenuação média do músculo esquelético < 41 HU para ambos os sexos. Para pacientes com IMC ≥ 25 kg/m^2, a sarcopenia foi definida como SMI < 53 cm^2/m^2 para homens e < 41 cm^2/m^2 para mulheres; a mioesteatose foi definida como atenuação média do músculo esquelético < 33 HU para ambos os sexos.[6,29]

Como alternativa, pode-se considerar outro conjunto amplamente utilizado de valores de corte para SMI e atenuação média do músculo esquelético, fornecido por van der Werf et al. Os percentis são baseados em uma população saudável de 174 homens e 246 mulheres com idades entre 20 e 82 anos e 126 homens e 174 mulheres com idades entre 20 e 60 anos. O p5 é considerado como o ponto de corte para SMI, SMA e SMMA baixo e normal.[30]

TABELA 2 Percentis específicos de músculo esquelético para a população total do estudo de van der Werf et al.,[30] segundo idade e sexo e para o subgrupo de 20-60 anos

	SMA (cm^2)		SMI (cm^2/m^2)		MRA (HU)	
	Homem	Mulher	Homem	Mulher	Homem	Mulher
20-82 anos						
Média ± SD	173.6 ± 25.1	113.4 ± 15.2	52.8 ± 7.4	40.2 ± 5.2	38.4 ± 5.6	33.3 ± 6.8
p5	134.0	89.2	41.6	32.0	29.3	22.0
p10	141.6	93.0	44.7	32.8	31.7	24.9
p25	154.2	102.8	47.7	364	349	285
p50	171.4	112.5	52.0	400	384	333
p75	190.1	124.0	58.0	433	423	388
p90	208.6	132.0	63.3	469	455	417
p95	216.9	138.9	67.1	489	480	436
20-60 anos						
Média ± SD	179.3 ± 24.4	117.7 ± 14.4	53.9 ± 7.1	41.2 ± 5.0	39.6 ± 5.4	35.5 ± 6.0
p5	138.2	96.2	43.1	32.7	30.9	24.8
p10	146.3	99.8	45.9	34.5	32.8	27.7
p25	163.6	107.6	48.4	37.9	35.8	31.2
p50	178.9	117.9	53.2	40.9	39.4	36.2
p75	196.9	127.0	58.8	44.1	43.3	40.6
p90	212.2	135.4	64.8	47.7	46.4	42.8
p95	219.3	142.3	67.4	49.6	48.1	44.6

HU: unidade Hounsfield; MRA, SMMA: atenuação média do músculo esquelético; SD: desvio padrão; SMA: área do músculo esquelético; SMI: índice do músculo esquelético.

A dose de radiação gerada pela TC é alta, portanto, o método não é considerado seguro para medições repetidas. Expor indivíduos saudáveis a essa alta dose de radiação apenas para fins de pesquisa ou avaliação individual da composição corporal pode ser considerado antiético. Além disso, o tamanho do paciente pode representar uma limitação, pois podem não se encaixar adequadamente no campo da TC tocando o *gantry* (pórtico), então o tecido adiposo subcutâneo e até mesmo o músculo esquelético podem não aparecer na imagem em corte transversal.[1]

O estabelecimento de um programa clínico ou de pesquisa usando a TC para analisar a composição corporal requer *software* apropriado, pessoal treinado para usar o *software* com conhecimento de anatomia (um radiologista não é essencial) e disponibilidade de imagens. Em estudos longitudinais, é importante que as imagens de pacientes semelhantes sejam analisadas pelo mesmo técnico.[1]

Embora os pesquisadores tenham confiado na segmentação manual e semiautomática no passado, a inteligência artificial habilitou recentemente ferramentas de segmentação totalmente automatizada e espera-se que, em breve, esta permita a análise volumétrica. Existem várias soluções de *software* para segmentação semiautomática (Tabela 3). Não parece importar qual sistema os investigadores usam, pois uma análise recente de van Vugt et al. descobriu que OsiriX, Slice-O-matic, FatSeg (MevisLab) e ImageJ eram altamente comparáveis no que diz respeito à segmentação baseada em limiar de músculo e tecido adiposo em imagens de TC.[21]

Rollins et al. conduziram o primeiro estudo a investigar a análise de variáveis de composição corporal, incluindo miosteatose, por dois pacotes de *software*: Slice-O-matic (TomoVision, Montreal, Canadá) e OsiriX (Pixmeo, Suíça), e demonstrou diferenças estatisticamente significativas nos valores em todos os resultados, mas concluíram ser improvável que as diferenças sejam clinicamente relevantes e sugeriram que os dois pacotes não devem ser usados indistintamente para fins clínicos ou de pesquisa[28].

Os profissionais que realizam as análises precisam estar aptos a identificar variáveis de confusão (armadilhas) e avaliar sistematicamente suas medições para evitar erros. Seleciona-se um corte axial tomográfico, preferencialmente sem o uso de contraste endovenoso, pelo fato de o contraste aumentar a atenuação média das estruturas avaliadas[1]. Troschel et al. sugerem que, ao término da segmentação, exista uma inspeção cuidadosa por um especialista com a opção de rejeitar ou corrigir manualmente os resultados, conforme necessário.[21] Entre as principais variáveis de confusão existentes, destacam-se: exames de baixa dose (alto ruído) ou com larga espessura podem afetar a segmentação das estruturas; campo de visão (FOV) reduzido pode não incluir todas as estruturas passíveis de avaliação; uso de contraste endovenoso que além de aumentar a atenuação das estruturas também pode gerar artefatos que prejudicam a análise; cirurgias prévias, próteses ou artefatos inclusos no subcutâneo, além de outras alterações anatômicas que podem alterar a área segmentada; edema difuso que pode impedir a adequada delimitação das estruturas, além de alterar a atenuação média dos tecidos.

O psoas tem sido bem estudado, pois pode ser facilmente contornado manualmente, mesmo por não radiologistas. Até onde se sabe, as evidências do uso de outras técnicas de avaliação da muscularidade, como a área de secção transversal do músculo psoas ou torácico, são limitadas.[1,21]

TABELA 3 Visão geral e comparação de *software* de segmentação

Software	Fabricante/contato	Vantagens	Desvantagens
OsiriX	Pixmeo, Suíça	• Intuitivo para radiologistas • Estrutura clara de banco de dados • Função de arquivamento e compartilhamento de imagens	• Requer licença • Apenas para Mac OS
Horos	https://horosproject.org/	• Código aberto • Intuitivo para radiologistas	• Apenas para Mac OS
3D Slicer	www.slicer.org	• Código aberto • Muito potente • Mac OS e Windows	• Ainda pouco descrito na literatura para avaliação de sarcopenia
Slice-O-matic	Tomovision, Canadá	• –	• Requer licença • Apenas para Windows
MATLAB	Mathworks, EUA	• Muito potente • Mac OS e Windows	• Requer licença • Requer habilidades de programação
CoreSlicer	www.coreslicer.com	• Código aberto • Dirigido para o fluxo de trabalho • Totalmente baseado na *web*	• Relativamente novo • Apenas para Google Chrome • Dados privados? (programa totalmente baseado na *web*)
ImageJ	https://imagej.nih.gov/ij/	• Código aberto • Mac OS e Windows	• Não é intuitivo

Fonte: Troschel.[21]

Vários estudos em pacientes com câncer de pulmão foram forçados a excluir até um terço dos pacientes, uma vez que a TC de tórax não cobre rotineiramente o nível L3. Como resultado, níveis torácicos alternativos foram explorados para identificar a melhor localização para a análise da composição corporal na TC de tórax. O mesmo acontece com pacientes com câncer de cabeça e pescoço, mama e onco-hematológicos, por isso existem estudos que utilizam cortes mais altos para avaliação da composição corporal e sugerem uma correlação moderada a forte entre L3 e outros cortes lombares e torácicos (p. ex., L1, L2, L4, L5, T10, T11 e T12).[6,21]

Os biomarcadores de imagem quantitativos foram associados a vários resultados relevantes em pacientes com câncer de pulmão e têm o potencial de orientar a tomada de decisões cirúrgicas e médicas. Isso inclui padronização de conceitos para sarcopenia e obesidade sarcopênica, e a disponibilidade de valores de referência confiáveis no tórax e abdome ajustados para sexo e raça.[21] Até o momento não existe validação para o Brasil.

Os radiologistas possuem experiência na análise e interpretação de imagens, os oncologistas em relacioná-las com a clínica do paciente e os nutricionistas, em triar aqueles elegíveis à avaliação e monitorar a efetividade da terapia nutricional como parte da estratégia multimodal.

Várias ferramentas de avaliação nutricional, incluindo a avaliação subjetiva global produzida pelo paciente (ASG-PPP), possuem uma parte que contempla o exame físico adicional projetado para detectar déficits no músculo, gordura subcutânea e estado de fluidos. No entanto, esses tipos de avaliações são propensos a erros e não foram recomendados como avaliações confiáveis para a detecção de sarcopenia.[6]

Embora haja uma escassez de valores de referência relacionados a desfechos específicos no câncer, uma regra geralmente aceita é uma muscularidade absoluta abaixo do percentil 5. Isso pode ser avaliado por meio da área muscular do braço por antropometria: homens $< 32\ cm^2$ e mulheres $< 18\ cm^2$); SMI determinado por DXA: homens $< 7{,}26\ kg/m^2$ e mulheres $< 5{,}45\ kg/m^2$; SMI determinado por imagens de TC: homens $< 55\ cm^2/m^2$ e mulheres $< 39\ cm^2/m^2$; índice de massa livre de gordura sem osso determinado por impedância bioelétrica: homens $< 14{,}6\ kg/m^2$ e mulheres $< 11{,}4\ kg/m^2$. Uma medida direta da muscularidade é recomendada na presença de retenção de líquido, uma grande massa tumoral ou obesidade (sobrepeso).[9]

PEDIATRIA

Ao avaliar a composição corporal de recém-nascidos, é possível inferir os diferentes fatores que influenciam o crescimento intrauterino. Em bebês, a inadequação é um fator de risco precoce e potencialmente modificável para doenças metabólicas subsequentes e outros desfechos clínicos. Esses estudos, no entanto, avaliaram a composição corporal usando medidas antropométricas, como as dobras e circunferências corporais. Na infância, os componentes da massa livre de gordura mudam rapidamente e, portanto, um modelo multicompartimental é ideal para o desenvolvimento de dados de referência e para a validação de novas técnicas, como o trabalho pioneiro de Butte et al., que avaliou a composição corporal de bebês desde o nascimento até dois anos. Entretanto, esses métodos não são práticos,[11] sendo os mais comumente usados em pacientes oncológicos ambulatoriais: antropometria, BIA e DXA.

A antropometria possui as mesmas vantagens e desvantagens descritas para o adulto,[11] mas somam-se ainda os erros inter/intraobservador relacionados à dificuldade em posicionar e estabilizar a criança.

Em relação à BIA, apesar de existirem equações preditivas para bebês, os resultados de sua aplicação se mostram pouco precisos em nível individual,[11] pois mudanças no comprimento relativo dos membros e tronco durante o crescimento podem influenciar a relação entre a água corporal total ou a massa livre de gordura e índice altura^2/R ou Z. Fomon et al. mostraram que a água corporal total diminui do nascimento aos 10 anos de idade de 80,6% para 75,1% nos meninos e para 76,9% nas meninas. A porcentagem de massa de gordura, em meninos, aumentou de 13,7% para 25,4% aos 6 meses e depois diminuiu para 13,7% aos 10 anos; em meninas, aumentou de 14,9% para 26,4% aos 6 meses e depois diminuiu para 19,4% aos 10 anos de idade. Em crianças, a massa livre de gordura contém relativamente mais água, menos proteínas e minerais do que os adultos, o que implica uma densidade corporal comparativamente menor; logo, aparelhos que consideram o mesmo percentual relativo de hidratação podem resultar em erros subsequentes. Ainda não foi elucidado como as constantes de resistividade usadas nas equações da MF-BIA mudam no período neonatal e durante o crescimento.[16]

O DXA possui dados limitados em crianças com menos de dois anos de idade, possivelmente em decorrência de problemas de exposição à radiação. Fields et al. validaram o uso do DXA em bebês e as desvantagens são as mesmas apontadas para os adultos, porém parecem afetar as estimativas especialmente em bebês menores.[11]

O índice de massa de gordura (massa de gordura/altura^2) e o índice de massa livre de gordura (massa livre de gordura/altura^2) são medidas independentes, pois são corrigidos para o tamanho do corpo para permitir comparações entre crianças de diferentes idades, sendo sugerida a representação gráfica desses índices juntamente com porcentagem de massa de gordura e IMC para examinar simultaneamente todos os diferentes índices e suas associações,[11] entretanto, assim como no adulto, vale lembrar que podem sofrer influência de edema e alterações no balanço hídrico, sendo necessário avaliar seus resultados cuidadosamente.

REFERÊNCIAS BIBLIOGRÁFICAS

1. Prado CMM, Heymsfield SB. Lean tissue imaging. J Parenter Enter Nutr. 2014;38(8):940-53.
2. Arends J, Baracos V, Bertz H, Bozzetti F, Calder PC, Deutz NEP, et al. ESPEN expert group recommendations for action against cancer-related malnutrition. Clin Nutr. 2017;36(5):1187-96.
3. Prado CMM, Antoun S, Sawyer MB, Baracos VE. Two faces of drug therapy in cancer: Drug-related lean tissue loss and its adverse consequences to survival and toxicity. Curr Opin Clin Nutr Metab Care. 2011;14(3):250-4.
4. Wiernikowski JT, Bernhardt MB. Review of nutritional status, body composition, and effects of antineoplastic drug disposition. 2020;67(January):1-11.
5. Prado CMM. Body composition in chemotherapy: The promising role of CT scans. Curr Opin Clin Nutr Metab Care. 2013;16(5):525-33.
6. Martin L, Gioulbasanis I, Senesse P, Baracos VE. Cancer-associated malnutrition and CT-defined sarcopenia and myosteatosis are endemic in overweight. J Parenter Enter Nutr. 2019;44(2):227-38.
7. Cederholm T, Jensen GL, Correia MITD, Gonzalez MC, Fukushima R, Higashiguchi T, et al. ESPEN Endorsed Recommendation GLIM criteria for the diagnosis of malnutrition - A consensus report from the global clinical nutrition community. Clin Nutr. 2019;38(1):1-9.
8. Horie LM, Barrére APN, Castro MGLAMB, De Carvalho AMB, Pereira A, Prado C, et al. Diretriz Braspen de terapia nutricional no paciente com câncer. Braspen J. 2019;34(Supl 1):2-32.
9. Fearon K, Strasser F, Anker SD, Bosaeus I, Bruera E, Fainsinger RL, et al. Definition and classification of cancer cachexia: An international consensus. Lancet Oncol. 2011;12(5):489-95.
10. Ryan A, Prado C, Sullivan E, Power D, Daly L. Effects of weight loss and sarcopenia on response to chemotherapy, quality of life, and survival. Nutrition. 2019;68:1-11.
11. Kuriyan R. Body composition techniques. Indian J Med Res. 2018;148(November):648-58.
12. Aparecida F, Rezende C, Enriqueta L, Paez F, Rosado L, Priore SE, et al. Aplicabilidade de equações na avaliação da composição corporal da população brasileira. Rev Nutr. 2006;19(3):357-67.
13. Durnin JVGA, Womersley J. Body fat assessed from total body density and its estimation from skinfold thickness: Measurements on 481 men and women aged from 16 to 72 years. Br J Nutr. 1974;32(1):77-97.
14. Janssen I, Baumgartner RN, Ross R, Rosenberg IH. Skeletal muscle cutpoints associated with elevated physical disability risk in older men and women. Am J Epidemiol. 2004;159(4):413-21.
15. Norman K, Wirth R, Neubauer M, Eckardt R, Stobäus N. The bioimpedance phase angle predicts low muscle strength, impaired quality of life, and increased mortality in old patients with cancer. J Am Med Dir Assoc. 2015;16(2):173.e17-173.e22.

16. Kyle UG, Earthman CP, Pichard C, Coss-bu JA. Body composition during growth in children: Limitations and perspectives of bioelectrical impedance analysis. Eur J Clin Nutr. 2015;69(June):1298-305.
17. Norman K, Stoba N, Zocher D, Bosy-westphal A, Szramek A, Scheufele R, et al. Cutoff percentiles of bioelectrical phase angle predict functionality, quality of life, and mortality in patients with cancer. Am J Clin Nutr. 2010;92(3):612-9.
18. Nwosu AC, Mayland CR, Mason S, Cox TF, Varro A, Stanley S, et al. Bioelectrical impedance vector analysis (BIVA) as a method to compare body composition differences according to cancer stage and type. Clin Nutr ESPEN. 2019;30:59-66.
19. Bosy-westphal A, Danielzik S, Do R, Wiese S, Mu MJ. Phase angle from bioelectrical impedance analysis: Population reference values by age, sex, and body mass index. J Parenter Enter Nutr. 2006;30(4):309-16.
20. Baumgartner RN, Koehler KM, Gallagher D, Romero L, Heymstleld SB, Ross RR, et al. Epidemiology of sarcopenia among the elderly in New Mexico. 1998;147(8):755-63.
21. Troschel AS, Troschel FM, Best TD, Gaissert HA, Torriani M, Muniappan A, et al. Computed tomography-based body composition analysis and its role in lung cancer care. J Thorac Imaging. 2020;35(2):91-100.
22. Baumgartner RN. Body composition in healthy aging. Ann New York Acad Sci. 2000;904:437-48.
23. Foulkes SJ, Daly RM, Fraser SF. The clinical importance of quantifying body fat distribution during androgen deprivation therapy for prostate cancer. Endocr Relat Cancer. 2017; 24(3):R35-R48.
24. Coletta AM, Klopp AH, Fogelman D, Parikh AM, Li Y, Garg N, et al. Dual-energy X-ray absorptiometry compared to computed tomography for visceral adiposity assessment among gastrointestinal and pancreatic cancer survivors. Sci Rep. 2019;9(1):1-9.
25. Defilipp Z, Troschel FM, Qualls DA, Li S, Kuklinski MW, Kempner ME, et al. Biology of blood and marrow transplantation evolution of body composition following autologous and allogeneic hematopoietic cell transplantation : Incidence of sarcopenia and association with clinical outcomes. Biol Blood Marrow Transplant. 2018;24(8):1741-7.
26. Shen W, Punyanitya M, Wang Z, Gallagher D, St M, Albu J, et al. Total body skeletal muscle and adipose tissue volumes: Estimation from a single abdominal cross-sectional image. J Appl Physiol. 2004;97(6):2333-8.
27. Prado CM, Lieffers JR, McCargar LJ, Reiman T, Sawyer MB, Martin L, et al. Prevalence and clinical implications of sarcopenic obesity in patients with solid tumours of the respiratory and gastrointestinal tracts: A population-based study. Lancet Oncol. 2008;9(7):629-35.
28. Rollins KE, Awwad A, Macdonald IA, Lobo DN. Applied nutritional investigation: A comparison of two different software packages for analysis of body composition using computed tomography images. Nutrition. 2019;57:92-6.
29. Martin L, Birdsell L, Macdonald N, Reiman T, Clandinin MT, Mccargar LJ, et al. Cancer cachexia in the age of obesity: Skeletal muscle depletion is a powerful prognostic factor, independent of body mass index. J Clin Oncol. 2013;31(12):1539-47.
30. van Der Werf A, Langius J, De Van Der Schueren M, Nurmohamed S. Percentiles for skeletal muscle index, area and radiation attenuation based on computed tomography imaging in a healthy Caucasian population. Eur J Clin Nutr. 2018;72(2):288-96.

CAPÍTULO 5

Exames laboratoriais na prática nutricional

Thais Giovaninni Roberto

INTRODUÇÃO

A utilização de marcadores bioquímicos para avaliação do estado nutricional deve-se ao fato de que eles evidenciam as alterações bioquímicas de forma precoce, além de serem medidas objetivas. Porém, não devem ser analisados de forma isolada para o estabelecimento do diagnóstico nutricional, pois podem sofrer variações dependendo do gênero, idade, etnia, estado fisiológico, doenças preexistentes, estresse, inflamação, utilização de alguns medicamentos, entre outros.[1,2]

AVALIAÇÃO DO HEMOGRAMA

O hemograma compreende a avaliação sérica dos três tipos celulares sanguíneos: hemácias, leucócitos e plaquetas. A avaliação desse exame é importante, pois alguns fatores podem interferir na conduta nutricional, bem como na avaliação clínica, pois pacientes anêmicos apresentam maior fadiga e pacientes imunossuprimidos requerem um cuidado maior na alimentação, por exemplo. Levando esses fatores em consideração, quando for avaliar o hemograma é importante o nutricionista priorizar a avaliação de hemácias, hemoglobina e neutrófilos. Além disso, é importante levar em consideração, tendo em vista que a maioria das drogas afeta a função da medula óssea, que a maioria dos pacientes sob tratamento de quimioterapia pode apresentar mielotoxicidade, podendo ocasionar leucopenia (diminuição do número de leucócitos), anemia (diminuição do número de hemácias) e trombocitopenia (diminuição do número de plaquetas).[3]

Hemácias

As hemácias ou eritrócitos representam as unidades da série vermelha do sangue. Seu valor sérico é um importante marcador diagnóstico da anemia, que pode ocorrer por diferentes anormalidades nessas células, como microcitose ou macrocitose.[2]

Os valores de referência adotados são geralmente disponibilizados pelos laboratórios clínicos. Valores aumentados de hemácias podem ser observados em casos de diarreia, desidratação, queimadura, acidose metabólica, entre outros. Já os valores diminuídos podem ocorrer em anemias, leucemias, infecções graves, entre outros.[2]

Hemoglobina

A hemoglobina é o pigmento responsável pelo transporte de oxigênio para os tecidos corporais. Representa a quantidade de proteína por unidade de volume sanguíneo, sendo o marcador mais fidedigno para determinar a gravidade da anemia, visto que não sofre influência do estado de hidratação. Ela sofre transformação metabólica muito lenta; assim, sua diminuição ocorre mais tardiamente na depleção proteica. Dessa forma, constitui um índice sensível, embora pouco específico, de desnutrição.[2]

Muitos quimioterápicos podem ocasionar a redução do número de hemácias, causando anemia nos pacientes.[3] Por ser de origem medicamentosa e depender do valor da hemoglobina, somente o aumento do consumo de ferro não será suficiente para aumentar o valor da hemoglobina e reverter o quadro anêmico.

Hematócrito

O hematócrito reflete a massa total de hemácias na unidade de volume do sangue, ou seja, é a porcentagem de hemácias dentro do volume total de sangue. O valor de hematócrito está reduzido em todas as anemias, leucemias, infecções, entre outros. Sua elevação ocorre por diminuição do volume plasmático, como desidratação e choque.[2]

Volume corpuscular médio

O volume corpuscular médio (VCM) avalia o tamanho médio das hemácias. Um VCM menor do que 80 fentolitros indica a presença de micrócitos e um VCM maior do que 100 fentolitros indica a presença de macrócitos.[2]

Hemoglobina corpuscular média

A hemoglobina corpuscular média (HCM) avalia a concentração de hemoglobina nas hemácias. Quando baixa, as hemácias são chamadas de hipocrômicas; quando alta, hipercrômicas. Pacientes fumantes podem apresentar hipercromia.[2]

Concentração de hemoglobina corpuscular média

O método de concentração de hemoglobina corpuscular média (CHCM) avalia a porcentagem de hemoglobina em 100 mL de hemácias.[2]

Distribuição do tamanho das hemácias

O método de distribuição do tamanho das hemácias, do inglês *red cell distribution of width* (RDW), avalia a dispersão das hemácias em relação ao tamanho e possui valor de referência de 11,5 a 14,5%. Valores de RDW maiores do que 14,5% indicam maior dispersão de tamanho das hemácias em relação ao VCM, termo conhecido como anisocitose.[2]

Leucócitos

Os leucócitos correspondem às unidades da série branca do sangue, ou seja, os neutrófilos, linfócitos, monócitos, macrófagos, eosinófilos, mastócitos e basófilos. São as principais células participantes dos processos inflamatórios.[2]

Neutrófilos

Os neutrófilos fazem parte da inflamação aguda. Nos tecidos, essas células apresentam função de fagocitose de microrganismos e de células necrosadas. Seu aumento pode ser observado nas infecções bacterianas, leucemias e nos processos inflamatórios.[2]

Linfócitos

Os linfócitos são células inflamatórias crônicas. Os linfócitos T e B apresentam importantes funções nas respostas imunológicas humorais e celulares e participam na defesa contra vírus e bactérias. Seu aumento aparecerá nas infecções virais agudas e infecções crônicas, como tuberculose e sífilis, além de aparecerem aumentados na leucemia linfocítica crônica e nos processos ganglionares.[2]

Monócitos e macrófagos

Os monócitos e macrófagos são células inflamatórias crônicas. Os monócitos podem deixar a circulação e migrar para os tecidos, tornando-se macrófagos, que apresentam a função de fagocitose. O aumento no número de monócitos ocorrerá em algumas infecções, principalmente sepse, mononucleose e tuberculose.[2]

Eosinófilos

Os eosinófilos são células inflamatórias agudas envolvidas nos processos alérgicos e nas reações inflamatórias associadas a parasitas, situações em que haverá eosinofilia, ou seja, aumento de eosinófilos.[2]

Mastócitos

Os mastócitos são células inflamatórias crônicas e ricas em histaminas derivadas da medula, que são essenciais nas reações inflamatórias por meio da promoção de ações vasculares.[2]

Basófilos

Os basófilos são derivados da medula óssea e exibem ações imunológicas semelhantes às dos mastócitos teciduais. Seu aumento aparece geralmente na leucemia mieloide crônica e mais raramente nos processos imunoalérgicos.[2]

Plaquetas

As plaquetas correspondem às células responsáveis pela cicatrização endotelial. A análise desse exame permite identificar pacientes com manifestações hemorrágicas ou trombóticas. Valores aumentados de plaquetas podem ser observados quando ocorre aumento da produção, após hemorragias, trombose vascular, entre outros. Já os valores diminuídos podem ser causados por redução da produção medular, aumento do sequestro esplênico ou aumento da destruição plaquetária.[2]

AVALIAÇÃO DO ESTADO NUTRICIONAL DE ACORDO COM AS PROTEÍNAS

A dosagem sérica de proteínas, como albumina, transferrina, pré-albumina e proteína ligadora de retinol, e a determinação urinária de creatinina podem ser utilizadas para o diagnóstico de desnutrição. Entretanto, é importante lembrar que a combinação de vários métodos, subjetivos e objetivos, é o mais indicado para compreender melhor a condição nutricional do paciente.[2,4]

Análise da massa muscular visceral

Situações prolongadas de restrição alimentar ocasionam comprometimento da integridade visceral, sendo o fígado o órgão que mais sofre alterações. Portanto, a redução da concentração sérica das proteínas de síntese hepática pode ser um bom índice de desnutrição, sendo as principais proteínas albumina, transferrina, pré-albumina e proteína ligadora de retinol.[1,2]

Albumina

A albumina é a proteína mais abundante no plasma sanguíneo. É sintetizada no fígado e depende de uma adequada ingestão e absorção de proteína na dieta.[1,5] Possui cinco funções principais: manutenção da pressão coloidosmótica; ligação e transporte de substâncias endógenas e exógenas, como ácidos graxos livres, cálcio, certos hormônios esteroides, tiroxina, bilirrubina e medicamentos, como ácido acetilsalicílico, sulfonamidas, anti-inflamatórios não esteroides, entre outros; eliminação de radicais livres; inibição da função plaquetária e efeitos antitrombóticos; e efeitos na permeabilidade vascular.[1,6]

Suas concentrações séricas podem diminuir com a redução prolongada da ingestão proteica ou de aminoácidos específicos, bem como em decorrência de infecções, estresse, doenças hepáticas, entre outros.[1,5,7]

Possui meia-vida biológica longa (cerca de 20 dias) e, por isso, não se deve repetir a dosagem antes desse período.[1,7] Em razão dessa meia-vida biológica longa, a albumina não refletirá um déficit nutricional agudo e raramente responderá a intervenções nutricionais dentro de duas semanas.[8] Apesar dessa limitação, os níveis séricos de albumina são fortemente relacionados com aumentos na morbidade (tempo de internação prolongado, cicatrização deficiente), na ocorrência de diarreia por hipoalbuminemia, pelo aumento da motilidade intestinal, e na mortalidade.[2,5,9,10]

A síntese de albumina pode ser suprimida pela desnutrição e por citocinas inflamatórias, incluindo TNF-alfa e interleucina-6 (IL-6), que são elevadas em pacientes com câncer, portanto, pode não ser um indicador imediato e preciso da desnutrição.[11,12] Entretanto, à medida que o câncer progride, os níveis de albumina caem significativamente e servem como bons indicadores do prognóstico. A albumina sérica já foi descrita como um prognóstico independente de sobrevida em vários tipos de câncer, como pulmão, pancreático, gástrico, colorretal, mama e primário desconhecido.[11] Além disso, níveis mais elevados de albumina sérica estão associados a melhor prognóstico, menos complicações após o tratamento oncológico e maior tempo de sobrevida.[13] Em pacientes com câncer de pulmão, estudos mostram que níveis elevados de albumina estão associados com aumento de sobrevida.[14]

Além disso, baixos níveis séricos de albumina aumentam as toxicidades relacionadas ao tratamento quimioterápico. Essa proteína plasmática se liga e transporta medicamentos, como o paclitaxel, um antineoplásico extensamente utilizado no tratamento de diversos cânceres, como pulmão, mama, ovário, entre outros. A ligação do paclitaxel à albumina é importante para atingir seu objetivo terapêutico, pois ela o transporta pela corrente sanguínea, permitindo sua liberação gradual, diminuindo assim seus efeitos tóxicos.[15]

A vantagem potencial do nível sérico de albumina como fator prognóstico do pré-tratamento em pacientes com câncer é que ele é barato e reprodutível. Entre as principais desvantagens está o fato de que a interpretação da albumina sérica costuma ser difícil, pois fatores não nutricionais, como estado de hidratação e processo da doença, podem mascarar os efeitos da privação real de nutrientes.[11]

A classificação do estado nutricional de acordo com os valores dos níveis de albumina pode ser observada na Tabela 1.

TABELA 1 Interpretação dos valores de acordo com a concentração de albumina

Nível de desnutrição	Concentração de albumina (mg/dL)
Nutrido	> 3,5
Leve	3-3,5
Moderada	2,4-2,9
Grave	< 2,4

Fonte: Blackburn et al.[16]

Transferrina

A transferrina é uma betaglobulina produzida no fígado e possui a função de transportar ferro no plasma. Possui meia-vida biológica de 8 dias, o que a torna um parâmetro nutricional mais sensível às alterações na ingestão alimentar. Porém, seus níveis plasmáticos podem estar aumentados na carência de ferro, na gravidez, nas hepatites agudas, nos sangramentos crônicos e reduzidos nas hepatopatias crônicas, anemias, infecção, inflamação e neoplasias.[1,2,7,9]

Apesar do fato de que a vida média mais curta seja, teoricamente, uma vantagem sobre a albumina, estudos clínicos não observaram diferenças significativas. Por isso, alguns autores afirmam que sua medição habitual não apresenta vantagem sobre a dosagem da albumina e outros já não incluem a transferrina na avaliação do estado proteico.[9]

A classificação do estado nutricional de acordo com os valores dos níveis de transferrina pode ser observada na Tabela 2.

TABELA 2 Interpretação dos valores de acordo com a concentração de transferrina

Nível de desnutrição	Concentração de transferrina (mg/dL)
Leve	150-200
Moderada	100-150
Grave	< 100

Fonte: *ASPEN Board of Directors and the Clinical Guidelines Task Force.*[17]

Pré-albumina

A pré-albumina, também conhecida como transtirretina, é uma proteína produzida no fígado, responsável pelo transporte de hormônios tireoidianos através do complexo que ela forma com a proteína transportadora de retinol. Tem meia-vida biológica média de 2 a 3 dias, sendo assim um marcador precoce do déficit nutricional, mas é pouco utilizada na prática clínica por seu alto custo.[1,2,9]

Essa proteína é um reagente de fase aguda que tende a diminuir durante a inflamação. Por sua meia vida curta, a pré-albumina pode ser usada para monitorar a desnutrição crônica e pode detectar facilmente alterações agudas em um curto espaço de tempo.[18] Da mesma forma que a albumina, um estudo prospectivo realizado por Cehreli et al.[14] com 25 pacientes com câncer de pulmão não pequenas células avançado, que objetivou investigar a associação entre fatores nutricionais e biomarcadores inflamatórios séricos em pacientes desnutridos durante a quimioterapia, identificou que níveis mais elevados de pré-albumina estão associados a maior sobrevida.

A pré-albumina pode estar elevada na insuficiência renal, pois o rim é sua principal via de excreção, e reduzida nas doenças hepáticas, na presença de inflamação e infecção.[1,2,7]

A classificação do estado nutricional de acordo com os valores dos níveis de pré-albumina pode ser observada na Tabela 3.

TABELA 3 Interpretação dos valores de acordo com a concentração de pré-albumina

Nível de desnutrição	Concentração de pré-albumina (mg/dL)
Normal	15,1-42
Leve	10-15
Moderada	5-9,9
Grave	< 5

Fonte: Calixto-Lima e Reis.[2]

Proteína ligadora de retinol

A vitamina A pós-prandial é absorvida pelo fígado e armazenada nas reservas hepáticas ou secretada pela proteína ligadora de retinol (RBP, do inglês *retinol binding protein*) para atender às necessidades de vitamina A do tecido. A RBP circula no sangue como um complexo molar 1:1 com outra proteína sérica, a pré-albumina.[19]

Possui meia-vida biológica muito curta, de 10 a 12 horas, e sua diminuição ocorre dentro de 48 a 72 horas após o início da desnutrição. Por isso, pode ser um indicador preciso do metabolismo da proteína e rapidamente responsivo à ingestão de proteína na dieta.[1,20]

Como essa proteína é filtrada e reabsorvida pelos rins, ela pode ser afetada por fatores não nutricionais, como insuficiência renal, momento em que se apresenta de forma elevada na corrente sanguínea. Além disso, pode estar reduzida na carência de vitamina A e zinco, nas doenças hepáticas e na presença de inflamação e infecção.[1,2,8]

A interpretação dos valores de acordo com a proteína transportadora de retinol é apresentada na Tabela 4.

TABELA 4 Interpretação dos valores de acordo com a concentração de proteína ligadora de retinol

Resultados	Proteína ligadora de retinol (mEq/dL)
Valor de referência	3-5

Fonte: ASPEN *Board of Directors and the Clinical Guidelines Task Force.*[17]

Análise da massa muscular esquelética somática

A medida bioquímica do índice creatinina-altura associado às medidas antropométricas colabora com a identificação das condições do comportamento muscular do indivíduo, pois esse índice representa um dos produtos do catabolismo proteico. Vale lembrar que a perda muscular é uma característica importante da desnutrição e de doenças hipercatabólicas.[1,2]

Índice de creatinina e altura

O índice de creatinina e altura (ICA) é utilizado para medir a massa corporal magra metabolicamente ativa, considerando que a excreção urinária de creatinina esteja relacionada com a massa muscular esquelética total. A maior parte (98%) da creatina está localizada no músculo esquelético sob a forma de creatina fosfato, que é uma molécula de depósito energético solicitada na neoglicogênese, cujo produto de degradação é a creatinina.[9,21]

A creatinina é 100% excretada na urina e reflete diretamente o nível de creatinina corporal total; assim, indica a massa muscular total. Isso só é válido se a função renal estiver preservada. É geralmente reconhecido que a excreção de creatinina diminui com a idade, de modo que a aplicação desse índice a uma população em envelhecimento levará à conclusão errônea de que muitas pessoas normais sofrem de desnutrição proteica.[2,21]

Não deve ser utilizado em situações de estresse e função renal prejudicada. Atividade física intensa e conteúdo proteico da dieta podem interferir em seus valores. É calculado a partir da dosagem da creatinina na urina de 24 horas, a qual deve ser rigorosamente orientada e coletada, impossibilitando seu uso em pacientes com insuficiência renal ou em uso de diuréticos, como na falência cardíaca ou hepática. A dependência de uma coleta de urina acurada e completa pode dificultar a realização desse exame na prática clínica.[1,2,9]

O ICA é calculado pela divisão da excreção da creatinina urinária de 24 horas por um valor padrão para a altura do paciente (creatinina urinária ideal) (Anexos 1 e 2), como demonstrado na fórmula a seguir:

$$\text{ICA \%} = \frac{\text{Excreção de creatinina na urina em 24 horas} \times 100}{\text{Excreção de creatinina ideal na urina em 24 horas}}$$

A classificação do resultado obtido pode ser observada na Tabela 5.

TABELA 5 Classificação segundo o índice creatinina-altura (ICA)

% adequação do ICA	Classificação
> 80	Normal
60-80	Depleção proteica moderada
< 60	Depleção proteica grave

Fonte: Walser.[21]

AVALIAÇÃO DA COMPETÊNCIA IMUNOLÓGICA

A avaliação da resposta imunológica auxilia na identificação de alterações nutricionais como a desnutrição. A alimentação inadequada provoca redução de substratos para a produção de células de defesa. Assim, a depressão da imunidade celular e humoral é observada com o avanço da desnutrição. Vale lembrar que pacientes em tratamento oncológico como a quimioterapia apresentam redução da competência imunológica independentemente de seu estado nutricional; dessa forma, esses exames não são adequados para esses pacientes.[1]

Testes cutâneos

Os testes cutâneos avaliam o sistema imunológico. O teste cutâneo de anergia ao antígeno (tuberculina, caxumba, cândida etc.) é um indicador insensível da depleção visceral de proteínas, uma vez que a perda de peso geralmente excede 10% antes que a anergia se desenvolva em decorrência da desnutrição. É feita a aplicação subcutânea de antígenos e avalia-se após 24 a 72 horas. Se não ocorrer endurecimento, o indivíduo é considerado anérgico, ou seja, não responde imunologicamente. O teste será considerado positivo se o diâmetro da induração for superior a 5 mm diante de dois ou mais antígenos.[8]

A anergia está correlacionada com mau prognóstico e é afetada pela idade, presença de doença maligna, uso de esteroides, radioterapia, estresse e sepse.[8]

Contagem total de linfócitos

A contagem total de linfócitos (CTL) geralmente é reduzida na desnutrição e está associada ao aumento de morbidade e mortalidade em pacientes hospitalizados.[2] O tecido linfático é sensível à desnutrição e a geração diminuída de células T, com uma redução nas células T circulantes, se desenvolve no estágio inicial da desnutrição antes do desenvolvimento de linfopenia generalizada. Portanto, a contagem absoluta de linfócitos refletirá o *status* da proteína visceral e a perda de peso, uma vez que a maioria dos linfócitos circulantes é de células T.[8] Doenças infecciosas ou imunossupressão podem afetar consideravelmente a contagem de linfócitos.[7,8]

A CTL é calculada a partir do leucograma, utilizando o percentual de linfócitos e o valor de leucócitos como demonstrado na seguinte fórmula:[1]

$$\text{CTL} = \frac{\%\ \text{linfócitos} \times \text{leucócitos (mL)}}{100}$$

A interpretação dos valores pode ser visualizada na Tabela 6.

TABELA 6 Interpretação dos valores de acordo com a contagem total de linfócitos

Nível de desnutrição	Contagem total de linfócitos (mm^3)
Depleção leve	1.200 a 2.000 células/mm^3
Depleção moderada	800 a 1.199 células/mm^3
Depleção grave	< 800 células/mm^3

Fonte: Blackburn et al.[16]

MARCADORES LABORATORIAIS DA INFLAMAÇÃO

A inflamação corresponde à reação vascular e tissular a qualquer ação traumática, expressando-se por alterações bioquímicas, morfológicas e fisiológicas. Para eliminar os agentes antigênicos e as células metabolicamente alteradas, o processo inflamatório pode ocasionar o acúmulo de fluidos e leucócitos, além de produzir substratos considerados marcadores da inflamação. O processo inflamatório, quando ocorre de forma prolongada e sistêmica, pode interferir no catabolismo proteico e auxiliar na perda de peso do paciente. Dessa forma, é importante ter conhecimento dos marcadores inflamatórios para adequado manejo nutricional.[2]

Proteína C-reativa

A proteína C-reativa (PCR) é produzida e liberada pelo fígado em resposta à presença das citocinas inflamatórias na corrente sanguínea. É considerada uma proteína de resposta da fase aguda, sensível, porém inespecífica.[2,7]

Foi relatado que a PCR está associada à redução da albumina sérica, resultando em perda progressiva de peso, desempenho insatisfatório e maior mortalidade em pacientes com câncer com inflamação sistêmica. Os níveis de PCR são associados ao estado inflamatório como um fator prognóstico para pacientes com câncer de pulmão não pequenas células em estágio avançado.[14]

Além disso, redução dos níveis plasmáticos de albumina e aumento da PCR, que correspondem à depleção proteica e aumento da resposta inflamatória, respectivamente, associados a sintomas e alterações de indicadores antropométricos, podem compreender o diagnóstico da síndrome anorexia-caquexia do câncer.[1]

Leptina

A leptina é um peptídeo sintetizado pelos adipócitos e desempenha um papel importante na regulação do peso corporal. Isso acontece porque ela atua na regulação da ingestão alimentar e no aumento do gasto energético, regulando a função neuroendócrina e o metabolismo da glicose e de lipídios.[2,18]

É um marcador inflamatório sérico, possivelmente para monitorar a progressão da doença e predizer a mortalidade. Pensa-se que níveis de leptina inadequadamente aumentados induzem efeitos metabólicos excessivos subjacentes à anorexia e à perda de peso corporal.[18]

Proporção neutrófilos-linfócitos e proporção plaquetas-linfócitos

A proporção neutrófilos-linfócitos (NLR, do inglês *neutrophil-to-lymphocyte ratio*) e a proporção plaquetas-linfócitos (PLR, do inglês *platelet-to-lymphocyte ratio*) são parâmetros baratos e fáceis de serem conseguidos na prática clínica. Seus resultados são obtidos com as fórmulas demonstradas a seguir:

$$NLR = \frac{\text{Contagem total de neutrófilos}}{\text{Contagem total de linfócitos}}$$

$$PLR = \frac{\text{Contagem total de plaquetas}}{\text{Contagem total de linfócitos}}$$

A NLR e a PLR são indicadores de resposta inflamatória sistêmica e o aumento desses parâmetros está associado a pior sobrevida em pacientes com câncer, particularmente em pacientes com doença avançada. Atualmente, existem evidências de que a presença de uma resposta inflamatória sistêmica (SIR, do inglês *systemic inflammatory response*) está associada ao aumento da perda de peso, aumento do gasto energético em repouso, perda de tecido magro e declínio funcional. As evidências clínicas também mostraram que a ativação da SIR é um dos fatores contribuintes mais antigos e importantes da caquexia.[15]

A avaliação nutricional e a detecção precoce de pacientes com marcadores de resposta inflamatória sistêmica podem permitir a identificação de pacientes com maior risco de desenvolver toxicidades à quimioterapia e facilitar a implementação precoce de um suporte nutricional adequado.[15]

A contagem mais baixa de linfócitos reflete o aumento da produção de cortisol relacionado ao estresse fisiológico ou problemas de saúde geral, enquanto a contagem aumentada de neutrófilos reflete o estado ou resposta inflamatória.[22] Vários estudos demonstraram que NLR elevada está associada a um mau prognóstico em pacientes com hepatocarcinoma submetidos a ressecção cirúrgica, transplante, quimioembolização transarterial e ablação por radiofrequência.[23]

Um estudo retrospectivo realizado por Ji et al.,[23] que objetivou avaliar a habilidade de esses índices predizerem sobrevida, feito com 321 pacientes com hepatocarcinoma e que fizeram ressecção curativa, mostrou que altas NLR (> 2) e altas PLR (> 115) previram mau prognóstico nesses pacientes.

É necessário um trabalho de validação adicional e um estudo de viabilidade antes que essas proporções possam ser consideradas para uso clínico.[15]

AVALIAÇÃO GLICÊMICA

O acompanhamento do perfil glicêmico do paciente oncológico é importante, pois alterações glicêmicas de longo prazo podem ocasionar resistência à insulina. Além disso, pacientes que fazem uso de glicocorticoides, como a dexametasona, para controlar possíveis efeitos adversos como náuseas, podem apresentar hiperglicemia como um dos efeitos colaterais desse medicamento. O acompanhamento e intervenção nutricionais são importantes e efetivos para que o paciente consiga apresentar melhor controle glicêmico.[3]

Glicemia de jejum

A glicemia de jejum refere-se à dosagem de glicose no plasma após um jejum mínimo de oito horas. O nível sanguíneo deve ser mantido na faixa de 60 a 99 mg/dL. Valores aumentados estão relacionados à hiperglicemia e podem gerar complicações renais, cardiovasculares, entre outras.[2]

Hemoglobina glicada

Hemoglobina A (HbA) é a principal forma de hemoglobina circulante no sangue, sendo sua fração não glicada denominada HbA_0. A hemoglobina glicada é formada a partir de reações não enzimáticas e permanentes entre HbA_1 e açúcares redutores como a glicose, sendo o produto definido como glicação. O componente mais importante dessa reação é a fração HbA_{1C}. Como a vida média das hemácias é de 120 dias, o controle glicêmico de longo prazo pode ser feito a partir da dosagem da hemoglobina glicada.[2]

HOMA-IR

O HOMA-IR, do inglês *homeostatic model assessment – insulin resistance*, consiste em um modelo matemático que prediz o nível de resistência à insulina a partir dos valores plasmáticos de glicose e insulina basal em condições de homeostase. É muito utilizado em modelos populacionais por sua simplicidade operacional, no entanto, seu uso ainda requer cautela para diagnóstico ou acompanhamento individual.[2]

PERFIL LIPÍDICO

É sabido que alterações em algumas frações do perfil lipídico, como triglicerídeos e colesterol total, por exemplo, podem aumentar o risco de doenças coronarianas. Além disso, alguns quimioterápicos, como doxorrubicina, fluoracila e paclitaxel, podem ocasionar cardiotoxicidade, podendo causar síndrome coronariana aguda e insuficiência cardíaca congestiva a longo prazo. Dessa forma, é importante avaliar e acompanhar o perfil lipídico dos pacientes oncológicos em tratamento para possíveis intervenções nutricionais precoces.[3]

Triglicerídeos

Os triglicerídeos são formados a partir de três ácidos graxos ligados a uma molécula de glicerol e constituem uma das formas de armazenamento energético mais importante no organismo, sendo depositados nos tecidos adiposo e muscular. Por conterem em sua superfície apolipoproteínas B, tais lipoproteínas carreadoras de triglicerídeos são conhecidas por serem aterogênicas, uma vez que ativam as plaquetas e a cascata de coagulação.[2]

Colesterol total

O colesterol é precursor dos hormônios esteroides, dos ácidos biliares e da vitamina D. Além disso, por constituir as membranas celulares, o colesterol atua na fluidez delas e na ativação de enzimas situadas nessas regiões. O colesterol total representa a soma do colesterol contido nas frações da lipoproteína de baixa densidade (LDL), lipoproteína de alta densidade (HDL) e lipoproteína de muito baixa densidade (VLDL). Valores abaixo de 200 mg/dL são desejáveis, enquanto valores acima de 240 mg/dL se associam a doença arterial coronariana, acidente vascular encefálico e mortalidade.[2]

Lipoproteína de alta densidade

A lipoproteína de alta densidade, do inglês *high-density lipoprotein* (HDL), facilita o transporte reverso de colesterol dos tecidos periféricos ao fígado, onde serão metabolizados ou excretados na forma de sais biliares. Além disso, inibe a expressão de moléculas de adesão e possui atividade anti-inflamatória e antioxidante, o que ocasiona a relação inversa com o risco cardiovascular.[2]

Lipoproteína de muito baixa densidade

A lipoproteína de muito baixa densidade, do inglês *very low-density lipoprotein* (VLDL), transporta os lipídios de síntese endógena do fígado aos tecidos periféricos. Seu valor é estimado dividindo-se os valores de triglicerídeos por cinco.[2]

Lipoproteína de baixa densidade

A lipoproteína de baixa densidade, do inglês *low-density lipoprotein* (LDL), transporta os lipídios de síntese endógena do fígado aos tecidos periféricos e possui em sua composição predomínio de colesterol. Valores acima de 160 mg/dL caracterizam a hipercolesterolemia que está relacionada à ativação de citocinas e agentes quimiotáticos que levam ao desenvolvimento da aterosclerose.[2]

Lipase lipoproteica

A lipase lipoproteica (LPL) é responsável pela hidrólise dos lipídios provenientes da dieta, assim como dos lipídios provenientes da síntese endógena hepática. Ela fica localizada na superfície luminal de células endoteliais adjacentes ao tecido adiposo, pulmonar e muscular.[2]

A menor atividade da LPL foi inversamente proporcional ao maior percentual de perda de peso em pacientes com câncer de pulmão e a alta atividade da LPL em um tecido de câncer de pulmão não pequenas células previu a redução da sobrevivência do paciente.[14]

AVALIAÇÃO DA FUNÇÃO RENAL

Alguns medicamentos antineoplásicos podem ocasionar toxicidade renal e, quando associados a alguns antibióticos e anti-inflamatórios não esteroidais, por exemplo, potencializam os riscos dessa toxicidade. O acompanhamento da função renal ao longo de todo o tratamento faz-se necessário para minimizar as chances de o paciente desenvolver uma diminuição da função renal e, caso isso aconteça, a intervenção nutricional e ajustes dietoterápicos serão de extrema importância.[3]

Creatinina

A creatinina é um composto de aminoácido derivado do metabolismo da creatina do músculo esquelético e da ingestão da dieta. É liberada no plasma em uma taxa relativamente constante, é filtrada no glomérulo e não é metabolizada ou reabsorvida pelo rim. Como sua produção é constante, seus níveis dependem de sua velocidade de depuração, de modo que o aumento dos níveis de creatinina sérica está associado a uma redução na função renal e vice-versa.[2]

Ureia

A ureia é produzida no fígado a partir da degradação dos compostos nitrogenados do metabolismo proteico. A maior parte da ureia (cerca de 90%) é excretada pelos rins e, por isso, é um indicador da função renal. Entretanto, ela não deve ser utilizada de maneira isolada, pois também sofre influência de fatores não renais como desidratação, excessiva quantidade de proteína na dieta e catabolismo proteico aumentado.[2]

Sódio

O sódio sérico é o fator determinante do volume extracelular e seu controle é importante para manutenção do volume intravascular, débito cardíaco e pressão arterial. A hipernatremia está associada ao uso intensivo de diuréticos, ao diabetes e às doenças febris. Já a hiponatremia é associada à hiposmolaridade, sendo a alteração neurológica sua principal complicação, podendo causar convulsão e coma.[2,3]

Potássio

O potássio é importante no acompanhamento de pacientes em uso de diuréticos, na cetoacidose diabética e na insuficiência renal. Cerca de 80 a 95% do potássio ingerido diariamente é excretado pelos rins, dessa forma, a alimentação pode contribuir para o aumento dos níveis séricos de potássio. Além disso, anti-hipertensivos, constipação intestinal e acidose metabólica podem causar ou agravar a hiperpotassemia.[2]

Fósforo

O fósforo é encontrado na forma de fosfato inorgânico ou livre (10%), ligado a proteínas (10%) e complexado com cálcio e magnésio (80%). O fosfato inorgânico desempenha algumas funções importantes, como: combinar-se com o cálcio para propiciar rigidez aos ossos e dentes; ser componente essencial do trifosfato de adenosina (ATP) para fornecer energia para os processos metabólicos; constituir membrana celular do organismo; compor o DNA; participar do metabolismo dos carboidratos; atuar na contração muscular e no equilíbrio acidobásico. Seu nível sérico é regulado pelo controle de sua excreção e reabsorção urinária no túbulo proximal. Por isso, deve ser avaliado em casos de insuficiência renal crônica, pois seus valores podem estar aumentados.[2]

Deve-se atentar aos valores de fósforo reduzidos (hipofosfatemia) em casos de pacientes que estão em jejum de 7 a 10 dias ou com baixíssima ingestão alimentar ou em pacientes desnutridos graves. Esses fatores, associados a valores séricos baixos de potássio (hipocalemia) e de magnésio (hipomagnesemia) podem representar a síndrome de realimentação, que pode ocasionar sintomas respiratórios, arritmias, falência cardíaca e até a morte. A causa da síndrome de realimentação é decorrente da sobrecarga na ingestão calórica e reduzida capacidade do sistema cardiovascular. Para evitar que isso ocorra, deve-se aumentar gradualmente o aporte calórico dos pacientes.[24]

Cálcio

O cálcio é o mineral mais abundante no corpo humano. Cerca de 50% do cálcio sérico está ligado a proteínas circulantes, 40% está na forma ionizada, que é fisiologicamente ativa, e 10% está ligado a ânions séricos. Esse mineral é importante para transmissão nervosa, coagulação do sangue, contração muscular e respiração celular, além de garantir boa formação e manutenção de ossos e dentes. O balanço do cálcio ocorre através da participação dos rins, que filtram e absorvem o cálcio ionizado, do intestino, que absorve o cálcio ingerido na dieta e o elimina nas fezes, e dos ossos, que armazenam o cálcio existente no organismo. A elevação de cálcio sérico é uma complicação metabólica comum em oncologia e é um distúrbio potencialmente fatal.[2,3]

Ácido úrico

O ácido úrico é um produto do metabolismo das purinas, proteínas. Por ser muito hidrossolúvel, é facilmente eliminado pelo rim. Em pacientes sem nenhuma doença, um terço do ácido úrico é degradado e excretado pelo intestino, e dois terços pelo rim. Seus níveis acima do normal podem ser resultado da redução da excreção e aumento da produção, defeito no armazenamento de glicogênio e doença hepática crônica, ingestão excessiva de purinas na dieta, entre outros.[2]

AVALIAÇÃO DA FUNÇÃO HEPÁTICA

Muitos medicamentos quimioterápicos podem ocasionar hepatotoxicidade, sendo alguns deles: metotrexato, citarabina, bussulfano, ciclofosfamida, cisplatina, entre outros. Inicialmente, são atingidas as células do parênquima, causando uma elevação transitória das enzimas hepáticas. Essas alterações podem obstruir o fluxo sanguíneo hepático, ocasionando uma hepatomegalia acompanhada de icterícia e dor abdominal, levando a alterações no metabolismo das gorduras, necrose hepatocelular, colestase, hepatite e doença veno-oclusiva. Dessa forma, é importante acompanhar a função hepática dos pacientes oncológicos em tratamento.[3]

Transaminases

As transaminases ou aminotransferases, representadas pela alanina aminotransferase (ALT ou TGP) e aspartato aminotransferase (AST ou TGO), são enzimas intracelulares, sendo a pirúvica (TGP) exclusiva do citoplasma dos hepatócitos, enquanto a oxalacética (TGO) é produzida 70% no citoplasma e 30% nas mitocôndrias do fígado, músculo esquelético e cardíaco, rins, pâncreas e hemácias. Portanto, alterações dessas enzimas caracterizam comprometimento ou lesão hepatocelular.[2]

Gama glutamiltransferase

A gama glutamiltransferase (gama-GT) é derivada do fígado, dos rins, do pâncreas, do intestino, do baço, do coração, do pulmão, do cérebro e da próstata. É um marcador sensível de doença hepática e está alterada na maioria dos portadores de doença hepatobiliar. Entretanto, apresenta baixa especificidade, pois sua elevação também tem sido associada a uma variedade de condições clínicas, incluindo doenças pancreáticas, infarto do miocárdio, insuficiência renal, entre outros.[2]

Fosfatase alcalina

A fosfatase alcalina é uma família de isoenzimas presentes em praticamente todos os tecidos, principalmente no hepático e no ósseo. A fosfatase alcalina de origem hepática pode estar moderadamente elevada em algumas lesões hepáticas, como hepatite e cirrose, e elevações mais graves são encontradas nas obstruções extra-hepáticas das vias biliares, na colestase intra-hepática e na cirrose biliar.[2]

Bilirrubinas

A bilirrubina é o produto da destruição da porção heme da hemoglobina e outras hemoproteínas. Constitui-se no principal componente dos pigmentos biliares, sendo subdividida em bilirrubina direta ou conjugada e bilirrubina indireta ou não conjugada. A dosagem das bilirrubinas é um exame que pode avaliar, ao mesmo tempo, lesão hepatocelular, fluxo biliar e função de síntese do fígado. A bilirrubina direta encontra-se elevada na disfunção do parênquima hepático e dos ductos biliares e na obstrução destes, em que há obstrução do fluxo da bile, com refluxo para o sangue. A hiperbilirrubinemia indireta pode ser observada em uma série de distúrbios relacionados à superprodução de bilirrubina, como a hemólise e a eritropoiese deficiente, ou distúrbios associados à redução na absorção ou conjugação hepática, como nas lesões intensas dos hepatócitos.[2]

Desidrogenase lática

A desidrogenase lática (DHL) é uma enzima presente no citoplasma dos tecidos em todo o corpo. Menos sensível e específica do que as aminotransferases séricas para avaliação da doença hepática. A elevação da desidrogenase lática é observada em lesões hepatocelulares de modo geral e em neoplasias com comprometimento hepático.[2]

VITAMINAS

Vitaminas são compostos orgânicos indispensáveis para o crescimento e desenvolvimento normais do organismo. Dentre todas as vitaminas, a mais utilizada e dosada na prática clínica de atendimento aos pacientes oncológicos é a vitamina D.

Vitamina D

A vitamina D é o precursor do hormônio esteroide calcitriol, que regula numerosas vias celulares, desempenha um papel na determinação do risco de câncer e seu prognóstico e mostra ter um processo anti-inflamatório benéfico em vários tipos de câncer. Também está envolvida em alguns mecanismos principais, incluindo a inibição da produção de citocinas pró-inflamatórias e sinalização de fator nuclear kappa B (NF-κB). Durante os últimos anos, a deficiência de vitamina D foi comumente descrita em pacientes com câncer e está associada a taxas reduzidas de sobrevida livre de progressão de doença e sobrevida global em pacientes com linfoma de Hodgkin. Resultados semelhantes relataram que a deficiência de 25-hidroxivitamina D é um fator prognóstico independente para baixa sobrevida em pacientes com estágio avançado de câncer de pulmão não pequenas células tratados com quimioterapia.[14]

MINERAIS

Os minerais são elementos com funções orgânicas essenciais que atuam tanto na forma iônica quanto como constituintes de compostos, como enzimas, hormônios e proteínas do tecido. Dentre todos os minerais, serão abordados os que são mais utilizados e avaliados na prática clínica de atendimento ao paciente oncológico.

Magnésio

O magnésio é um mineral que participa de diversos sistemas enzimáticos, principalmente naqueles que envolvem a utilização e a transferência de ATP, incluindo a glicólise, além de modular respostas celulares a fatores de proliferação e crescimento celular. Quando o magnésio sérico é elevado, ou seja, em hipermagnesemia, o paciente pode apresentar náuseas, sudorese, sonolência, fraqueza muscular, entre outros. Já quando o magnésio sérico é reduzido, ou seja, em casos de hipomagnesemia, os pacientes podem sentir fraqueza, formigamento, tremor, arritmias, entre outros. A hipomagnesemia pode ser uma alteração metabólica decorrente do uso de agentes antineoplásicos.[2,3]

Zinco

O zinco é necessário para a estrutura e atividade de diversas enzimas e possui funções como síntese de ácidos nucleicos e proteínas, diferenciação e replicação celular, metabolismo da glicose e secreção de insulina, entre outros.[2]

Além disso, o zinco é um antioxidante que diminui os marcadores de estresse oxidativo e a geração de citocinas inflamatórias e aumenta a imunidade corporal. Ele é transportado para os tecidos pelas proteínas do sangue, albumina e alfa-2 macroglobulina.[14]

Estudos mostraram que a quimioterapia causa diminuição no número de células T, reduzindo os níveis séricos de zinco e vitamina D e resultando na supressão da imunidade mediada por células e imunidade adquirida. A deficiência de zinco pode causar um aumento no estresse oxidativo e citocinas pró-inflamatórias em pacientes com desnutrição e caquexia.[14]

ANEXO 1 Excreção de creatinina (mg/dia) esperada em homens segundo a altura

Altura (cm)	Idade (anos)						
	20-29	30-39	40-49	50-59	60-69	70-79	80-89
1,46	1.258	1.169	1.079	985	896	807	718
1,48	1.284	1.193	1.102	1.006	915	824	733
1,50	1.308	1.215	1.123	1.025	932	839	747
1,52	1.334	1.240	1.145	1.045	951	856	762
1,54	1.358	1.262	1.166	1.064	968	872	775
1,56	1.390	1.291	1.193	1.089	990	892	793
1,58	1.423	1.322	1.222	1.115	1.014	913	812
1,60	1.452	1.349	1.246	1.137	1.035	932	829
1,62	1.481	1.376	1.271	1.160	1.055	950	845
1,64	1.510	1.403	1.296	1.183	1.076	969	862
1,66	1.536	1.427	1.318	1.203	1.094	986	877
1,68	1.565	1.454	1.343	1.226	1.115	1.004	893
1,70	1.598	1.485	1.372	1.252	1.139	1.026	912
1,72	1.632	1.516	1.401	1.278	1.163	1.047	932
1,74	1.666	1.548	1.430	1.305	1.187	1.069	951
1,76	1.699	1.579	1.458	1.331	1.211	1.090	970
1,78	1.738	1.615	1.491	1.361	1.238	1.115	992
1,80	1.781	1.655	1.529	1.395	1.269	1.143	1.017
1,82	1.819	1.690	1.561	1.425	1.296	1.167	1.038
1,84	1.855	1.724	1.592	1.453	1.322	1.190	1.059
1,86	1.894	1.759	1.625	1.483	1.349	1.215	1.081
1,88	1.932	1.795	1.658	1.513	1.377	1.240	1.103
1,90	1.968	1.829	1.689	1.542	1.402	1.263	1.123

ANEXO 2 Excreção de creatinina (mg/dia) esperada em mulheres segundo a altura

Altura (cm)	Idade (anos)						
	20-29	30-39	40-49	50-59	60-69	70-79	80-89
1,40	858	804	754	700	651	597	548
1,42	877	822	771	716	666	610	560
1,44	898	841	790	733	682	625	573
1,46	917	859	806	749	696	638	586
1,48	940	881	827	768	713	654	600
1,50	964	903	848	787	732	671	615
1,52	1.003	922	865	803	747	685	628
1,54	1.026	940	882	819	761	698	640
1,56	1.026	961	902	838	779	714	655
1,58	1.049	983	922	856	796	730	670
1,60	1.073	1.006	944	877	815	747	686
1,62	1.100	1.031	968	899	835	766	703
1,64	1.125	1.054	990	919	854	783	719
1,66	1.148	1.076	1.010	938	871	799	733
1,68	1.173	1.099	1.032	958	890	817	749
1,70	1.199	1.124	1.055	980	911	835	766
1,72	1.224	1.147	1.077	1.000	929	853	782
1,74	1.253	1.174	1.102	1.023	951	872	800
1,76	1.280	1.199	1.126	1.045	972	891	817
1,78	1.304	1.223	1.147	1.065	990	908	833
1,80	1.331	1.248	1.171	1.087	1.011	927	850

REFERÊNCIAS BIBLIOGRÁFICAS

1. Baria F. Avaliação nutricional no paciente oncológico. In: Baiocchi O, Sachs A, Magalhães LP. Aspectos nutricionais em oncologia. Rio de Janeiro: Atheneu; 2018.
2. Calixto-Lima L, Reis NT. Interpretação de exames laboratoriais aplicados à nutrição clínica. s à nutrição clínica. Rio de Janeiro: Rubio; 2012.
3. Bonassa EMA, Gato MIR. Terapêutica oncológica para enfermeiros e farmacêuticos. São Paulo: Atheneu; 2012.
4. Diretriz Braspen de terapia nutricional no paciente com câncer. Braspen J. 2019;34:2-32.
5. Phillips A, Shaper AG, Whincup PH. Association between serum albumin and mortality from cardiovascular disease, cancer, and others causes. Lancet. 1989;16:1434-6.
6. Don BR, Kaysent G. Serum albumin: Relationship to inflammation and nutrition. Semin Dial. 2004;17(6):432-7.
7. Talwar B, Donnelly R, Skelly R, Donaldson M. Nutritional management in head and neck cancer: United Kingdom national multidisciplinary guidelines. J Laryngol Otol. 2016;130(S2):S32--S40.

8. Delmore G. Assessment of nutritional status in cancer patients: widely neglected? Support Care Cancer. 1997;5:376-80.
9. Acuña K, Cruz T. Avaliação do estado nutricional de adultos e idosos e situação nutricional da população brasileira. Arq Bras Endocrinol Metab. 2004;48(3):345-61.
10. Barros JR, Fraga Lobo IM, Melo Soares F, Ferreira de Almeida DSS. Fatores associados à diarreia em uma unidade de terapia intensiva: estudo de coorte. Nutr Clin Diet Hosp. 2018;38(2):127-32.
11. Gupta D, Lis CG. Pretreatment serum albumin as a predictor of cancer survival: A systematic review of the epidemiological literature. Nutr J. 2010;9(69):1-16.
12. Kim DH. Nutritional issues in patients with cancer. Intest Res. 2019;17(4):455-62.
13. Ziętarska M, Krawczyk-Lipiec J, Kraj L, Zaucha R, Małgorzewicz S. Chemotherapy-related toxicity, nutritional status and quality of life in precachectic oncologic patients with, or without, high protein nutritional support: A prospective, randomized study. Nutrients. 2017;9(1108):1-14.
14. Cehreli R, Yavuzsen T, Ates H, Akman T, Ellidokuz H, Oztop I. Can inflammatory and nutritional serum markers predict chemotherapy outcomes and survival in advanced stage nonsmall cell lung cancer patients? Biomed Res Int. 2019:1-8.
15. Arrieta O, Michel Ortega RM, Villanueva-Rodríguez G, Serna-Thomé MG, Flores-Estrada D, Diaz-Romero C, et al. Association of nutritional status and serum albumin levels with development of toxicity in patients with advanced non-small cell lung cancer treated with paclitaxel--cisplatin chemotherapy: a prospective study. BMC Cancer. 2010;10(50):1-7.
16. Blackburn GL, Bistrian BR, Maini BS. Nutritional and metabolic assessment to the hospitalized patient. JPEN. 1977;1(1):11-22.
17. ASPEN Board of Directors and the Clinical Guidelines Task Force. Guidelines for the use of parenteral and enteral nutrition in adult and pediatric patients. JPEN. 2002;26(1 Suppl):1-149.
18. Arora S, Madan K, Mohan A, Kalaivani M, Guleria R. Serum inflammatory markers and nutritional status in patients with stable chronic obstructive pulmonary disease. Lung India. 2019;36(5):393-8.
19. Quadro L, Gamble MV, Vogel S, Lima AA, Piantedosi R, Moore SR, et al. Retinol and retinol--binding protein: Gut integrity and circulating immunoglobulins. JID. 2000;182(Suppl 1):S97--S102.
20. Pisprasert V, Shantavasinkul PC, Rattanachaiwong S, Lepananon T, Komindr S. Moderately high-protein enteral formula improved retinol-binding protein in tube-fed patients: A multicentre open study. Nutr Health. 2017;23(3):203-9.
21. Walser M. Creatinine excretion as a measure of protein nutrition in adults of varying age. JPEN. 1987;11(5):S73-S78.
22. Bhat TM, Afari ME, Garcia LA. Neutrophil lymphocyte ratio in peripheral vascular disease: a review. Expert Rev Cardiovasc Ther. 2016;14(7):871-5.
23. Ji F, Liang Y, Fu SJ, Guo ZY, Shu M, Shen SL, et al. A novel and accurate predictor of survival for patients with hepatocellular carcinoma after surgical resection: The neutrophil to lymphocyte ratio (NLR) combined with the aspartate aminotransferase/platelet count ratio index (APRI). BMC Cancer. 2016;16(137):1-11.
24. Viana LA, Burgos MGPA, Silva RA. Qual é a importância clínica e nutricional da síndrome de realimentação? ABCD Arq Bras Cir Dig. 2012;25(1):56-9.

Seção III

Manejo e terapia nutricional

CAPÍTULO 6

Tratamento radioterápico e quimioterápico

Simone Tamae Kikuchi

QUIMIOTERAPIA

A quimioterapia (QT) é um dos tratamentos que visa interromper ou retardar o crescimento das células cancerosas. É uma das terapias mais utilizadas no tratamento do câncer e pode ser aplicada isoladamente (monoquimioterapia) ou associada a outras drogas (poliquimioterapia).[1,2]

Os quimioterápicos antineoplásicos atuam em nível celular, interferindo no processo de crescimento e divisão celular. Sua aplicação pode ser antes da cirurgia (neodjuvante), concomitantemente, após procedimento cirúrgico (adjuvante), e paliativa.[1,2]

A maioria dos quimioterápicos utilizados tem sua dose básica, que é ajustada para cada paciente de acordo com sua superfície corporal (obtida a partir do peso e da altura do paciente e expressa em metro quadrado). Assim, obtida a superfície corporal, esta é multiplicada pela dose básica do quimioterápico e se obtém a dose a ser aplicada. Alguns quimioterápicos têm dose única, que não se modifica com a superfície corporal do paciente e outros são prescritos por quilo de peso corporal.[3]

Os quimioterápicos de um esquema terapêutico podem ser aplicados por dia, semana, quinzena, a cada 3 semanas, a cada 4 semanas, a cada 5 semanas ou a cada 6 semanas. Quando se completa a administração do(s) quimioterápico(s) de um esquema terapêutico, diz-se que se aplicou um ciclo. Portanto, a QT é aplicada em ciclos que consistem na administração de um ou mais medicamentos em intervalos regulares.[3]

Na Figura 1, podem-se observar as drogas *versus* sua atuação no ciclo celular. No topo: o mecanismo de ação de algumas quimioterapias citotóxicas (caixas arredondadas superiores), que pode ser independente do ciclo celular (p. ex., agentes alquilantes, caixa cinza escuro) ou depender de fases especí-

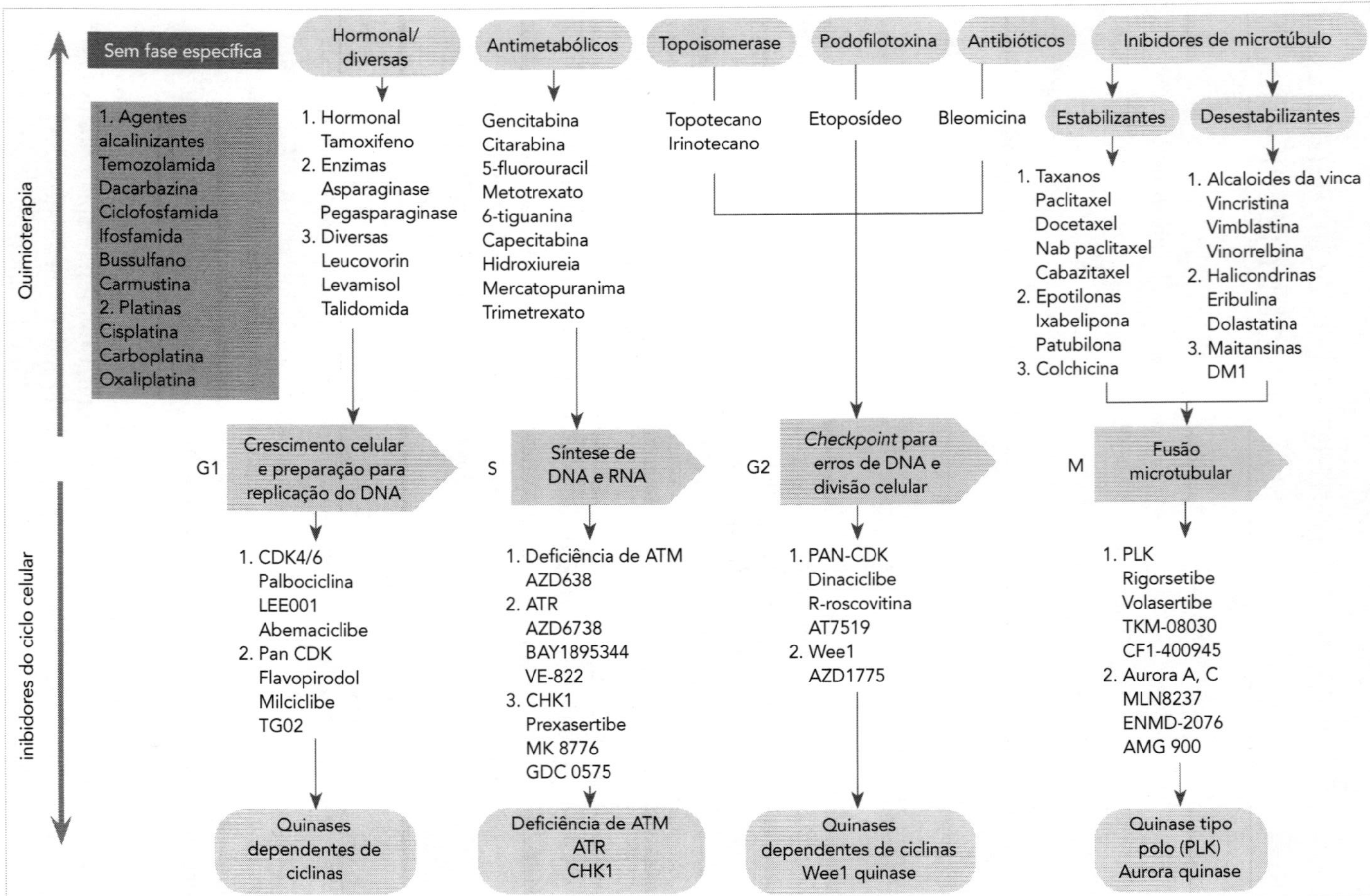

FIGURA 1 Drogas e atuação de acordo com o ciclo celular.
Fonte: adaptada de Mills.[84]

ficas no ciclo celular (caixas em formato de setas) para induzir a interrupção do ciclo celular. Embaixo: os inibidores do ciclo celular que têm como alvo os moduladores do ciclo celular (caixas arredondadas inferiores) que atuam em fases específicas para atrasar a progressão dele.[4]

As drogas apresentam efeitos colaterais variáveis, como é possível ver na Tabela 1.[5]

TABELA 1

Principais quimioterápicos alquilantes e nitrosureias		
Droga (nome comercial)	Indicações	Efeitos adversos
Bussulfano	Leucemia mieloide crônica, linfomas e tratamentos de condicionamento para transplante de medula óssea	Náuseas, vômitos, diarreias, cistite hemorrágica, alopecia
Carboplatina – Paraplatin/JM-8	Carcinoma avançado de ovário de origem epitelial, carcinoma de pequenas células de pulmão, câncer de cabeça e pescoço, bexiga, cérebro, mama, testículo, endométrio e cérvix, neuroblastoma e leucemia recidivada ou refratária	Náuseas e vômitos Hematológicos: anemia, neutropenia, leucopenia, trombocitopenia
Carmustina – BCNU	Tumores cerebrais, mieloma múltiplo, linfomas de Hodgkin e não Hodgkin, melanoma, adenocarcinoma gástrico e colorretal, câncer de pulmão, carcinoma hepatocelular	Náuseas, vômitos, estomatite Cuidado com nefrotoxicidade (insuficiência renal)
Ciclofosfamida – CTX/Genuxal (CHOP)	Câncer de mama e pulmão, mieloma múltiplo, neuroblastoma, leucemia linfoide aguda e linfoma linfocitário crônico, tumor de Wilms, retinoblastoma, adenocarcinoma de ovário	Náuseas, vômitos, estomatite e diarreia
Cisplatina – CDDP (BEP + bleomacinina)	Tumores de testículo, ovário, endométrio e bexiga, adrenal, pulmão, osteossarcoma, carcinoma de cabeça e pescoço, esôfago, linfomas e mieloma múltiplo	Náuseas e vômitos severos Risco de nefrotoxicidade
Clorambucil	Leucemia linfoide crônica, linfomas	Febre, calafrios, infecções, hemorragias
Dacarbazina – DTIC/Dacarb	Melanoma maligno, linfoma de Hodgkin e sarcoma metastático de partes moles, osteossarcoma	Náuseas e vômitos, anorexia
Ifosfamida – IFO/Holoxane	Tumores de testículo, sarcoma de partes moles, osteossarcoma, linfomas malignos. Carcinoma de ovário, endométrio, mama, tumor de Ewing, pulmão de pequenas células	Náuseas, vômitos, mucosite, esofagite e anorexia

(continua)

TABELA 1 (*continuação*)

Principais quimioterápicos alquilantes e nitrosureias		
Droga (nome comercial)	Indicações	Efeitos adversos
Lomustina – CCNU	Tumores cerebrais, linfomas, melanomas, mieloma, mama, pulmão, cólon, reto e rins	Náuseas, vômitos e anorexia, mielodepressão
Mecloretamina	Linfoma de Hodgkin e linfoma	Alopecia
Melfalano – Alkeran	Mieloma múltiplo, câncer de mama e ovário localmente avançado	Náuseas, vômitos, mucosite e diarreia
Oxaliplatina – Oxaplatin/OXA/ Eloxatin (Flox) Oxaliplatina + capecitabina – Xelox	Câncer de cólon e reto metastáticos	Náuseas, vômitos, diarreia e mucosite, gastrite e hemorragia gastrointestinal
Principais quimioterápicos antimetabólitos		
Droga (nome comercial)	Indicações	Sintomas adversos
Citarabina – Aracytin/Citarax/ ARA-C	Leucemia linfoide aguda, leucemia mieloide aguda	Náuseas, vômitos, mucosite, anorexia, úlceras gastrointestinais, diarreia
Fluorouracil – 5 FU/ Quasar	Câncer gástrico, cólon, reto, hepático, vesícula biliar, pâncreas, cabeça e pescoço, ovário, mama e cérebro	Náuseas, vômitos, mucosite e diarreia
Mercaptopurina – Puri Nethol	Mieloma múltiplo, leucemia linfoide aguda, leucemia mieloide aguda	Náuseas e vômitos
Metotrexato – MTX/Metotrexin/ Miantrex	Coriocarcinoma, leucemia linfoide aguda, leucemia meníngea, câncer de mama, cabeça e pescoço, pulmão, linfomas, osteossarcoma, linfossarcoma, mieloma, rabdomiossarcoma, tumor cerebral, câncer de bexiga, esôfago, cérvix, rim, ovário, próstata, testículo, gástrico	Náuseas, vômitos, mucosite e diarreia dose-dependente
Tioguanina	Leucemia linfoide aguda, leucemia mieloide aguda	Mielodepressão, toxicidade hepática

(*continua*)

TABELA 1 *(continuação)*

Principais quimioterápicos citotóxicos		
Droga (nome comercial)	**Indicações**	**Sintomas adversos**
Bleomicina – Blenoxane/ Tecnomicina	Carcinoma espinocelular (CEC) de cabeça e pescoço, linfomas de Hodgkin e não Hodgkin, carcinoma de testículo e ovário, sarcoma de Kaposi, pele, pênis, vulva	Estomatite, náuseas, vômitos e anorexia prolongada
Dactinomicina – actinomicina/ ACT-D	Tumor de Wilms, coriocarcinoma gestacional, rabdomiossarcoma, sarcomas de Ewing e de Kaposi, melanoma, carcinoma endometrial, testicular, melanoma, osteossarcoma, câncer de ovário, leucemia não linfocítica aguda	Náuseas, vômitos, mucosite, anorexia e diarreia
Daunorrubicina – daunoblastina	Leucemia linfoide aguda, leucemia mieloide aguda, linfoma não Hodgkin, neuroblastoma, sarcoma de Ewing, tumor de Wilms	Náuseas e vômitos
Doxorrubicina – Adria/ADR/Dox/ Adriamicina/ Adriblastina	Carcinoma de mama, pulmão, bexiga, tireoide, estômago e ovário, osteossarcoma e sarcoma de tecidos moles, linfomas de Hodgkin, neuroblastoma, tumor de Wilms	Náuseas e vômitos, mucosite
Doxorrubicina – Caelyx liposomal	Sarcoma de Kaposi, leucemia linfoide aguda, leucemia mieloide aguda	Náuseas e vômitos, mucosite
Mitomicina C	Carcinoma disseminado gástrico e pâncreas, colorretal, pulmão, biliar, mama, cabeça e pescoço, leucemia linfoide crônica, bexiga	Náuseas, vômitos e anorexia
Principais quimioterápicos alcaloides de vinca		
Droga (nome comercial)	**Indicações**	**Sintomas adversos**
Vimblastina – Velban/VLB	Carcinoma avançado de testículos e ovário, sarcoma de Kaposi, linfomas, pulmão, cabeça e pescoço, neuroblastoma, leucemia mieloide crônica, coriocarcinoma e câncer de mama e rins	Náusea, vômito, constipação, mucosite e cólica abdominal

(continua)

TABELA 1 *(continuação)*

Principais quimioterápicos alcaloides de vinca		
Droga (nome comercial)	Indicações	Sintomas adversos
Vincristina – Oncovin/Vcr	Tumor de Wilms, sarcoma de Ewing, Kaposi e tecidos moles, osteossarcoma. Pulmão, neuroblastoma, câncer de mama, ovário, cabeça e pescoço, colorretal e linfomas. Cérebro, tireoide, mieloma, melanoma e leucemia	Constipação, náuseas, vômitos
Vinorrelbina – Navelbine/VNR	Carcinoma de mama metastático, câncer de pulmão de não pequenas células, linfoma de Hodgkin, carcinoma de ovário avançado	Náuseas, vômitos, diarreia, anorexia e mucosite
Principal quimioterápico podofilotoxinas		
Droga (nome comercial)	Indicações	Sintomas adversos
Etoposídeo – Vepeside/VP-16	Tumores de testículo, pulmão, linfomas de Hodgkin e não Hodgkin, leucemia não linfocítica aguda, sarcoma de Kaposi, tumor de Ewing, neuroblastoma, tumores cerebrais, mieloma, melanoma, neoplasias trofoblásticas e de células germinativas, câncer de mama, córtex adrenal, bexiga, estômago, ovário e próstata	Náuseas e vômitos
Principal quimioterápico camptotecina		
Droga (nome comercial)	Indicações	Sintomas adversos
Topotecano – Hycanti	Carcinoma recorrente metastático do ovário, pulmão de não pequenas células, sarcoma de Ewing, carcinoma colorretal e esôfago	Náuseas, vômitos dose-limitantes, diarreia, dor abdominal, anemia, leucopenia e plaquetopenia
Principal quimioterápico taxano		
Droga (nome comercial)	Indicações	Sintomas adversos
Paclitaxel – Taxol	Carcinoma avançado de ovário, carcinoma metastático de mama e pulmão de não pequenas células, cabeça e pescoço, melanoma, estômago, sarcoma de Kaposi	Náuseas, vômitos, mucosite dose-dependente, diarreia

Além disso, é preciso estar atento às interações medicamentos-nutrientes que algumas drogas apresentam, como pode ser visto na Tabela 2.[6]

TABELA 2 Interação fármaco-nutriente

Fármaco	Interação medicamento-nutriente	Ação
Abiraterona	Alimentos	Aumentam em até 17 vezes a exposição sistêmica
Exemestano	Alimentos ricos em gordura	Aumento de níveis plasmáticos
Gefitinibe	Toranja	Redução de níveis séricos
Lapatinibe	Toranja	Aumento do efeito da droga
Melfalano	Alimentos	Redução da absorção da droga
Metotrexato	Cafeína	Redução de níveis séricos
Capecitabina	Alimentos	Redução da velocidade de absorção
Clorambucila	Alimentos	Redução da absorção
Dasatinibe	Toranja	Aumento da concentração sérica
Erlotinibe	Alimentos	Aumento da biodisponibilidade
Erlotinibe	Toranja	Aumento da concentração plasmática
Nilotinibe	Toranja	Aumento das concentrações séricas
Pazopanibe	Toranja	Aumento dos níveis de concentração
Pazopanibe	Alimentos	Aumento da exposição sistêmica
Procarbazina	Alimentos ricos em tiramida	Aumento de risco de crise hipertensiva
Ruxolitinibe	Toranja	Aumenta efeitos da droga
Sorafenibe	Gordura	Redução da absorção da droga

O manejo de efeitos colaterais, bem como a orientação de medicamentos/nutrientes, devem ser realizados no início e durante todo o processo de cuidado do paciente. Além disso, devem ser reforçados e adaptados conforme as necessidades e mudanças de protocolos.

RADIOTERAPIA

A radioterapia (RT) é um método de tratamento local ou locorregional do câncer, que utiliza equipamentos e técnicas variadas para irradiar áreas do organismo humano, prévia e cuidadosamente demarcadas.[3] A aplicação clínica da radiação ionizante é uma opção de tratamento crucial na terapia moderna do câncer, além da cirurgia e da terapia sistêmica.[7]

Sua aplicabilidade varia de acordo com a estratégia definida, por exemplo, em configurações adjuvantes e neoadjuvantes, com ou sem quimioterapia concomitante. A eficácia da RT foi comprovada em vários estudos randomizados e descrita em meta-análises que incluíram diversos tipos de câncer. A RT pode prolongar significativamente a sobrevida do paciente e melhorar as taxas de controle local de tumores.[7]

A radiação direta ou indireta induz diferentes tipos de danos ao genoma, incluindo quebras de fita dupla de DNA (DSB), lesões volumosas e outros, ativando assim uma rede de sinalização altamente sofisticada denominada resposta a danos de DNA (DDR), culminando em células transitórias ou permanentes parada do ciclo e/ou morte celular, respectivamente, como se vê na Figura 2.[7]

Os efeitos colaterais decorrentes desse tratamento dependem do sítio irradiado, como visto na Tabela 3.

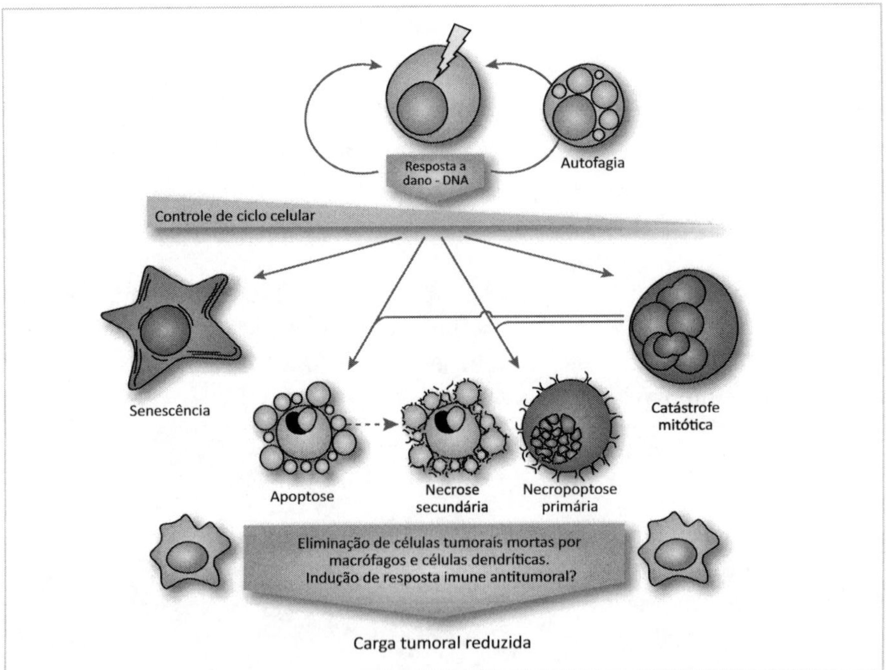

FIGURA 2
Fonte: adaptado de Orth et al.[7]

TABELA 3

Parte do corpo irradiada	Efeitos colaterais relacionados à alimentação
Cérebro	Náuseas e vômitos
Tórax	Alterações de deglutição
Cabeça e pescoço	Alterações em cavidade oral, como mucosite, xerostomia, disgeusia e disfagia
Pélvica	Diarreia, náuseas e vômitos
Reto	Diarreia
Estômago e abdome	Diarreia, náuseas e vômitos

Fonte: adaptada do National Cancer Institute.[8]

A nutrição exerce papel fundamental no manejo dos efeitos colaterais dos tratamentos oncológicos ao longo da jornada do paciente. É necessário acompanhamento contínuo para evitar que tais efeitos prejudiquem o estado nutricional, interferindo negativamente no prognóstico e no desempenho.[9]

A seguir, serão abordados os efeitos colaterais decorrentes da quimioterapia e radioterapia e a ação do nutricionista em cada um deles. A abordagem pode ser feita durante os atendimentos nos períodos estipulados da rotina do ambulatório ou, se necessário, antes em consultório. Atualmente o Conselho Federal de Nutricionistas (CFN) liberou o atendimento não presencial, que é uma ferramenta de grande valia para que esse público se mantenha motivado e aderente à conduta nutricional.

Redução de apetite, saciedade precoce, inapetência

A estratégia mais utilizada é fracionar as refeições e aumentar sua densidade calórica:

- Incluir gordura de boa qualidade, como as monoinsaturadas e poli-insaturadas em todas as refeições.[10]
- Incluir molhos às preparações proteicas (p. ex., frango ao molho de laranja, estrogonofe, peixe ao molho mostarda, frango cremoso).[10]
- Incluir geleias sem açúcar e queijos cremosos às preparações.[10]
- Adicionar leite em pó ao leite líquido e às preparações como vitaminas e *shakes* como forma de suplementação.[10]
- Utilizar suplementos nutricionais ou módulos de acordo com a necessidade do paciente e monitorar seu consumo.[10]
- Fracionar as refeições em três refeições principais (desjejum, almoço e jantar) e pelo menos dois lanches intermediários.

- Iniciar a refeição priorizando a fonte proteica.
- Preferir pratos únicos, que contenham em uma única preparação todos os grupos de alimentos (p. ex., torta de frango com legumes, fritada de ovos com batata, arroz de forno com carne ou leguminosas etc.).

Náuseas e vômitos

- Não se deitar logo após as refeições.[9,10]
- Fracionar a alimentação.[9,10]
- Evitar alimentos com odor forte e o excesso de temperos. Usar máscara caso precise manipular os alimentos ou, se possível, solicitar que outra pessoa cozinhe.[9,10]
- Evitar bebidas gaseificadas.[10]
- Evitar ingerir líquidos durante as refeições; consumi-los 30 a 60 minutos antes ou depois.[9,10]
- Preferir alimentos com menor concentração de gorduras.[10]
- Preferir alimentos secos.[10]
- Alimentar-se em locais areajados, longe de odores fortes de comida.[10]
- Incluir alimentos cítricos e em temperatura fria/gelada por exalarem menos aromas.[9,10]
- Incluir gengibre (*in natura* ou em pó) em chás, sucos, sopas ou na forma de balas ou cristais para controle das náuseas.[10]

Alterações intestinais

É essencial conhecer o hábito intestinal do paciente previamente ao início do tratamento e dos sinais e sintomas relacionados ao câncer. Uma vez que os cânceres intestinais podem alterar a frequência e consistência das evacuações, também se deve investigar o período prévio a essas mudanças.

Independentemente de diarreia ou obstipação, a hidratação é um pilar para o manejo das alterações intestinais. Sua recomendação deve ser 35 mL/kg para adultos entre 18 e 55 anos, 30 mL/kg para indivíduos entre 55 e 65 anos e 25 mL/kg para idosos acima de 65 anos acrescentando perdas dinâmicas e retenção hídrica.[9]

Na obstipação, o consumo diário de fibras também deve ser estimulado. Calculam-se de 25 a 35 g para indivíduos com mais de 20 anos de idade e de 10 a 13 g por 1.000 kcal para pacientes idosos. Como primeira opção, a fibra dietética deve ser consumida na forma de alimentos como frutas, vegetais, pães de trigo integral e cereais, legumes, nozes e sementes, não só porque são ricos em fibras, mas também porque são excelentes fontes de vitaminas e minerais, oligoelementos e antioxidantes.[9]

A diarreia pode ser graduada de 1 a 4, de acordo com o Common Terminology Criteria (CTC), sendo considerada diarreia a partir de um aumento de quatro evacuações acima do habitual do paciente.[11]

Quando o paciente apresenta essa queixa, algumas modificações dietéticas podem auxiliar seu manejo:[9,10]

- Evitar alimentos ricos em lactose.
- Evitar alimentos irritantes ou estimulantes do peristaltismo, como cereais integrais, fibras insolúveis, alimentos ricos em gorduras.
- Evitar alimentos fermentativos, como alho, cebola, repolho, brócolis, pimentões, leguminosas, batata-doce, doces em geral.
- Evitar alimentos em temperaturas extremas.
- Fracionar refeições.
- Aumentar a ingestão de líquidos (incluindo água de coco, isotônicos, caldo de carne, chás, sucos e gelatinas).

Disfagia

De acordo com a Organização Mundial de Gastroenterologia (WGO, 2004) a disfagia corresponde à dificuldade em iniciar a deglutição, regurgitação nasal, tosse, fala anasalada, redução no reflexo de tosse e engasgamento.[12]

Para a avaliação do grau de disfagia e consistência segura e ideal do consumo, o paciente deve ser avaliado por um fonoaudiólogo, sendo submetido a testes e exames que definirão o que será ideal para seu consumo:

- Adequar consistência da dieta oral, de acordo com avaliação da fonoaudiologia (com o auxílio da equipe multidisciplinar, a indicação de líquidos espessados e dietas com diferentes consistências e texturas, além da nutrição enteral com sondas nasoenterais ou gastrostomia, deve ser considerada com base em cada caso e na expectativa e qualidade de vida do paciente) adequando-se às preferências do paciente.[10]
- Adequar grupos de macronutrientes de acordo com a necessidade do paciente. As dietas de consistência pastosa costumam ser mais ricas em amidos e carboidratos, utilizados para garantir a consistência, em detrimento das proteínas.
- Aumentar fracionamento.[10]
- Atentar-se à aceitação de líquidos com baixa viscosidade, alimentos sólidos, duros e secos, alimentos pouco consistentes e pouco homogêneos.[10]

- Orientar o uso de cabeceira elevada durante a alimentação.[10]
- Utilizar colheres de sobremesa ou café para evitar quantidade excessiva de alimento na boca.[10]
- Assegurar textura homogênea em todas as preprarações.[10]

Odinofagia

A dor na alimentação pode ser decorrente da localização do tumor ou dos próprios tratamentos. Para auxiliar nossos pacientes, pode-se:

- Ajustar a consistência da dieta conforme a tolerância.[10]
- Manter boa higiene oral.[10]
- Evitar alimentos secos, duros, cítricos, salgados, picantes e condimentados.[9,10]
- Evitar alimentos em extremos de temperatura.[10]

Disgeusia

A alteração de paladar é algo muito relatado no tratamento, principalmente em razão dos agentes com platina, que conferem sabor metálico aos alimentos.

- Preparar pratos visualmente agradáveis e coloridos.[10]
- Sentir o aroma dos alimentos e recordar seu sabor antes de consumi-los.[10]
- Alimentar-se devagar, para que mais sabores possam ser perceptíveis.
- Utilizar ervas frescas, secas e especiarias.[10]
- Dar preferência aos alimentos em temperatura ambiente ou fria para estimular outros sentidos.[10]
- Evitar talheres de metal, pois aumentam o sabor metálico na boca. Trocá-los por talheres de plástico.[10]

Xerostomia

A xerostomia causa a dificuldade na fala e afeta a percepção de sabor, mastigação e deglutição, sendo descrita como causadora de desconforto oral e dor.[13]

Para o manejo nutricional dessa toxicidade, recomenda-se:

- Hidratar-se com pequenas quantidades de água e/ou deixar derreter pedaços de gelo na boca.[10]
- Adequar os alimentos conforme aceitação, ajustando a consistência.[10]

- Orientar o consumo de alimentos em consistência mais úmida, adicionar caldos e molhos às preparações.[10]
- Utilizar alimentos cítricos em preparações e em bebidas.[10]
- Preferir ervas aromáticas em detrimento do sal.[10]
- Consultar o dentista/médico caso haja necessidade de utilizar saliva artificial.[10]
- Promover estimulação salivar residual, através da utilização de balas/chicletes sem açúcar e/ou à base de xilitol ou sorbitol, pois estimulam a função gustatória e mastigatória.[10]

Mucosite oral

A mucosite oral é um efeito colateral da QT, RT de cabeça e pescoço e terapia direcionada, que afeta mais de 75% dos pacientes. A ulceração pode causar dor intensa e dificuldade para comer e beber, o que pode exigir analgésicos opioides, hospitalização e nutrição suplementar. Essas complicações podem interromper a terapia do câncer, reduzindo a sobrevida.[14]

Uma das classificações mais utilizadas para estratificar a mucosite oral é a classificação elaborada pela Organização Mundial de Saúde/National Cancer Institute (NCI):[15]

- Grau 0: ausência da doença.
- Grau 1: úlcera não sintomática, eritema ou leve sensibilidade.
- Grau 2: eritema doloroso ou úlceras que não interferem na capacidade de alimentação.
- Grau 3: úlceras que só permitem que o paciente se alimente por dieta líquida.
- Grau 4: sintomatologia grave que implica a impossibilidade de alimentação por via oral.

Para o manejo nutricional dessa toxicidade, recomenda-se:

- Realizar higiene bucal cuidadosa sempre que se alimentar, utilizando-se escovas de cerdas macias, fundamental para reduzir a gravidade da mucosite.[10]
- Promover hidratação adequada.[10]
- Evitar alimentos irritantes (citrinos, cafeína, condimentados, picantes), secos e duros.[9,10]
- Adequar a consistência da dieta de acordo com a tolerância e o grau de mucosite.[9,10]

- Utilizar alimentos em temperatura ambiente, fria ou gelada.[9,10]

Todas as intervenções nutricionais devem ser realizadas dentro de um processo de acompanhamento do estado nutricional ao longo da jornada do paciente, iniciando-se no diagnóstico e terminando na alta nutricional.

REFERÊNCIAS BIBLIOGRÁFICAS

1. Rodrigues AB, Martin LGR. Bases da quimioterapia, classificação, dos quimioterápicos, cálculos em quimioterapia e segurança ocupacional. In: Rodrigues AB, Martin LGR, Moraes MW. Oncologia multiprofissional: bases para assistência. Barueri: Manole; 2016. p.187-203.
2. Bonassa EMA, Gato MIR, Mota MLS, Molina P. Conceitos gerais em quimioterapia antineoplásica. In: Bonassa EMA, Gato MIR. Terapêutica oncológica para enfermeiros e farmacêuticos. 4. ed. São Paulo: Atheneu; 2012.
3. Brasil. Ministério da Saúde. Manual de Bases Técnicas da Oncologia – SIA/SUS – Sistema de Informações Ambulatoriais. Brasília: Ministério da Saúde; 2013.
4. Mills CC, Kolb EA, Sampson VB. Development of chemotherapy with cell-cycle inhibitors for adult and pediatric cancer therapy. Cancer Res. 2018;78(2):320-5.
5. Silva DA, Tanaka M, Lemos PSM, Silva VAS. Tratamento quimioterápico In: Kikuchi ST, Leão ACS, Hirose EY. Manual prático de assistência nutricional ao paciente oncológico adulto e idoso. São Paulo: Atheneu; 2020. p.51-62.
6. Lexicomp. Disponível em: https://online.lexi.com/ (acesso 19 set 2020).
7. Orth M, Lauber K, Niyazi M, Friedl AA, Li M, Maihöfer C, et al. Current concepts in clinical radiation oncology. Radiat Environ Biophys. 2014;53(1):1-29.
8. National Cancer Institute (NCI). Radiation therapy side effects. Disponível em: https://www.cancer.gov/about-cancer/treatment/types/radiation-therapy/side-effects (acesso 20 set 2020).
9. Brasil. Instituto Nacional de Câncer José Alencar Gomes da Silva (Inca). Consenso nacional de nutrição oncológica/Instituto Nacional de Câncer José Alencar Gomes da Silva, Coordenação Geral de Gestão Assistencial, Hospital do Câncer I, Serviço de Nutrição e Dietética. Nivaldo Barroso de Pinho (org.). 2. ed. Rio de Janeiro: Inca; 2015.
10. Ferraz CM, Oliveira DA, Braz KCC, Kikuchi ST. Estratégias nutricionais para manejo das toxicidades decorrentes do tratamento antineoplásico. In: Kikuchi ST, Leão ACS, Hirose EY. Manual prático de assistência nutricional ao paciente oncológico adulto e idoso. São Paulo: Atheneu; 2020. p.51-62.
11. National Cancer Institute: Common Terminology Criteria for Adverse Events (CTCAE), Version 5.0. Bethesda, Md: U.S. Department of Health and Human Services, National Institutes of Health; 2017 (acesso 20 set 2020).
12. Ravasco P, Monteiro-Grillo I, Marques Vidal P, Camilo ME. Impact of nutrition on outcome: A prospective randomized controlled trial in patients with head and neck cancer undergoing radiotherapy. Head Neck. 2005;27(8):659-68.
13. Wong HM. Oral complications and management strategies for patients undergoing cancer therapy. Sci World J. 2014;2014:581795.
14. Riley P, Glenny AM, Worthington HV, Littlewood A, Fernandez Mauleffinch LM, Clarkson JE, McCabe MG. Interventions for preventing oral mucositis in patients with cancer receiving treatment: cytokines and growth factors. Cochrane Database Syst Rev. 2017;11(11):CD011990.
15. Carvalho PAG, Jaguar GC, Pellizzon AC, Prado JD, Lopes RN, Alves FA. Evaluation of low-level laser therapy in the prevention and treatment of radiation-induced mucositis: A double-blind randomized study in head and neck cancer patients. Oral Oncol. 2011;47(12):1176-81.

CAPÍTULO 7

Terapia nutricional oral, enteral e parenteral

Ana Carolina Leão Silva

INTRODUÇÃO

O paciente oncológico apresenta alto risco de desnutrição. Tanto a doença como os tratamentos podem levar a piora do estado nutricional e mudanças nas necessidades nutricionais desses pacientes. Isso ocorre porque o câncer é uma doença complexa e multifatorial que provoca alterações metabólicas e nutricionais, podendo levar a distúrbios no estado nutricional como a desnutrição, sarcopenia e caquexia, influenciando na sobrevida e recuperação desses pacientes.[1,2]

A desnutrição no câncer está associada ao balanço energético negativo, perda de massa muscular e ingestão alimentar reduzida, causada pela anorexia primária (nível de sistema nervoso central), podendo ser agravada por deficiências secundárias à ingestão oral geralmente relacionadas ao tratamento. Também ocorrem distúrbios metabólicos, como taxa metabólica de repouso elevada, resistência à insulina, aumento da lipólise e proteólise agravando a perda de peso provocados por uma inflamação sistêmica e catabolismo, e essas alterações metabólicas podem ser do paciente oncológico ou do tumor.[3,4]

A caquexia no câncer foi definida em 2011 por Fearon et al. como uma síndrome multifatorial complexa que resulta de uma combinação de alterações metabólicas, inflamação sistêmica e diminuição do apetite. Caracteriza-se por uma perda involuntária de peso e massa muscular esquelética (com ou sem perda de massa gorda), que não pode ser totalmente revertida pelo suporte nutricional convencional e leva a um comprometimento funcional progressivo.[5]

A sarcopenia no paciente oncológico, caracterizada pela depleção da massa muscular esquelética (também pode ser denominada sarcopenia secundária), demonstra seu papel preditor de pior prognóstico nesses pacientes e muitas vezes pode ser negligenciada, principalmente no paciente obeso sarcopênico.[2,5,6]

A má nutrição pode prejudicar a tolerância e a resposta aos tratamentos antineoplásicos, retardar a cicatrização de feridas, piorar a função muscular e aumentar o risco de complicações pós-operatórias, o que pode aumentar o tempo de internação e o risco de interrupções do tratamento, com possível redução da sobrevida. Apesar disso, estudos vêm mostrando que nem sempre o paciente oncológico tem acesso a assistência e suporte nutricional adequados. Um trabalho realizado em hospitais franceses observou que apenas 57,6% dos pacientes oncológicos desnutridos receberam suporte nutricional e em outro estudo multicêntrico realizado na Espanha foi constatado que somente um terço dos pacientes com risco de desnutrição receberam algum tipo de suporte nutricional.[1,2,7-9]

Essa baixa adesão à terapia nutricional associada à alta incidência de risco nutricional no câncer e o desafio no manejo da caquexia são grandes desafios para a prática clínica. Dessa forma, a terapia nutricional é de extrema importância para prevenir os efeitos deletérios ao estado nutricional no paciente oncológico e é indicada para todos os pacientes desnutridos ou em risco nutricional que não conseguem ingerir ou absorver nutrientes que contemplem suas necessidades nutricionais. Assim, a terapia nutricional deve fazer parte da abordagem multidisciplinar no atendimento aos pacientes com câncer, uma vez que está associada a maior taxa de sobrevida, melhora da capacidade funcional, da qualidade de vida, do sucesso do tratamento e recuperação do paciente.[2,6,10,11]

NECESSIDADES NUTRICIONAIS

As necessidades nutricionais do paciente oncológico podem variar a depender do tipo e da localização do tumor, tipo de tratamento a que o paciente está sendo submetido, estresse metabólico, presença de má absorção intestinal, estado nutricional e faixa etária do paciente. A recomendação das necessidades nutricionais deve ser feita sempre de modo individual, visando à manutenção ou recuperação do estado nutricional.[11,12]

Necessidades energéticas

O gasto energético em repouso (GER) é elevado em alguns pacientes com câncer. Na estimativa do gasto energético total (GET), também se considera o gasto energético associado à atividade física. No paciente oncológico, muitos fatores podem interferir no GET, como aumento da demanda energética pelo próprio tumor, inflamação, composição corporal, analgesia, alterações hemodinâmicas, sedação, doença hepática, pancreatite, febre, sepse, infecções graves, cirurgias, traumatismos no sistema nervoso central, lesões abdominais extensas, alterações de tireoide, insuficiência cardíaca e respiratória. Dessa forma, O GET do paciente oncológico poderá oscilar ao longo de sua trajetória de tratamento, sendo recomendada sua estimativa de forma periódica e de acordo com suas individualidades, visto que a partir dessa estimativa é proposta a terapia nutricional e a ingestão calórica insuficiente ou em excesso pode levar ao desequilíbrio energético e a alterações da composição corporal e do estado nutricional.[3,6,13,14]

O padrão-ouro para a determinação do GET segundo a diretriz para nutrição do paciente oncológico da Sociedade Europeia de Nutrição Enteral e Parenteral (Espen) é a calorimetria indireta (CI). Esse é um método não invasivo que utiliza um aparelho de CI para determinar o consumo de oxigênio e a produção de gás carbônico pela análise do ar inspirado e expirado pelos pulmões, estimando, assim, a energia básica despendida para a manutenção do metabolismo de repouso. Porém, esse método é pouco aplicado na prática clínica por seu alto custo e pela necessidade de especialização para a execução e interpretação dos resultados. Na ausência da CI, é considerado o uso de equações preditivas para estimar as necessidades energéticas do paciente, mesmo com suas limitações.[3,6,14,15]

TABELA 1 Recomendações energéticas para pacientes oncológicos adultos e idosos

Necessidades calóricas	Recomendações
Pré e pós-cirúrgico	
Ganho e manutenção do peso	30-35 kcal/kg/dia
Pós-operatório ou na presença de sepse	20-25 kcal/kg/dia
Quimioterapia e radioterapia	
Obeso	20-25 kcal/kg/dia
Manutenção de peso	25-30 kcal/kg/dia
Ganho de peso	30-35 kcal/kg/dia
Pré e pós-transplante de células progenitoras hematopoéticas imediato	
30-35 kcal/kg/dia	
Idosos oncológicos	
Sem estresse (manutenção)	25-30 kcal/kg/dia
Estresse leve (ganho de peso)	30-35 kcal/kg/dia
Estresse moderado/grave (hipermetabólico)	≥ 35 kcal/kg/dia
Sepse	25-30 kcal/kg/dia
Obesidade	21-25 kcal/kg/dia
Cuidados paliativos	
Expectativa de vida > 90 dias	25-35 kcal/kg/dia
Expectativa de vida ≤ 90 dias	25-30 kcal/kg/dia
Cuidado ao fim da vida	De acordo com aceitação e tolerância do paciente

Fonte: Braspen[6] e Inca.[11,16]

TABELA 2 Recomendações energéticas para pacientes oncológicos pediátricos

Necessidades calóricas	Recomendações
Dietary reference intake 2006 (DRI)	
De 0 a 3 meses: (89 × peso (kg) – 100) + 175 De 4 a 6 meses: (89 × peso (kg) – 100) + 56 De 7 a 12 meses: (89 × peso (kg) – 100) + 22 De 13 a 35 meses: (89 × peso (kg) – 100) + 20 Meninos: De 3 a 8 anos: 88,5 – 61,9 × idade + fator atividade × (26,7 × peso + 903 × altura) + 20 De 9 a 18 anos: 88,5 – 61,9 × idade + fator atividade × (26,7 × peso + 903 × altura) + 25 Meninas: De 3 a 8 anos: 135,3 – 30,8 × idade + fator atividade × (10 × peso + 934 × altura) + 20 De 9 a 18 anos: 135,3 – 30,8 × idade + fator atividade × (10 × peso + 934 × altura) + 25 Fator atividade: 1 = atividades do dia a dia Meninas = 1,16; meninos = 1,13 – atividades do dia a dia + de 30 a 60 minutos de atividade moderada Meninas = 1,31; meninos = 1,26 – atividades do dia a dia + 60 minutos de atividade moderada	
Holliday e Segar (1957)	
Crianças de 0 kg a 10 kg – 100 kcal/kg Crianças de 10 kg a 20 kg – 1.000 kcal + 50 kcal/kg para cada kg acima de 10 kg Crianças com mais de 20 kg – 1.500 kcal + 20 kcal/kg para cada kg acima de 20 kg	
Aspen (2002)	
0-1 anos	90-120 kcal/kg/dia
1-7 anos	75-90 kcal/kg/dia
7-12 anos	60-75 kcal/kg/dia
12-18 anos	30-60 kcal/kg/dia
18-25 anos	25-30 kcal/kg/dia

Fonte: Inca,[11] Holliday,[17] National Research Council[18] e Aspen.[19]

Necessidades proteicas

As necessidades proteicas do paciente oncológico também são individualizadas, visto que nessa população podem variar dependendo do tumor, estádio da doença, tratamento, estado nutricional prévio e complicações. Condições inflamatórias e catabólicas ocasionadas por doenças agudas e crônicas como o câncer promovem estresse prolongado e intenso, podendo levar à depleção proteica grave nos estoques orgânicos. Esse déficit pode acarretar perda muscular, aumentando o risco de diminuição da imunidade, quedas e fraturas, incapacidade física e aumento de morbidade e mortalidade.[1,3,6,11]

Como o GER do paciente com câncer pode estar aumentado, consequentemente a necessidade proteica desses pacientes também poderá estar aumentada e a ingestão elevada de proteína promove o anabolismo da proteína muscular em pacientes com câncer, a diretriz para nutrição no paciente oncológico da Espen e o Consenso Nacional de Nutrição Oncológica do Instituto Nacional de Câncer José Alencar Gomes da Silva (Inca) recomendam o uso de uma dieta rica em proteínas. Porém, deve-se ter atenção às funções renal e hepática para a determinação da oferta proteica com monitoramento frequente.[3,6,11]

TABELA 3 Recomendações proteicas para pacientes oncológicos adultos e idosos

Necessidades de proteínas	Recomendações
Pré e pós-cirúrgico	
Estresse moderado	1,2-1,5 g/kg/dia
Estresse grave	1,5-2,0 g/kg/dia
Quimioterapia e radioterapia	
Tratamento oncológico sem complicações	1,0-1,2 g/kg/dia
Tratamento oncológico com estresse moderado	1,2-1,5 g/kg/dia
Tratamento oncológico com estresse grave e repleção proteica	1,5-2,0 g/kg/dia
Pré e pós-transplante de células progenitoras hematopoéticas imediato	
1,5 g/kg/dia	
Idosos oncológicos	
Sem estresse (manutenção)	1,0-1,2 g/kg/dia
Estresse leve (doença aguda ou crônica)	1,2-1,5 g/kg/dia
Estresse moderado ou grave (doença ou desnutrição grave)	1,5-2,0 g/kg/dia
Cuidados paliativos	
Expectativa de vida > 90 dias	1,0-1,5 g/kg/dia (se necessário, ajustar de acordo com as comorbidades)
Expectativa de vida ≤ 90 dias	1,0-1,5 g/kg/dia (se necessário, ajustar de acordo com as comorbidades)
Cuidado ao fim da vida	De acordo com a aceitação e a tolerância do paciente

Fonte: Inca.[11,16]

TABELA 4 Recomendações proteicas para pacientes oncológicos pediátricos

Necessidades proteicas	Recomendações
Pré e pós-cirúrgico, tratamento clínico (quimioterapia e radioterapia)	
Neonatos até 2 anos	2,5-3,0 g/kg/dia
Crianças (2 a 11 anos)	2,0 g/kg/dia
Adolescentes (acima de 12 anos)	1,5-2,0 g/kg/dia

(continua)

TABELA 4 Recomendações proteicas para pacientes oncológicos pediátricos (*continuação*)

Necessidades proteicas	Recomendações
Pré-transplante de células progenitoras hematopoéticas imediato	
Neonatos até 2 anos	2,5-3,0 g/kg/dia
Crianças (2 a 11 anos)	2,0 g/kg/dia
Adolescentes (acima de 12 anos)	1,5-2,0 g/kg/dia
Pós-transplante de células progenitoras hematopoéticas imediato	
0-6 anos	2,5-3 g/kg/dia
7-10 anos	2,4 g/kg/dia
11-14 anos	2,0 g/kg/dia
15-18 anos	1,8 g/kg/dia

Fonte: Inca,[11] Holliday,[17] National Research Council[18] e Aspen.[19]

Necessidades hídricas

Os requerimentos hídricos para pacientes oncológicos adultos em tratamento cirúrgico ou clínico são semelhantes aos de indivíduos saudáveis, de 1,0 mL/kcal ou de 30 a 35 mL/kg de peso. Porém, ajustes são necessários se o paciente apresentar desidratação e retenção hídrica. Nos pacientes pré e pós-transplante de células progenitoras hematopoéticas, devem-se monitorar os fluidos infundidos e perdidos a fim de evitar hiper-hidratação e desidratação. A oferta de líquidos deverá ser de 30 a 35 mL/kg/dia, de acordo com as oscilações de balanço hídrico, perdas e retenções que o tratamento provoca.[11,20]

O paciente idoso tem maior risco de desidratação pela baixa ingestão de líquidos e durante o tratamento oncológico ocorrem perdas de fluidos decorrentes de toxicidades como êmese e diarreia. A desidratação no paciente idoso aumenta os riscos de estado confusional agudo e infecções urinárias. A necessidade de 30 a 40 mL/kg de peso/dia é recomendada em estado de hidratação normal, se o paciente estiver com funções renais e cardíacas normais.[16]

Na pediatria, utiliza-se para o cálculo a fórmula proposta por Holliday e Segar, semelhante ao proposto para crianças saudáveis, descrita no Quadro 1.[11,17]

QUADRO 1 Necessidades hídricas para pacientes oncológicos pediátricos

Necessidades hídricas para crianças e adolescentes em tratamento oncológico
Crianças de 1,5 kg a 3 kg: de 110 a 130 mL/kg
Crianças de 3 kg a 10 kg: 100 mL/kg
Crianças de 10 kg a 20 kg: 1.000 mL + 50 mL/kg para cada kg acima de 10 kg
Crianças com mais de 20 kg: 1.500 mL + 20 mL/kg para cada kg acima de 20 kg
Obs.: acrescentar perdas dinâmicas e descontar retenções hídricas

Recomendações de micronutrientes

A deficiência de micronutrientes pode acontecer com pacientes oncológicos pelo aumento das necessidades nutricionais, disfunções gastrointestinais e de perdas decorrentes da ingestão alimentar reduzida provocada pelas toxicidades ao tratamento e pela doença. Na literatura não existe recomendação específica de micronutrientes para essa população, por isso é recomendado que os micronutrientes sejam ofertados em níveis adequados que contemplem de uma a duas vezes a ingestão dietética de referência ou DRI (*dietary reference intake*).[11,18]

INDICAÇÃO DE TERAPIA NUTRICIONAL

O estado nutricional dos pacientes oncológicos pode sofrer deterioração por fatores relacionados a doença, toxicidades, metabolismo e nutrição. Assim, a terapia nutricional adequada é importante para prevenir esses efeitos, melhorar a capacidade funcional e a qualidade de vida e está associada a maiores taxas de sobrevida. Ela é indicada para todos os pacientes em tratamento oncológico desnutridos ou em risco nutricional com dificuldades de ingerir e absorver nutrientes. A escolha do tipo de terapia nutricional a ser utilizada dependerá do histórico médico do paciente, estado clínico, estado nutricional, tipo e estágio do câncer, bem como com a resposta ao tratamento. O uso de protocolos é essencial para padronização do cuidado e acompanhamento do paciente.[1,2,3,11,21]

Fluxograma de indicação de terapia nutricional no paciente adulto e idoso (Figura 1)

A terapia nutricional oral (TNO) é sempre a primeira escolha se o paciente estiver apto a comer e com o trato gastrointestinal funcionante. Pode ser necessária para compensar a diminuição da ingestão alimentar, na tentativa de prevenir a deterioração nutricional durante o tratamento. Deve ser iniciada quando a ingestão oral do paciente estiver menor que 70% de suas necessidades nutricionais.[2,3,11]

Como mencionado nos Capítulos 2 e 3, existem alguns métodos para estimar a ingestão alimentar por via oral do paciente, porém, na prática clínica podem acontecer algumas dificuldades para essa estimativa, como a não adesão dos pacientes aos registros, o desinteresse em responder aos inquéritos alimentares e a grande variação no padrão alimentar por toxicidades do tratamento e preferências dos pacientes.

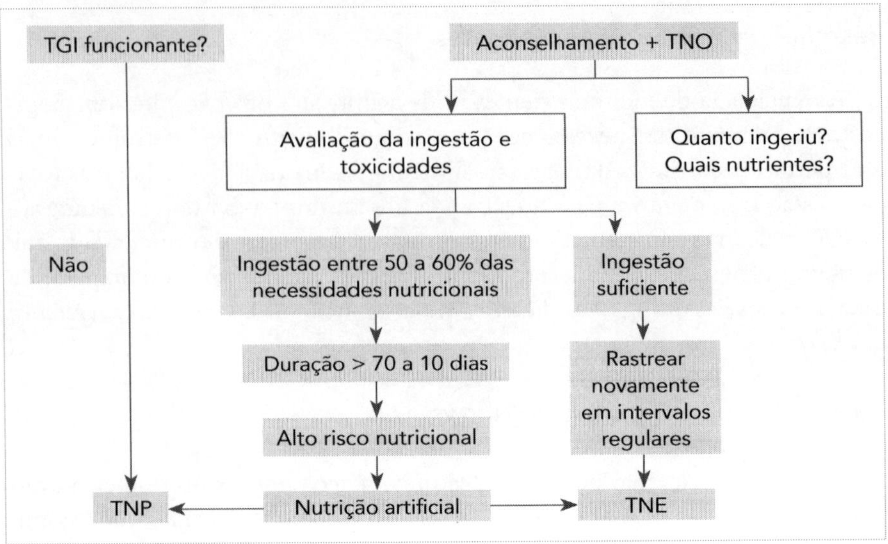

FIGURA 1 Fluxograma de indicação de terapia nutricional para pacientes oncológicos adultos e idosos.[2,11]

TGI: trato gastrointestinal; TNE: terapia nutricional enteral; TNO: terapia nutricional oral; TNP: terapia nutricional parenteral.

Fonte: adaptada de Ravasco et al.[2] e Brasil.[11]

A terapia nutricional enteral (TNE) é a escolha quando o paciente não consegue ou não pode manter a ingestão suficiente por via oral, mas segue com o trato gastrointestinal total ou parcialmente funcionante. Recomenda-se a TNE quando a nutrição oral permanecer inadequada, entre 50 e 60% das necessidades do paciente, apesar das intervenções de TNO.[2,3,11]

A terapia nutricional parenteral (TNP) é indicada quando a TNE não for suficiente ou viável, seja por incapacidade parcial ou total do trato gastrointestinal para receber nutrientes, seja como complemento a outras vias.[2,3,11]

O monitoramento da intervenção nutricional é muito importante e deve ser feito sempre.

Fluxograma de indicação de terapia nutricional no paciente pediátrico

A terapia nutricional é importante para o paciente oncológico pediátrico e deve estar integrada ao seu tratamento. Seu principal objetivo é fornecer nutrientes em quantidades adequadas para manter as funções vitais e a homeostase do organismo, reduzir as toxicidades do tratamento e garantir crescimento e desenvolvimento adequados com qualidade de vida.[11]

A terapia nutricional deve ser iniciada precocemente quando a criança estiver em risco nutricional ou desnutrida. Como no adulto, a TNO é a primeira opção se o TGI estiver funcionante e deve ser iniciada quando a criança estiver ingerindo menos de 75% de suas necessidades nutricionais. A TNE deve ser considerada na impossibilidade da utilização da via oral ou se a ingestão alimentar for menor que 60% das recomendações por até cinco dias consecutivos, sem expectativa de aumento do consumo por via oral. A TNP é indicada quando há impossibilidade total ou parcial do uso do TGI.[11,22]

Para a decisão da terapia nutricional no paciente oncológico pediátrico, deve-se definir o risco nutricional (alto, moderado ou baixo) por meio de triagem, avaliação nutricional ou antropometria. O baixo risco será aconselhado nutricionalmente e monitorado, e as intervenções propostas para os pacientes de médio e alto risco nutricional estão disponíveis na Figura 2.[22]

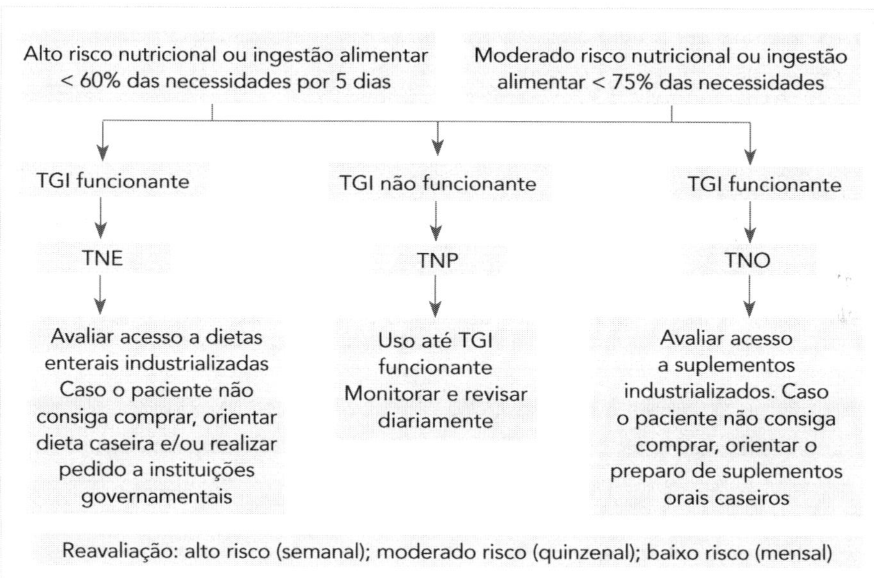

FIGURA 2 Fluxograma de indicação de terapia nutricional para pacientes oncológicos pediátricos.

TGI: trato gastrointestinal; TNE: terapia nutricional enteral; TNO: terapia nutricional oral; TNP: terapia nutricional parenteral.

Fonte: adaptada de Trehan et al.[11] e Brasil.[22]

TERAPIA NUTRICIONAL ORAL

Aconselhamento nutricional

Como mencionado anteriormente, é a via de preferência por ser a via habitual de alimentação, contribuir para a autonomia do paciente e permitir o convívio social e com a família, melhorando a qualidade de vida. Primeiro o paciente deve receber orientação nutricional individualizada, feita por um profissional especializado, com base em uma avaliação completa de vários parâmetros nutricionais e clínicos: estado nutricional, ingestão alimentar, padrão alimentar usual, intolerâncias ou aversões alimentares, estado psicológico do paciente, autonomia, cooperação, necessidade de ajuda ou suporte de outros no ato de comer e se apresenta toxicidades. O aconselhamento permitirá adaptações na dieta oral de acordo com as necessidades, sintomas e tolerância do paciente. Se as orientações nutricionais não forem suficientes, utilizam-se os suplementos nutricionais orais (SNO) como forma de aumentar o aporte energético e de nutrientes.[1,2,6,23]

Suplementos nutricionais orais

A indicação da TNO utilizando os SNO será conforme descrito no item "Indicação de terapia nutricional". Os SNO industrializados disponíveis no mercado geralmente possuem fórmulas nutricionalmente completas e são recomendados para complementar a ingestão alimentar quando ela não for suficiente. As fórmulas podem variar entre padrão e especializadas (p. ex., fórmulas que auxiliam no controle glicêmico, hiperproteicos, hipercalóricas, normoproteicas etc.) e na forma de apresentação (líquidos prontos para beber, em pó ou em creme, com e sem sabor). A indicação desses produtos dependerá do planejamento do nutricionista, tolerância e aceitação do paciente.[6,12,24]

O alto custo dos SNO pode dificultar sua aquisição por parte dos pacientes oncológicos. Uma alternativa menos onerosa seriam os suplementos artesanais, obtidos pela modulação artesanal de ingredientes dietéticos. Os SNO artesanais também podem ser indicados para os pacientes que não gostam e não toleram a versão industrializada após o uso de diversos produtos. Os suplementos artesanais não são a primeira linha de escolha do nutricionista em relação aos industrializados, pois são inferiores em relação à segurança e ao teor de micronutrientes, no entanto, uma forma de apresentação modificada pode evitar a monotonia, promovendo melhora da aceitação do SNO.[24,25]

Ômega-3

O ácido eicosapentaenoico (EPA) é uma substância anti-inflamatória. Seu uso isolado ou em suplementos de óleo de peixe tem sido amplamente estudado no paciente oncológico na preservação da massa muscular esquelética e na caquexia. Alguns mecanismos têm sido propostos para explicar os benefícios potenciais do EPA na composição corporal, como a inibição de estímulos catabólicos por meio da modulação da produção de citocinas pró-inflamatórias e o aumento da sensibilidade à insulina que induz a síntese de proteínas. O EPA pode atenuar a deterioração do estado nutricional, ajudar a melhorar a ingestão de calorias e proteínas, e sua capacidade de redução da inflamação teria um potencial para modular o estado nutricional e a composição corporal.[2,26]

A diretriz sobre nutrição em pacientes com câncer da Espen sugere a suplementação com ácidos graxos ômega-3, na dosagem de 2 g/dia, em pacientes com câncer avançado, em quimioterapia e em risco de perda de peso ou desnutridos, a fim de estabilizar ou melhorar o apetite, ingestão de alimentos, massa corporal magra e peso corporal. De acordo com a diretriz, essa recomendação de uso é fraca, pois os trabalhos foram inconsistentes nos efeitos relatados, porém com muitos resultados positivos publicados durante os últimos anos, relatando benefícios nutricionais, efeitos colaterais leves e ausência de problemas de segurança.[3]

A suplementação com ômega-3 tem sido recomendada como tratamento nutricional para baixa massa muscular no câncer e apresenta benefícios no manejo da sarcopenia. A dosagem recomendada para a suplementação de ômega-3 seria de 2,0 a 2,2 g/dia de EPA e 1,5 g/dia de DHA. Diversos estudos clínicos recentes têm demonstrado esses efeitos positivos no uso do ômega-3, tornando-o uma modalidade prática e eficaz para prevenir a perda muscular sem efeitos colaterais significativos.[26]

Na prática clínica ambulatorial observa-se dificuldade dos pacientes em aderir à dosagem recomendada pelos trabalhos, pois a maioria dos suplementos de ômega-3 comercializados no Brasil possuem uma quantidade pequena de ácido graxo ômega-3 por cápsula. Isso implicando um volume grande de cápsulas a serem consumidas pelo paciente no dia para atingir as recomendações, visto que muitos deles não conseguem ingerir grandes volumes de alimentos pelas toxicidades do tratamento oncológico. Uma alternativa seria o uso de suplemento de ácido graxo ômega-3 em soluções líquidas, cápsulas feitas em farmácias de manipulação ou produtos importados. Outro contratempo que pode dificultar a adesão à terapia nutricional com o ômega-3 é o sabor residual do óleo de peixe que pode desagradar alguns indivíduos, seja pela aversão a esse sabor ou pelas toxicidades do tratamento. Para esses pacientes, seria interessante o consumo do suplemento de ácido graxo ômega-3 junto com as refeições.

Beta-hidroxi beta-metilbutirato

O beta-hidroxi beta-metilbutirato (HMB) é um metabólito da leucina, encontrado naturalmente em baixos níveis na dieta alimentar. Acredita-se que ele module o *turnover* proteico, principalmente minimizando a degradação da proteína. Como a proteólise é o principal mecanismo responsável pela perda de massa muscular no câncer, o HMB está sendo testado como suplemento dietético para ganho de força e massa corporal magra associada ao treinamento de resistência. Na dose usual de 3 g/dia, é considerado um agente anticatabólico que minimiza a degradação de proteínas.[3,6,26]

A maioria dos estudos em pacientes oncológicos o associou a outros aminoácidos em suplementos alimentares; seu uso isolado ainda precisa ser estudado. O uso do HMB no paciente oncológico foi extrapolado da eficácia do HMB em idosos saudáveis, na síndrome da imunodeficiência adquirida, na doença pulmonar obstrutiva crônica e na artrite reumatoide, em que esse poderia ser um suplemento preventivo potencial para a baixa massa muscular no câncer. Porém, mais pesquisas com intervenções mais longas são necessárias para recomendar a suplementação do HMB para melhorar a massa livre de gordura no paciente oncológico.[3,6,26]

Na prática clínica, o uso do HMB é bem tolerado pelos pacientes oncológicos por sua dosagem baixa e sabor neutro. No mercado ainda não se encontram produtos de HMB isolado; existem suplementos alimentares orais que são acrescidos do HMB. Para orientar o uso do HMB na forma isolada, o nutricionista precisa prescrevê-lo para ser feito em farmácias de manipulação.

Glutamina

A glutamina é um aminoácido não essencial que desempenha muitas funções no metabolismo humano. Pode ser condicionalmente essencial, e sua suplementação pode ser necessária em situações de estresse. É uma fonte de combustível para enterócitos gastrointestinais, um substrato para a gliconeogênese e atua como um nutriente no metabolismo da proteína muscular durante infecção, inflamação e trauma.[3,6,26]

Estudos têm explorado seu uso na prevenção ou recuperação da massa muscular baixa por seu papel na síntese de proteínas. Porém, mais estudos devem ser realizados e seu uso para fins anabólicos não é recomendado. A suplementação de glutamina também não é indicada na prevenção e tratamento da enterite/diarreia e mucosite oral induzida pela radioterapia ou quimioterapia, pois não há dados clínicos consistentes suficientes para recomendar seu uso.[3,6,26]

A glutamina participa de diversas vias metabólicas, dentre elas a atuação no metabolismo das células tumorais. Pela heterogeneidade e falta de evidência dos possíveis benefícios desse aminoácido e ausência de informações sobre os efeitos da glutamina na resposta tumoral, não há nenhuma recomendação sobre o uso terapêutico da glutamina no câncer.[3,6]

Creatina

A creatina é um tripeptídeo composto de arginina, metionina e glicina. Pode ser obtida naturalmente em uma dieta onívora e tem sido usada como suplemento alimentar para atletas há décadas por sua capacidade de melhorar o desempenho em atividades de alta intensidade. Em idosos, a suplementação de creatinina parece melhorar a função e a massa muscular e tem sido usada em dezenas de intervenções. No paciente oncológico, recomenda-se a dose de 5 g/dia, porém os poucos estudos disponíveis ainda são inconclusivos, pois a maioria dos trabalhos foi realizada com grupos pequenos, limitando a compreensão atual da eficácia da creatina e mais estudos precisam ser realizados para elucidar o uso potencial da creatinina no tratamento da baixa massa muscular no câncer.[26]

Micronutrientes

O uso de suplementos multivitamínicos e multiminerais em doses próximas do recomendado (item "Recomendações de micronutrientes") é indicado para o paciente oncológico em virtude das toxicidades do tratamento e da inadequação da dieta com a redução do consumo alimentar. Porém, altas doses de vitaminas e minerais não são recomendadas na ausência de deficiências específicas.[2,3] A deficiência de vitamina D é observada com frequência no paciente oncológico. Tem sido associada à incidência e prognóstico do câncer; foi relatada uma associação entre baixo teor de vitamina D e perda de massa muscular. A literatura recente mostra que a suplementação de vitamina D de acordo com a recomendação da DRI de 600-800 unidades internacionais/dia para indivíduos com câncer, em especial os pacientes em risco nutricional, pode ser vantajosa na prevenção ou tratamento da baixa massa muscular.[2,26] Porém, não se sabe se o uso de suplementos de vitamina D normaliza os níveis em estados de deficiência e se pode melhorar o prognóstico de pacientes com câncer.[3]

Probióticos

Muitos trabalhos vêm sendo realizados com probióticos e têm mostrado um potencial benefício do seu uso na prevenção e no tratamento do câncer pela modulação da microbiota intestinal, imunomodulação, redução da translocação bacteriana, melhora da função da barreira intestinal e atividade anti-inflamatória. Os tratamentos oncológicos como radioterapia, quimioterapia e imunoterapia podem modificar a microbiota dos pacientes e, ao mesmo tempo, mudanças na composição da microbiota intestinal podem afetar profundamente a resposta dos pacientes a tais terapias.[6,27,28]

Embora haja alguma indicação de efeitos protetores dos probióticos, pela heterogeneidade dos dados e qualidade limitada dos estudos, nenhuma recomendação pode ser feita. Além disso, a segurança do uso de probióticos deve ser abordada de forma confiável, antes que esses produtos possam ser recomendados em pacientes imunocomprometidos. No futuro, com mais estudos sobre o microbioma, uma abordagem mais personalizada, considerando antecedentes clínicos e patológicos de cada paciente a ser tratado, deve nos mostrar cepas, dosagens e regimes de administração para cada tipo específico de tumor, estágios de tratamento e indivíduo, tornando mais eficaz e seguro o uso dos probióticos no tratamento oncológico.[3,6,27,28]

TERAPIA NUTRICIONAL ENTERAL

A indicação da TNE será conforme descrito no item "Indicação de terapia nutricional". Essa via será preferida em relação à TNP se o trato gastrointestinal estiver preservado, visando manter a integridade intestinal e reduzir a translocação bacteriana, bem como para reduzir as complicações infecciosas. Porém, se a TNE for insuficiente para a nutrição do paciente, pode-se considerar sua combinação com a TNP.[2]

O início precoce da TNE é de suma importância para pacientes oncológicos, pois auxilia na melhora do estado nutricional e, consequentemente, melhora a tolerância ao tratamento. Em pacientes pediátricos, a indicação precoce da TNE é bastante recomendada na perspectiva de queda da ingestão alimentar e/ou aparecimento ou piora da toxicidade gastrointestinal. Pacientes oncológicos pediátricos que recebem nutrição enteral proativa são capazes de melhorar o estado nutricional em comparação aos que a receberam mais tardiamente.[22,29,30] A TNE tem se mostrado um suporte seguro mesmo no contexto de neutropenia, trombocitopenia e mucosite.[22]

Contraindicações da TNE

A TNE é contraindicada nas seguintes situações:

- Obstrução intestinal ou íleo paralítico.
- Vômitos e diarreia refratários ao tratamento.
- Distensão abdominal.
- Choque grave.
- Isquemia intestinal.
- Fístula de alto débito.
- Hemorragia intestinal grave.
- Insuficiência intestinal decorrente de enterite por radiação.
- Síndrome do intestino curto.
- Carcinomatose peritoneal.[2,11]

Vias de acesso e tipos de dispositivos

Para o uso da via de nutrição enteral, podem-se utilizar sondas na posição entérica ou gástrica quando a indicação de uso pelo paciente for por curto período – em torno de 4 semanas. Caso o paciente necessite se alimentar por mais de 4 semanas por via enteral, são indicadas as ostomias (gastrostomia e jejunostomia), em que a oferta de alimentos é realizada através de um acesso direto no trato digestório. Além da questão do tempo de uso da via, as ostomias são indicadas na presença de obstrução do trato gastrointestinal superior, sendo alocadas abaixo do local da obstrução em pacientes com disfagia grave, tumores de cabeça e pescoço e mucosite grave.[2,12,30]

Tipo de fórmulas e administração

As fórmulas poliméricas padrões são recomendadas para o paciente oncológico, porém deve ser feita a adaptação para outros tipos de fórmulas em decorrência de sintomas, aceitação e estado nutricional do paciente.[2,12]

A dieta enteral pode ser administrada de forma contínua, intermitente ou mista. Na infusão contínua, a dieta é infundida sem intervalos: geralmente se inicia com 10 a 30 mL/hora, com progressão de 25 mL/hora/dia, conforme a tolerância, até atingir a meta nutricional. Esse método reduz o risco de broncoaspiração. Na infusão intermitente, fraciona-se o volume total, de acordo com o volume prescrito e a tolerância do paciente. Essa técnica permite maior liberdade de locomoção do paciente. A administração mista ocorre quando a dieta contínua é ofertada no período noturno e a intermitente, durante o dia.[12,30]

Algumas complicações como esvaziamento gástrico tardio, distensão abdominal, broncoaspiração, diarreia, náuseas, vômitos, saciedade precoce, obstrução e deslocamento acidental de sonda podem ocorrer durante a infusão da dieta. Por isso, é importante monitorar a infusão e a tolerância do paciente a fim de minimizar essas ocorrências.[12,30]

Desmame

Em pacientes com estado nutricional adequado, recomenda-se programar o desmame da TNE quando a ingestão oral permanecer ≥ 60% das necessidades nutricionais por três dias consecutivos.[11]

Pacientes com tumores de cabeça e pescoço

Recomenda-se o uso de TNE de forma precoce em pacientes com câncer de cabeça e pescoço ou câncer de esôfago obstrutivo. Esses tumores impedem diretamente a ingestão de alimentos, o que leva rapidamente à deterioração grave do estado nutricional. A terapia nutricional para esses pacientes deve ser iniciada de maneira precoce, se a ingestão de energia for inadequada, mesmo se não houver obstrução. O uso da TNE deve ser considerado de acordo com os fatores que afetam a nutrição, incluindo estado nutricional, dados demográficos do paciente, local e estadiamento do tumor, impacto das modalidades de tratamento na capacidade do paciente de atender e manter as necessidades nutricionais, presença de disfagia e morbidade associada.[3,6,11,31]

Na prática clínica ambulatorial, o uso da terapia nutricional enteral precoce auxilia bastante na nutrição do paciente, pois eles, em sua grande maioria, apresentarão dificuldades de ingestão alimentar decorrentes das toxicidades do tratamento e aumento das necessidades nutricionais. Muitos, a partir da metade do tratamento radioterápico, já apresentam dificuldades em aceitar a SNO e ingerem dieta por via oral com alteração de consistência (dieta líquida, pastosa ou semissólida), que ofertam menos nutrientes que a dieta em consistência geral. Ao final das sessões de radioterapia, muitos estão com ingestão por via oral baixíssima e muitas vezes com dificuldade de hidratação, podendo levar a internações. Dessa forma, com a passagem de uma sonda nasoenteral ou a confecção de uma gastrostomia precoce, consegue-se manter uma nutrição adequada do paciente durante o tratamento e prevenir complicações e internações. A indicação da TNE precoce deve ser discutida com a equipe médica e multiprofissional, com o paciente e sua família ou cuidadores.

TERAPIA NUTRICIONAL PARENTERAL

A TNP é um método de suporte nutricional no qual o suprimento de macronutrientes e micronutrientes é infundido diretamente na corrente sanguínea por uma veia central ou periférica. Sua indicação será conforme descrita no item "Indicação de terapia nutricional". Quando indicada, deve ser iniciada precocemente se o paciente estiver hemodinamicamente estável e, preferencialmente, em condições satisfatórias de hidratação, equilíbrio hidroeletrolítico e acidobásico. No paciente oncológico, deve-se considerar o risco de infecção do cateter para sua indicação.[2,12,30]

Contraindicações da TNP

A TNP é contraindicada nas seguintes situações:

- Pacientes catabólicos com função do trato gastrointestinal recuperada acima de 5 a 7 dias.
- Paciente bem nutrido que poderá reiniciar a TNE/dieta oral em 7 a 10 dias.
- Paciente que recusa suporte nutricional agressivo.
- Paciente com prognóstico que não justifica o suporte nutricional agressivo.[12]

Vias de acesso

A TNP pode ser administrada através de acesso venoso central e periférico. O acesso venoso central possibilita a infusão de soluções nutricionais hipertônicas e hiperosmolares em uma veia central calibrosa por um cateter venoso central, sendo indicada quando o suporte nutricional for necessário por mais de 10 a 14 dias e/ou quando a NPT por veia periférica for inadequada ou clinicamente impossível. A nutrição parenteral periférica é administrada por uma veia periférica e está indicada para terapia de curta duração (até 14 dias).[12,32]

Tipos de soluções e administração

Nas fórmulas de TNP, a concentração das soluções de glicose varia de 5 a 70%. A proteína é fornecida na forma de uma solução cristalina de aminoácidos essenciais e não essenciais, cuja concentração varia de 3 a 20% dessa composição. Os aminoácidos essenciais devem estar presentes em aproximadamente 50% e os aminoácidos de cadeia ramificada devem representar os 50% restantes do aminoácido total. As emulsões lipídicas intravenosas, especialmente os ácidos graxos de cadeias longas, são necessárias para suprir a deficiência de ácidos graxos essenciais que ocorrem dentro de 1 a 3 semanas com a administração de NPT sem lipídeos. Os lipídeos intravenosos da NPT podem ser aumentados e são toleráveis quando os triglicerídeos séricos estão ≤ 400 mg/dL. Alterações dos níveis séricos de eletrólitos podem ser comuns e as fórmulas de TNP podem ser moduladas a fim de corrigir tais distúrbios, devendo incluir soluções polivitamínicas baseadas nas necessidades diárias do indivíduo.[2,12]

Monitorar a tolerância à NPT é importante a fim de alcançar as metas nutricionais e evitar complicações. Níveis de triglicerídeos acima de 400 mg/dL ou uma elevação ≥ 50 mg/dL indicam redução dos mecanismos de depuração e, nesses casos, recomenda-se interromper temporariamente a taxa de infusão das emulsões lipídicas ou reduzi-las. O ácido linoleico tópico administrado na forma de óleo de soja ou de cártamo pode ser um método alternativo para prevenir a deficiência de ácidos graxos essenciais sem agravar a hipertrigliceridemia. Exames de acompanhamento das funções hepáticas elevados ou crescentes em comparação com os níveis basais podem indicar esteatose hepática e, nesses casos, deve-se reavaliar a oferta de glicose. A administração cíclica da NPT também é recomendada para propiciar repouso ao fígado. A glicose deve ser monitorada antes, durante e depois do ciclo de NPT, até que sua tolerância esteja assegurada. Ela pode causar efeitos colaterais metabólicos e clínicos e esses podem retardar o alcance das metas nutricionais. O desequilíbrio de fluidos e eletrólitos também deve ser monitorado e corrigido, se necessário.[2,12,33]

É importante monitorar o volume circulatório, a frequência e o ritmo cardíaco, bem como o estado clínico, e ter atenção ao risco de síndrome de realimentação, que pode causar hipofosfatemia, hipocalemia, hipomagnesemia, deficiência de tiamina, alterações no equilíbrio de sódio, glicose e fluidos e no metabolismo de proteínas e lipídios. Recomenda-se atenção e sua prevenção em indivíduos com IMC <16 kg/m^2 ou na presença de perda de peso não intencional > 15% nos últimos 3 a 6 meses ou sempre que houver pouca ou nenhuma ingestão nutricional por mais de 10 dias; ou se houver diminuição dos níveis de potássio, fosfato ou magnésio antes da alimentação. Se ocorrer uma redução severa na ingestão de alimentos por pelo menos cinco dias, é recomendado um aumento gradual na nutrição ao longo de vários dias, e não mais que 50% das necessidades de energia calculadas devem ser fornecidas durante os primeiros dois dias de alimentação.[2]

Desmame

Em pacientes com estado nutricional adequado, recomenda-se programar o desmame da TNP assim que for possível a utilização parcial ou total do trato gastrointestinal.[11]

REFERÊNCIAS BIBLIOGRÁFICAS

1. Arends J, Baracos V, Bertz H, Bozzetti F, Calder PC, Deutz NEP, et al. ESPEN expert group recommendations for action against cancer-related malnutrition. Clin Nutr. 2017;36:1187e1196.
2. Ravasco P. Nutrition in cancer patients. J Clin Med. 2019;8(8):1211.
3. Arends J, Bachmann P, Baracos V, Barthelemy N, Bertz H, Bozzetti F, et al. ESPEN guidelines on nutrition in cancer patients. Clin Nutr. 2016:1-38.
4. Dechaphunkul T et al. Malnutrition assessment in patients with cancers of the head and neck: A call to action and consensus. Crit Rev Oncol Hematol. 2013;88:45976.
5. Fearon K, Strasser F, Anker SD, Bosaeus I, Bruera E, Fainsinger RL, et al. Definition and classification of cancer cachexia: An international consensus. Lancet Oncol. 2011;12(5):489-95.
6. Brazilian Society of Parenteral and Enteral Nutrition. Diretriz BRASPEN de terapia nutricional no paciente com câncer. BRASPEN J. 2019;34:(1):2-32.
7. Mantzorou M. Clinical value of nutritional status in cancer: What is its impact and how it affects disease progression and prognosis? Nutr Cancer. 2017;69 (8):1151-76.
8. Hébuterne X, Lemarié E, Michallet M, de Montreuil CB, Schneider SM, Goldwasser F. Prevalence of malnutrition and current use of nutrition support in patients with cancer. JPEN J Parenter Enteral Nutr. 2014;38(2):196-204.
9. Planas M, Álvarez-Hernández J, León-Sanz M, Celaya-Pérez S, Araujo K, García de Lorenzo A; PREDyCES® researchers. Prevalence of hospital malnutrition in cancer patients: a sub-analysis of the PREDyCES® study. Support Care Cancer. 2016;24:429-35.
10. Mueller C, Compher C, Ellen DM; American Society for Parenteral and Enteral Nutrition (ASPEN) Board of Directors. A.S.P.E.N. clinical guidelines: Nutrition screening, assessment, and intervention in adults. JPEN. J Parenter Enteral Nutr. 2011:35(1):16-24.
11. Consenso Nacional de Nutrição Oncológica/Instituto Nacional de Câncer José Alencar Gomes da Silva, Coordenação Geral de Gestão Assistencial, Hospital do Câncer I, Serviço de Nutrição e Dietética; organização Nivaldo Barroso de Pinho.. ed. rev. ampl. atual. Rio de Janeiro: Inca; 2015.
12. Leão-Silva AC, Hirose EY, Kikuchi ST. Manual prático de assistência nutricional ao paciente oncológico adulto e pediátrico grupo de estudos em nutrição em oncologia – NUTRIONCO. São Paulo: Atheneu; 2020.
13. Purcell SA, Elliott SA, Baracos VE, Chu QSC, Prado CM. Key determinants of energy expenditure in cancer and implications for clinical practice. Eur J Clin Nutr. 2016.8;70(11):1230-8.
14. Oshima T, Berger MM, De Waele E, Guttormsen AB, Heidegger CP, Hiesmayr M, et al. Indirect calorimetry in nutritional therapy. A position paper by the ICALIC study group. Clin Nutr. 2017;36(3):651-62.
15. Waitzberg DL. Nutrição oral, enteral e parenteral na prática clínica. 5. ed. Rio de Janeiro: Atheneu; 2017.
16. Consenso Nacional de Nutrição Oncológica. Instituto Nacional de Câncer José Alencar Gomes da Silva; Nivaldo Barroso de Pinho (organizador). 2. ed. rev. ampl. atual. Rio de Janeiro: Inca; 2016.
17. Holliday MA; Segar WE. The maintenance need for water in parenteral fuid therapy. Pediatrics. 1957;19(5):823-32.

18. National Research Council. Dietary reference intakes: the essential guide to nutrient requirements. Washington, DC: The National Academies Press; 2006.
19. ASPEN Board of Directors and the Clinical Guidelines Task Force. Guidelines for the use of parenteral and enteral nutrition in adult and pediatric patients. JPEN. J Parenter Enteral Nutr. 2002;26(1):1-138.
20. Barban JB, Simões BP, Moraes BD, Anunciação CR, Rocha CS, Pintor DC, et al. Brazilian Nutritional Consensus in Hematopoietic Stem Cell Transplantation: Adults. Einstein (São Paulo). 2020;18:453.
21. Ravasco P; Monteiro-Grillo I; Camilo ME. Does nutrition influence quality of life in cancer patients undergoing radiotherapy? Radiother Oncol. 2003;67:213-20.
22. Trehan A, Viani K, da Cruz LB, Sagastizado SZ, Ladas EJ. The importance of enteral nutrition to prevent or treat undernutrition in children undergoing treatment for cancer. Pediatr Blood Cancer. 2020;67:(Suppl. 3):e28378.
23. Orell-Kotikangas H, Österlund P, Saarilahti K, Ravasco P, Schwab U, Mäkitie AA. Nutritional Counseling for Head and Neck Cancer Patients Undergoing (Chemo) Radiotherapy-A prospective randomized trial. Front Nutr. 2019;18(6):22.
24. Viani K, Oliveira V, Nabarrete J, Silva APA, Feferbaum R. Nutrição e câncer infantojuvenil. Barueri: Manole; 2017.
25. Garófolo A, Alves FR, Rezende MA C. Suplementos orais artesanais desenvolvidos para pacientes com câncer: análise descritiva. Rev Nutr. 2010;23(4):523-33.
26. Prado CM, Purcell AS, Laviano A. Nutrition interventions to treat low muscle mass in cancer. J Cachexia Sarcopenia Muscle. 2020;11:366-80.
27. Vivarelli S, Salemi R, Candido S, Falzone L, Santagati M, Stefani S, et al. Gut microbiota and cancer: From pathogenesis to therapy. Cancers (Basel). 2019;11(1):38.
28. Sociedade Brasileira de Nutrição Enteral e Parenteral. Associação Brasileira de Nutrologia. Terapia Nutricional em Oncologia. 2. ed. Projeto Diretrizes. 2011.
29. Garófolo A. Enteral nutrition during bone marrow transplantation in patients with pediatric cancer: A prospective cohort study. São Paulo Med J. 2012.130(3):159-66.
30. Sociedade Brasileira de Nutrição Parenteral e Enteral. Terapia nutrológica oral e parenteral em pacientes com risco nutricional. Projeto Diretrizes. 2008. p. 1-18.
31. Talwar B, Donnelly R, Skelly R, Donaldson M. Nutritional management in head and neck cancer: United Kingdom National Multidisciplinary Guidelines. J Laryngol Otol. 2016;130(S2):S32-40.
32. Merritt R. The ASPEN Nutrition Support Practice Manual. 2. ed. Silver Spring, MD: American Society of Parenteral and Enteral Nutrition; 2005.
33. Howell B. Suporte nutricional: nutrição parenteral. In: Width M, Reinhard T. Manual de sobrevivência para nutrição clínica. Rio de Janeiro: Guanabara Koogan; 2013.

CAPÍTULO 8

Pré e pós-cirurgia oncológica em adultos

Tainá Teixeira Ortega

INTRODUÇÃO À CIRURGIA ONCOLÓGICA E DESFECHO CLÍNICO

A cirurgia é uma modalidade frequentemente indicada no tratamento contra o câncer. A maioria dos pacientes é submetida a algum procedimento cirúrgico no curso do tratamento, que pode ser desde uma biópsia até uma cirurgia de grande porte com caráter curativo, quando o diagnóstico do câncer é precoce, ou paliativo, quando a intenção é o alívio de sintomas.[1] As indicações podem se dirigir ao contexto de prevenção, diagnóstico, estadiamento e/ou tratamento da doença e de intercorrências secundárias a ela.[2] A cirurgia oncológica requer conhecimento do cirurgião quanto à doença, ao estágio de desenvolvimento e à sua história natural a fim de que seja realizada uma retirada do tumor adequada à situação clínica e com os devidos cuidados para a doença não contaminar tecidos adjacentes e se espalhar no ato cirúrgico; linfonodos ou outros órgãos comprometidos também devem ser retirados.

A técnica cirúrgica adotada dependerá da finalidade do tratamento e das características do tumor. A cirurgia do tipo aberta caracteriza um procedimento mais invasivo pela realização de um corte grande para a remoção do tumor. Já a laparoscopia é uma técnica minimamente invasiva, em que, através de pequenos cortes, a cirurgia é feita com o apoio de um laparoscópio com câmera, introduzido em um dos orifícios. A projeção de imagens pelo laparoscópio viabiliza que o cirurgião visualize a área e o conteúdo a ser removido a partir de instrumentos cirúrgicos especiais, inseridos nos demais orifícios. As cirurgias também podem ocorrer na ausência de cortes e bisturis, com a destruição ou remoção do tecido anormal através de feixes de luz emitidos por *laser*, de frio extremo (criocirurgia), de medicamentos ativados por fotodinâmica utilizando determinados tipos de luz e por hipertermia, como com ablação, quando há geração de calor por ondas de rádio de alta energia.[3]

Pacientes, familiares e pessoas presentes no acompanhamento ou no cuidado desses pacientes devem ser orientados quanto à abordagem cirúrgica a que serão submetidos, preparo, riscos e possíveis alterações fisiológicas e/ou mutilações; após os esclarecimentos, o paciente ou responsável deve decidir se está de acordo com o tratamento proposto e autorizar sua realização.

O trauma gerado ao organismo por uma cirurgia é proporcional à complexidade da abordagem, e o estado nutricional é um dos fatores independentes que mais influenciam nos desfechos de pós-operatórios eletivos.[4,5] A resposta orgânica ao trauma repercute em alterações metabólicas e é dividida em duas fases distintas: inicialmente, pela fase denominada *ebb*, limitada entre 1 a 3 dias e caracterizada por normo ou hipometabolismo e seguida pela fase *flow*, mais duradoura e com predominância de catabolismo.[4] Essas alterações metabólicas são provenientes da ação de hormônios contrarregulatórios, citocinas e mediadores inflamatórios,[4,5] podendo levar ao aumento de proteínas de fase aguda positiva, redução das proteínas de fase aguda negativa, edema, proteólise, lipólise e resistência periférica à insulina.[4] Diante desse panorama, é possível o agravamento ou surgimento de um quadro de desnutrição, o comprometimento da imunidade, a possibilidade de falha da cicatrização e o aparecimento de infecções.

O desfecho clínico de pacientes cirúrgicos tem influência predominante do estado fisiológico pré-operatório, do risco cirúrgico e dos cuidados no período pós-operatório.[6] O diagnóstico nutricional pré-cirúrgico exerce impacto direto na morbidade e mortalidade pós-operatórias e são diversas as síndromes e fenótipos nutricionais que os pacientes podem apresentar; dentre eles, encontram-se caquexia, desnutrição, obesidade, sarcopenia, obesidade sarcopênica e miosteatose.[5] Dessa forma, a assistência nutricional torna-se indispensável em todo o período perioperatório.

PROTOCOLOS MULTIMODAIS PERIOPERATÓRIOS

Os protocolos multimodais de cuidados perioperatórios são pautados na medicina baseada em evidências e têm por objetivo acelerar a recuperação do paciente cirúrgico por intermédio de uma abordagem multidisciplinar que favoreça a recuperação funcional, promova o retorno da função gastrointestinal, alimente o paciente precocemente, proporcione o manejo adequado da dor e incentive a mobilização precoce.[5] A implementação das práticas multimodais tem sido realizada em cirurgias colorretais, vasculares, torácicas e na cistectomia radical;[7] para esofagectomias e gastrectomias totais, mais estudos são necessários para a recomendação da realimentação oral precoce,[8] pois alguns subgrupos de pacientes falharam na aplicação total do protocolo.[9]

O *fast-track surgery* é um exemplo desses protocolos que dispõe de intervenções direcionadas ao paciente antes, durante e após a cirurgia, como demonstrado na Tabela 1.

TABELA 1 Intervenções *fast-track surgery* antes, durante e após a cirurgia

Intervenções pré-operatórias	• Educação do paciente em todo o perioperatório • Avaliação e otimização da função dos órgãos • Garantia de um bom estado nutricional • Melhora da aptidão física com exercícios diários • Contraindicação de preparação intestinal mecânica • Redução do tempo de jejum para 6 horas de alimentos sólidos e 2 horas de líquidos • Abreviação do jejum com bebida oral à base de carboidrato
Intervenções intraoperatórias	• Antibiótico, antissecretor ácido e pró-cinético pré-operatório • Pré-medicamentos • Analgesia epidural torácica (sempre que possível) • Uso eletivo de sonda nasogástrica, sonda vesical e drenagem abdominal • Administração de fluidos • Manutenção da normotermia • Manuseio mínimo de tecido • Redução do tempo de cirurgia • Cirurgia minimamente invasiva
Medidas pós-operatórias	• Analgesia preventiva multimodal • Profilaxia e/ou tratamento de náuseas e vômitos • Remoção precoce de drenos e sondas • Alimentação e deambulação precoces • Acompanhamento após a alta

Fonte: adaptada de *Fast Tracking Surgery*.[9]

Cada uma dessas intervenções apresenta benefícios quando isoladas e, no cenário de um protocolo *fast-track*, seu uso concomitante culmina em um efeito sinérgico na recuperação do paciente. O conceito de *fast-track*, termo mais utilizado por americanos, significa aceleração e também é conhecido como "cirurgia rápida", "recuperação aprimorada após a cirurgia" ou "reabilitação multimodal após a cirurgia". Foi descrito inicialmente por Henrik Kehlet e tem sido bastante difundido nas duas últimas décadas,[5,9] principalmente com o lançamento dos resultados do projeto multicêntrico europeu conhecido como *Enhanced Recovery After Surgery* (ERAS), em que, de forma similar, foram elaboradas e aplicadas recomendações e intervenções perioperatórias que viabilizaram menores complicações e aceleraram a recuperação dos pacientes. Os princípios do protocolo ERAS incluem o aconselhamento pré-operatório, a nutrição pré-operatória, o manejo adequado do jejum perioperatório com realização da abreviação do jejum, anestésicos e regimes analgésicos padronizados e a mobilização precoce.[5,7]

O Projeto Aceleração da Recuperação Total Pós-Operatória (ACERTO) foi desenvolvido no Brasil e inspirado no protocolo ERAS, portanto, também configura um programa multimodal que enfatiza o envolvimento dos serviços de cirurgia geral, anestesia, nutrição, enfermagem e fisioterapia; possui como principais recomendações: a terapia nutricional perioperatória, a abreviação do jejum pré-operatório, a realimentação precoce no pós-operatório, a antibioticoprofilaxia, a redução do uso de fluidos intravenosos no perioperatório, a analgesia perioperatória, o uso restrito de sonda nasogástrica e drenos abdominais e a abolição do preparo de cólon em cirurgias eletivas colorretais. Dados mostraram que a implantação do protocolo ACERTO levou a uma redução de 60% na morbidade e no tempo de internação em pacientes submetidos a diferentes cirurgias abdominais de médio e grande portes.[10]

Os protocolos multimodais perioperatórios englobam recomendações nutricionais que favorecem o preparo do paciente ao trauma cirúrgico, previnem e reduzem complicações, além de proporcionarem redução do tempo de internação, reinternações e custos hospitalares.[11] Consensos, diretrizes e *guidelines* recomendam a implementação dos protocolos multimodais na assistência aos pacientes com câncer submetidos a tratamento cirúrgico.[5,11-13]

CUIDADOS NUTRICIONAIS

A assistência nutricional ao paciente oncológico é imprescindível em todo o período perioperatório. Entretanto, pelo fato de este livro considerar a abordagem exclusiva em cenário ambulatorial, serão aprofundadas somente as questões envolvidas antes da hospitalização e após a alta hospitalar.

A cirurgia oncológica envolverá qualquer cirurgia com a finalidade de remoção total ou parcial do tumor. Uma das mais conhecidas é a mastectomia, para a retirada do câncer de mama; nesse tipo de cirurgia, em geral não ocorre um acompanhamento nutricional prévio ou após o procedimento, salvo se a paciente estiver sob tratamento neoadjuvante ou adjuvante, com algum comprometimento do apetite e/ou do estado nutricional.

O porte da cirurgia é definido pelo tempo de duração da resseção, sendo específico para cada categoria de procedimento. A cirurgia de pequeno porte tem duração inferior a 2 horas, a de médio porte, entre 2 e 4 horas, e a de grande porte, acima de 4 horas.[14] São nos grandes procedimentos, como cirurgias abdominais e de cabeça e pescoço,[4] que o nutricionista pode ser bem atuante desde antes da admissão hospitalar, pois nesses casos pode haver mudança da ingestão alimentar e algum grau de desnutrição ou aumento do risco nutricional, seja pela localização do tumor, seja por alterações gastrointestinais ou metabólicas. Conforme a cirurgia realizada, a anatomia do local abordado pode ser alterada, levando a distúrbios disabsortivos ou do processo de deglutição, sendo de suma importância a avaliação e o acompanhamento nutricional também na continuidade do cuidado, ou seja, após a alta.

Em contexto de tratamento antineoplásico neoadjuvante, muitas vezes o paciente está sob acompanhamento nutricional, mas, caso contrário, deve ser encaminhado pelo oncologista assim que notada a ausência de acompanhamento ou ao menos no período de 3 a 6 semanas ao término do tratamento,[15,16] intervalo comum até a data da cirurgia. Nos casos em que a cirurgia tem indicação imediata, o encaminhamento deve ser realizado pelo cirurgião em tempo hábil para que o paciente execute e, na medida do possível, responda às intervenções nutricionais cabíveis, a depender de seu estado nutricional e da cirurgia prevista; não há um período em dias ou semanas diretamente comentado na literatura para esses casos. O apoio da equipe médica no encaminhamento do paciente para a avaliação nutricional é fundamental para um melhor desfecho no pós-operatório. Vale ressaltar que, em instituições nas quais o corpo clínico é aberto, pode haver dificuldade na execução desse processo.

O período pré-operatório, dentre outras oportunidades, deve ser usado para a aplicação de regimes de condicionamento físico e para o preparo nutricional, que deve garantir a oferta e a ingestão adequada de nutrientes e calorias, com foco na preservação ou otimização da massa muscular, sendo esta essencial para um bom desfecho no pós-operatório.[5]

O atendimento nutricional tanto no pré quanto no pós-operatório deve ser iniciado com a verificação do risco nutricional e/ou partir de ferramentas subjetivas e objetivas de avaliação nutricional. O Consenso Nacional de Nutrição Oncológica (2015)[12] recomenda para adultos a triagem *Nutritional Risk Screening* 2002 (NRS-2002) e as avaliações nutricionais Avaliação Subjetiva Global (ASG) ou Avaliação Subjetiva Global Produzida pelo Paciente (ASG-PPP); o *guideline* da *European Society for Clinical Nutrition and Metabolism* (Espen) de 2016, intitulado Nutrição em Pacientes com Câncer[17] e a diretriz de 2019 de Terapia Nutricional no Paciente com Câncer da Brazilian Society of Parenteral and Enteral Nutrition (Braspen),[11] dentre outras opções informadas, também recomendaram as ferramentas indicadas pelo Consenso. Já o último *guideline* Espen de nutrição clínica em cirurgia[13] sugere a aplicação da NRS-2002 como ferramenta de triagem e define duas opções de critérios para diagnóstico de desnutrição: índice de massa corporal (IMC) $< 18{,}5$ kg/m^2 ou a combinação de perda de peso $> 10\%$ ou $> 5\%$ em 3 meses, com IMC < 20 kg/m^2 para adultos e 22 kg/m^2 para idosos acima de 70 anos ou índice de massa livre de gordura $<$ 15 kg/m^2 para mulheres e < 17 kg/m^2 para homens.

Algumas diretrizes direcionaram critérios para o diagnóstico de risco nutricional grave, que incluem: perda de peso > 10% nos últimos 6 meses; IMC < 18,5 kg/m^2; NRS-2002 > 5 ou ASG grau C e concentração sérica de albumina < 30 g/L (sem evidência de disfunção hepática ou renal).[4,5,12,13] Na presença de um deles, existe indicação imediata de terapia nutricional individualizada.

A NRS-2002 é validada para pacientes cirúrgicos, porém com indicação e aplicação mais frequentes àqueles que estão internados.[5] A ASG-PPP é considerada uma ferramenta padrão-ouro para a avaliação nutricional de pacientes oncológicos e é bastante utilizada na prática ambulatorial.[12] Com a constatação da presença de risco nutricional ou como parte do protocolo de avaliação nutricional instituído, o paciente deve ser submetido a avaliação nutricional que contemple, também, os métodos objetivos, que são: parâmetros bioquímicos, dietéticos, antropométricos (circunferências e dobras cutâneas) e de composição corporal (bioimpedância elétrica ou métodos de imagem, como densitometria óssea ou tomografia computadorizada), além da complementação com a avaliação da capacidade funcional (p. ex., escalas subjetivas de *performance status* e dinamometria).[5,12]

Após a formulação do diagnóstico nutricional final pela análise do nutricionista a partir dos diferentes métodos empregados, o próximo passo é a obtenção das necessidades nutricionais diárias para o planejamento da terapia nutricional. A avaliação por calorimetria indireta é o padrão-ouro para o cálculo do valor energético total do paciente; contudo, em razão de limitações inerentes ao método, na prática clínica, as fórmulas de bolso têm sido frequentemente empregadas, estimando as necessidades pela regra de calorias por quilograma de peso atual, de acordo com a condição clínica e o estado nutricional do paciente. A mesma regra é aplicada para estimar a necessidade diária de proteína (g por kg de peso atual) e a recomendação hídrica (mL por kg de peso atual). Os valores para determinar as necessidades calóricas variam nas diretrizes entre 20 e 35 kcal/kg de peso atual/dia, para a estimativa proteica entre 1,2 e 2 g de proteína/kg de peso atual/dia e 30 mL de água/kg de peso atual/dia.[12,13]

Segundo o protocolo ACERTO, a terapia nutricional pré-operatória deve ser instituída por via oral, enteral e/ou parenteral aos pacientes candidatos a cirurgias de moderado a grande porte e que apresentem risco nutricional moderado a alto.[8] As vias oral e enteral são as preferencialmente adotadas, mas, quando houver impossibilidade total ou parcial do uso do trato gastrointestinal, como por obstrução intestinal, íleo prolongado e má absorção, a via parenteral deve ser considerada.[4,5]

A intervenção nutricional deve considerar o aconselhamento dietético e, se necessário, adaptações da dieta,[5] com alteração de consistência e/ou características no intuito de promover a ingestão alimentar adequada. Na insuficiência do aporte calórico e proteico diário por via oral, deve ser considerada suplementação nutricional oral pré-operatória independentemente do estado nutricional do paciente[5] ou suporte enteral e/ou parenteral suplementar.[7] A terapia nutricional oral (TNO) é indicada quando há redução da ingestão oral, nos últimos três dias, para menos de 70% das necessidades nutricionais, e a terapia nutricional enteral (TNE) quando reduzida para 60% das necessidades nutricionais, também nos últimos três dias. Se a TNE não contemplar a meta calórica e proteica do paciente, deve ser considerada terapia nutricional parenteral (TNP) suplementar.[12]

Outra questão importante a ser monitorada são os níveis de glicose no sangue, inclusive nos indivíduos não diabéticos, pois há uma associação direta entre hiperglicemia e eventos adversos pós-cirúrgicos, que incluem complicações infecciosas e aumento da mortalidade.[5]

As condutas nutricionais pré-operatórias podem ser iniciadas entre 7 e 14 dias[4] e a recomendação do preparo imunológico tem sido destaque em diretrizes por modular favoravelmente a resposta inflamatória, contribuir no processo de cicatrização e, consequentemente, na redução do tempo de permanência hospitalar.[18] A dieta imunomoduladora é uma terapia nutricional especializada, enriquecida com nutrientes especiais como arginina, glutamina, nucleotídeos e ácidos graxos ômega 3, que, isolados ou combinados, têm possível efeito terapêutico em órgãos e sistemas vitais.[19] Pacientes com câncer, desnutridos[5,13,17] ou de alto risco nutricional,[8,11] que serão submetidos a procedimentos cirúrgicos de médio e grande portes, têm benefícios significativos com a utilização de terapia nutricional imunomoduladora no período perioperatório, sendo iniciada 5 a 7 dias antes da data da cirurgia e na dose diária mínima de 500 mL.[5,8,11,13,17] Também há evidências da aplicação de terapia nutricional imunomoduladora somente no pós-operatório imediato, mas não está bem estabelecido na literatura científica recente quanto aos benefícios de seu uso exclusivo no período pré-operatório.[5,13]

Os déficits calórico e proteico a longo prazo culminam em piores desfechos. A nutrição precoce contribui com menor resistência à insulina, menores perdas de nitrogênio e reduz a perda de força muscular.[5] No paciente com estabilidade hemodinâmica após a cirurgia, um dos princípios fundamentais do protocolo ERAS[7] é garantir sua realimentação oral ou enteral precoce, o projeto ACERTO[8] corrobora esse aconselhamento e enfatiza um período de até 24 horas do pós-operatório. A avaliação da função intestinal e tolerabilidade do paciente ao iniciar a ingestão oral pós-operatória é indispensável[5] para uma adequada prescrição da consistência da dieta, das variedades e tipos de preparações ofertadas e possível indicação de suplementação nutricional.[17] A orientação de TNO, TNE ou mesmo TNP que o paciente realizará em domicílio é de extrema importância para que haja uma prescrição condizente com as condições clínicas, nutricionais e socioeconômicas do paciente.[12]

As recomendações citadas no parágrafo anterior reportam o cuidado ao paciente ainda hospitalizado. Retomando o cenário ambulatorial, após a alta hospitalar, a TNO e/ou a TNE devem ser mantidas, principalmente nos casos em que as necessidades calóricas e proteicas não são atingidas pela via oral.[8] É recomendado que adultos oncológicos ambulatoriais sem risco nutricional sejam reavaliados em até 30 dias e os com risco nutricional, em até 15 dias. O acompanhamento nutricional ambulatorial está diretamente relacionado com maior sobrevida e melhor reabilitação do paciente na comunidade.[12]

Modulação intestinal

A modulação intestinal com prebióticos, probióticos ou simbióticos tem ganhado destaque na literatura científica recente por apresentar resultados interessantes no desfecho do paciente cirúrgico. Grande parte dos ensaios clínicos randomizados e controlados e, consequentemente, das revisões sistemáticas e metanálises, é realizada em pacientes submetidos às cirurgias abdominais.

Os mecanismos de ação dos probióticos promovem a alteração do pH da mucosa intestinal, a produção de citocinas anti-inflamatórias, de bacteriocinas que inibem a aderência epitelial patogênica e do fator de virulência, evitando a translocação bacteriana.[20] Os prebióticos são substratos utilizados pela nossa microbiota intestinal que induzem seu crescimento e/ou a atividade de gêneros bacterianos seletivos no cólon.[21]

Uma publicação envolvendo dois relatos de caso de pacientes com câncer de cabeça e pescoço submetidos a tratamento combinado de quimioterapia neoadjuvante seguida de cirurgia encontrou um efeito preventivo para translocação bacteriana e sepse com o uso contínuo de probióticos.[22] Já um estudo controlado, randomizado e duplo-cego não verificou diferença entre os grupos nos desfechos pós-cirurgia de cabeça e pescoço com o uso de simbióticos no período pós-operatório.[23]

Em relação aos desfechos clínicos no pós-operatório para ressecção de câncer colorretal, resultados de uma revisão sistemática que avaliou o efeito do uso perioperatório de probióticos apontaram redução da incidência de diarreia, maior recuperação da função intestinal e benefício no controle de complicações infecciosas.[24] Um ensaio clínico, duplo-cego, sem tratamento e controle paralelo, também realizado em pacientes submetidos à cirurgia colorretal, cuja intervenção foi a administração perioperatória de prebióticos (fruto-oligossacarídeos, xilo-oligossacarídeos, polidextrose e dextrina resistente), demonstrou melhores indicadores imunológicos, com destaque no pré-operatório e promoveu modulação na estrutura da microbiota intestinal, favorecendo a abundância de microrganismos comensais.[25]

Recente metanálise que avaliou o impacto do tratamento perioperatório com probióticos ou simbióticos na evolução pós-operatória de pacientes submetidos a diferentes cirurgias abdominais eletivas, concluiu que os probióticos e simbióticos são seguros e estão associados a uma redução significativa de complicações infecciosas.[26] Outra metanálise que também utilizou probióticos e simbióticos no período perioperatório, além de ter verificado prevenção ou controle de infecção no sítio cirúrgico e em outras complicações infecciosas, contribuiu com menos efeitos colaterais, menor custo hospitalar e melhor qualidade de vida dos pacientes, e os simbióticos demonstraram superioridade nos resultados.[27]

Os trabalhos têm demonstrado que o uso de probióticos ou simbióticos multiespécies é mais eficaz na promoção de uma maior capacidade dos microrganismos se estabelecerem em um nicho biológico e responsável pela maior sobrevivência das espécies na passagem pelo trato gastrointestinal, contudo ainda não estão bem descritas na literatura quais as espécies de probióticos mais apropriadas para cada situação clínica.[5]

São observadas boas evidências da modulação intestinal com probióticos e simbióticos no período perioperatório para cirurgias abdominais, em especial na ressecção de câncer colorretal, no entanto, ainda não há consenso na literatura em relação às cepas e doses em razão da impressão digital que compõe a microbiota de cada indivíduo e das particularidades de cada microambiente tumoral.

REFERÊNCIAS BIBLIOGRÁFICAS

1. Instituto Nacional de Câncer (Inca). Cirurgia. Disponível em: https://www.inca.gov.br/tratamento/cirurgia (acesso 10 ago 2020).
2. Instituto Oncoguia. Cirurgia oncológica. Disponível em: http://www.oncoguia.org.br/conteudo/cirurgia-oncologica/11816/1164/ (acesso 10 ago 2020).
3. Instituto Oncoguia. Técnicas cirúrgicas especiais. Disponível em: http://www.oncoguia.org.br/conteudo/tecnicas-cirurgicas especiais/11819/1164/ (acesso 10 ago 2020).
4. Sociedade Brasileira de Nutrição Parenteral e Enteral e Associação Brasileira de Nutrologia. Terapia Nutricional no Perioperatório. Projeto Diretrizes. 2011.
5. Lobo DN, Gianotti L, Adiamah A, Barazzoni R, Deutz NEP, Dhatariya K, et al. Perioperative nutrition: Recommendations from the ESPEN expert group. Clin Nutr. 2020; 39(11):3211-27.
6. Sankar A, Beattie WS, Wijeysundera DN. How can we identify the high-risk patient? Curr Opin Crit Care. 2015;21(4):328-35.
7. Melnyk M, Casey RG, Black P, Koupparis AJ. Enhanced recovery after surgery (ERAS) protocols: Time to change practice? Can Urol Assoc J. 2011;5(5):342-8.
8. de-Aguilar-Nascimento JE, Bicudo-Salomão A, Waitzberg DL, Dock-Nascimento DB, Correa MITD, Campos ACL, et al. Diretriz ACERTO de intervenções nutricionais no perioperatório em cirurgia geral eletiva. Rev Col Bras Cir. 2017;44(6):633-48.

9. Nanavati AJ, Prabhakar S. Fast-track surgery: Toward comprehensive peri-operative care. Anesth Essays Res. 2014;8(2):127-33.
10. de-Aguilar-Nascimento JE, Bicudo-Salomão A, Caporossi C, Silva RM, Cardoso EA, Santos TP. Acerto pós-operatório: avaliação dos resultados da implantação de um protocolo multidisciplinar de cuidados peri-operatórios em cirurgia geral. Rev Col Bras Cir. 2006;33(3):181-8.
11. Horie LM, Barrére APN, Castro MG, Liviera AMB, Carvalho AMB, Pereira, Andreia, et al. Diretriz Braspen de terapia nutricional no paciente com câncer. Braspen J. 2019;34(Supl 1):2-32.
12. Ministério da Saúde, Instituto Nacional de Câncer José Alencar Gomes da Silva. Consenso Nacional de Nutrição Oncológica. 2 ed. Rio de Janeiro: Inca; 2015. 182p.
13. Weimann A, Braga M, Carli F, Higashiguchi T, Hübner M, Klek S, et al. ESPEN guideline: Clinical nutrition in surgery. Clin Nutr. 2017;36(3):623-50.
14. Paiva TM De, Filho WW, Schleder JC, Henrique G, Ramos A, Kowalski LP. Complicações respiratórias em cirurgias oncológicas de grande porte em cabeça e pescoço: revisão da literatura. Rev Bras Cir Cabeça Pescoço. 2014;43(4):213-9.
15. Melani AGF, Campos FG. Ressecção laparoscópica pós terapia neo-adjuvante no tratamento do câncer no reto médio e baixo. Resultados da Fundação Pio XII – Hospital de Câncer de Barretos. Rev Bras Coloproct. 2006;26(1):89-96.
16. Tercioti Junior V, Lopes LR, Coelho Neto JS, Carvalheira JBC, Andreollo NA. Eficácia local e complicações da terapêutica neoadjuvante no carcinoma epidermóide do esôfago: radioterapia versus radioterapia associada à quimioterapia. Rev Col Bras Cir. 2011;38(4):227-34.
17. Arends J, Bachmann P, Baracos V, Barthelemy N, Bertz H, Bozzetti F, et al. ESPEN guidelines on nutrition in cancer patients. Clin Nutr. 2017;36(1):11-48.
18. Braga M, Wischmeyer P, Drover J, Heyland D. Clinical evidence for pharmaconutrition in major elective surgery. J Parent Enteral Nutr. 2013;37(5 Suppl 1):66S-72S.
19. Daly JM, Redmond HP, Gallagher H. Perioperative nutrition in cancer patients. JPEN J Parenter Enteral Nutr. 1992;16(6 Suppl):100S-105S.
20. Ng SC, Hart AL, Kamm MA, Stagg AJ, Knight SC. Mechanisms of action of probiotics: Recent advances. Inflamm Bowel Dis. 2009;15(2):300-10.
21. Slavin J. Fiber and prebiotics: Mechanisms and health benefits. Nutrients. 2013;22;5(4):1417-35.
22. Gunduz M, Murakami D, Gunduz I, Tamagawa S, Hiraoka M, Sugita G, et al. Recurrent bacterial translocation from gut and sepsis in Head and neck cancer patients and its prevention by probiotics. Med Hypotheses. 2018;120:124-7.
23. Lages PC, Generoso SV, Correia MITD. Postoperative symbiotic in patients with head and neck cancer: a double-blind randomised trial. Br J Nutr. 2018;119(2):190-5.
24. Ortega, TT. Uso perioperatório de probióticos em pacientes submetidos a ressecção de câncer colorretal: uma revisão sistemática. Braspen J. 2020;35(1):97-102.
25. Xie X, He Y, Li H, Yu D, Na L, Sun T, et al. Effects of prebiotics on immunologic indicators and intestinal microbiota structure in perioperative colorectal cancer patients. Nutrition. 2019;61:132-42.
26. Chowdhury AH, Adiamah A, Kushairi A, Varadhan KK, Krznaric Z, Kulkarni AD, et al. Perioperative probiotics or synbiotics in adults undergoing elective abdominal surgery: A systematic review and meta-analysis of randomized controlled trials. Ann Surg. 2020;271(6):1036-47.
27. Wu XD, Liu MM, Liang X, Hu N, Huang W. Effects of perioperative supplementation with pro-/synbiotics on clinical outcomes in surgical patients: A meta-analysis with trial sequential analysis of randomized controlled trials. Clin Nutr. 2018;37(2):505-15.

CAPÍTULO 9

Pré e pós-transplante de células progenitoras hematopoéticas

Erika Yuri Hirose Murahara

INTRODUÇÃO

O transplante de células progenitoras hematopoéticas (TCPH) é uma modalidade terapêutica consagrada para o tratamento de uma grande variedade de doenças hematológicas benignas e malignas. Mais de um milhão de TCPH foram feitos desde os primeiros casos de sucesso em 1968, com cerca de 50 mil realizados anualmente, em todo o mundo. O número de transplantes está crescendo, principalmente pelas fontes expandidas de doadores e enxertos, regimes de condicionamento (RC) menos tóxicos e cuidados de suporte mais desenvolvidos, levando a melhores resultados, inclusive entre pacientes idosos e debilitados. Estima-se que, no ano de 2018, foram realizados 3.091 TCPH no Brasil, segundo dados do Registro Brasileiro de Transplantes. Esses pacientes possuem um perfil nutricional heterogêneo, diferem quanto à necessidade e ao tipo de intervenção.[1]

TRIAGEM E AVALIAÇÃO NUTRICIONAL

O TCPH é fator de risco nutricional direto, segundo a triagem de risco nutricional publicada em 2002 (NRS-2002), validada para hospitais gerais, e, quanto maior o seu escore, maior a necessidade de intervenção nutricional precoce.[2] Quanto ao tipo de TCPH, o Instituto Nacional do Câncer (2015) coloca o TCPH alogênico como critério de risco nutricional.[3]

A versão reduzida da Avaliação Subjetiva Global Produzida pelo Paciente (*Scored Patient-Generated Subjetive Global Assessment short form* – ASG-PPP-SF) foi validada em 2016 como método de triagem nutricional para pacientes com câncer; entretanto, há necessidade de validação de ponto de corte para classificação do risco nutricional. O Instituto Nacional do Câncer (2015) adota a ASG-PPP-SF ≥ 2.[3]

No caso da pediatria, a triagem nutricional tem como objetivo a identificação de fatores de risco para desnutrição aguda ou crônica, já que nessa faixa etária espera-se uma evolução pôndero-estatural em adequação com as curvas de crescimento. O *Strong Kids* (SK) é o único instrumento de triagem traduzido para o português e validado para o público brasileiro pediátrico até o momento, porém não é específico para onco-hematologia ou ambulatório. Os pacientes pediátricos pré e pós-TCPH serão triados pelo SK, no mínimo, como médio risco nutricional pela doença de alto risco ou tratamento de grande porte.[4]

O paciente submetido ao TCPH pode vivenciar reações autoimunes, infecções e disfunções metabólicas, principalmente relacionadas aos sintomas do trato gastrointestinal (TGI) e, consequentemente, risco de desnutrição.[1,5]

Além disso, diversas variáveis relacionadas ao paciente e ao transplante influenciam os desfechos clínicos, sendo as principais: diagnóstico, estágio da doença, regime de condicionamento, fonte de célula, tipo de doador, idade e comorbidades.[6] Três fatores prognósticos relacionados ao estado nutricional estão incluídos no índice de comorbidade para TCPH: obesidade, diabete melito (DM) e disfunção hepática. Embora a disfunção hepática possa parecer não relacionada ao estado nutricional, atualmente a causa mais comum de disfunção hepática é a doença hepática gordurosa não alcoólica (DHGNA).[7]

O estado nutricional é uma variável independente que influencia na sobrevida global do paciente e na tolerância ao tratamento proposto, o que torna fundamental o planejamento da assistência nutricional quando se avalia a elegibilidade ao TCPH a fim de atenuar impactos na saúde. Alguns estudos indicam que o estado nutricional inadequado anterior ao tratamento e a terapêutica de escolha estão relacionados ao aumento de toxicidades, déficits nutricionais e funcionalidade, complicações, enxertia tardia e tempo prolongado de internação. Sugere-se que os pacientes sejam avaliados o mais precocemente possível antes do TCPH a fim de detectar desnutrição e/ou corrigir déficits nutricionais por intermédio da terapia nutricional (TN).[1,5]

A desnutrição possui impacto negativo na sobrevida global e mortalidade não relacionada à recaída.[1,5,6] Isso também pode ser visto em pacientes com obesidade e diabetes, além de maiores taxas de infecções e de complicações, como a doença do enxerto contra o hospedeiro (DECH).[1,5,8]

A versão completa da ASG-PPP é um método essencialmente clínico e subjetivo de avaliação do estado nutricional, capaz de diagnosticar a desnutrição e que possibilita o prognóstico, identificando pacientes que apresentam maior risco de sofrer complicações associadas ao seu estado nutricional e, no

Brasil, contamos com sua validação. O estresse metabólico é determinado pelas variáveis febre e corticosteroide que aumentam as necessidades nutricionais; e o exame físico inclui a avaliação subjetiva dos déficits de gordura e músculo, além do estado de hidratação,[9] diferenciais no contexto do paciente de TCPH.

Não existe um método padrão-ouro para classificação do estado nutricional de pacientes pediátricos submetidos a TCPH; assim, a avaliação nutricional geralmente é realizada com base na história clínica, hábito alimentar, exame físico, antropometria, exames laboratoriais, histórico de peso, modificações da dieta, intolerâncias alimentares, doenças crônicas e tratamentos prévios.[3]

A circunferência do braço (CB), medida frequentemente utilizada nessa população, pode ser aplicada sozinha ou associada com a dobra cutânea tricipital (DCT) para mensurar a área muscular do braço (AMB), representando uma boa medida para avaliar reserva muscular. Ainda, Hoffmeister et al., avaliando a relação entre antropometria e eventos pós-TCPH em crianças, observou que um percentil < 5 da área muscular do braço correlacionou-se com menor sobrevida livre de doença e maior taxa de recaída, demonstrando que a AMB pode ser utilizada, além de um parâmetro para avaliar composição corporal, como um preditor de desfechos clínicos.[10]

A avaliação da composição corporal pode ser realizada por vários métodos, desde os mais simples, como a antropometria e a bioimpedância elétrica (BIA), até técnicas mais sofisticadas, como a densitometria de composição corporal (DEXA, do inglês *Dual-energy X-ray Absorptiometry*) e a tomografia computadorizada (TC). Caso o paciente tenha exames de imagem, estes são utilizados para avaliação de conveniência,[11,12] como nos períodos de (re)avaliação em que realizam densitometria óssea, pré-TCPH nos linfomas e quando se buscam processos infecciosos.

A BIA estima a composição corporal por meio de equações específicas para cada aparelho e população; os resultados devem ser interpretados com cautela quando utilizados em populações diferentes, principalmente quando a medida é usada em nível individual para fins diagnósticos. Apesar de existir uma equação validada para a população brasileira, ainda não existe definição de pontos de corte específicos para pacientes onco-hematológicos. O ângulo de fase derivado diretamente dos valores de resistência e reactância parece ser marcador não só da quantidade de massa muscular, mas também de sua qualidade e função.[11] Embora seja um método livre de radiação ionizante, de baixo custo e que permite seguimento adequado, há limitação de seu uso para pacientes com edemas e obesos, prejudicando os resultados, como as oscilações no balanço hídrico (BH) e hiper-hidratação desses pacientes, que pode influenciar a massa magra.[1] Por isso, nessas condições, comuns ao período pós-TCPH imediato, considera-se basicamente o ângulo de fase para avaliar a evolução do estado nutricional, associado a outros instrumentos. Em pediatria, ângulos de fase menores parecem apresentar correlação com maior perda de peso, maior incidência de DECH e menor sobrevida.[13]

Jia et al.,[14] em revisão sistemática, mostraram que a sarcopenia é um preditor independente de sobrevida global e mortalidade não relacionada à recaída após o TCPH e o grupo sugeriu o uso das imagens de conveniência de TC para avaliar a massa muscular esquelética pré-TCPH para auxiliar os médicos na tomada de decisões e equilibrar os riscos e benefícios do transplante. Futuras pesquisas são necessárias para padronizar pontos de corte específicos para sarcopenia nessa população e intervenções necessárias a partir desse diagnóstico,[14] uma vez que esses pacientes não realizam esse exame de rotina, como os oncológicos no (re)estadiamento. O estudo conduzido por Jabbour et al.[15] em pacientes com diagnóstico de linfoma evidenciou que a obesidade sarcopênica três meses após o TCPH foi o fator de risco com maior impacto para mortalidade.[15]

Marcadores laboratoriais clássicos do estado nutricional, como contagem de linfócitos, hemoglobina glicada (HbA1c) e presença de anemia carencial, ficam prejudicados. Além disso, a interpretação das concentrações de proteínas séricas também se torna difícil pelo grau de inflamação e pelas possíveis infecções associadas. Na ausência de inflamação (PCR < 10 mg/L), valores de albumina < 3,0 g/dL caracterizam o paciente provavelmente desnutrido e com pior prognóstico. Embora a albumina não se correlacione adequadamente com desnutrição na presença de inflamação, ela ainda é forte indicador de risco para morbidade e mortalidade nesses casos. A albumina tem meia-vida de aproximadamente 20 dias, fazendo com que sua utilização como marcador imediato de melhora do estado nutricional seja limitada. A transtirretina, também denominada pré-albumina, tem meia-vida curta (2 dias), sendo sensível a quaisquer alterações de síntese proteica e catabolismo.[1]

O diabetes e a hiperglicemia estão relacionados a um risco aumentado de infecções, principalmente fúngica (o mecanismo não é claro, mas o aumento do risco pode ser pela função neutrofílica prejudicada em pacientes com DM), distúrbios metabólicos, disfunções orgânicas e mortalidade, sendo efeito comum do uso de inibidores de calcineurina e de corticosteroides, necessitando de monitoração glicêmica e uso de insulina. Não existem recomendações específicas para a faixa de glicemia ideal, sendo o consenso para pacientes hospitalizados de que se situe entre 110 e 180 mg/dL.[1] A American Diabetes Association (ADA)/Associação Americana de Endocrinologistas Clínicos recomendam: glicemia de jejum < 140 mg/dL; glicose aleatória < 180 mg/dL e HbA1c < 6,5%.[7]

Em relação à DHGNA, não há evidências claras de sua relação com desfechos clínicos adversos; no entanto, é sabido que pacientes com disfunção hepática pré-TCPH apresentam risco aumentado de síndrome obstrutiva sinusoidal (SOS) e mortalidade não relacionada à recaída. Em pacientes com DHGNA, recomenda-se perda de peso e modificação do estilo de vida.[7]

A dosagem de micronutrientes e elementos-traço não é rotina na avaliação do estado nutricional. As alterações clínicas decorrentes da deficiência são discretas, tornando seu diagnóstico difícil, de modo que a coleta do exame deve ser direcionada pela suspeição clínica[1] e por meio da avaliação dietética detalhada.

Deve-se considerar que tão importante quanto a avaliação do estado nutricional é sua reavaliação periódica[11] baseada no risco e avaliação nutricional para que se possa definir a frequência da reavaliação nutricional.[1,3] Na prática, a abordagem pode acontecer em box ou em consultório nos dias de tratamento, exame ou consulta com outras áreas, o que garante adesão pelo paciente.

A perda de peso frequentemente aumenta no período peritransplante, principalmente no TCPH alogênico. Entretanto, existe a dificuldade de avaliação do estado nutricional desses pacientes por complicações como visceromegalias, edema e alterações no BH, como reflexo da internação. Um dos vieses ao aferir o peso corporal na fase inicial do TCPH é a influência do vazamento capilar e retenção de líquidos, que pode mascarar a perda de peso, portanto, a avaliação da composição corporal seria mais relevante. Entretanto, poucos estudos realizaram sua análise longitudinal após o TCPH e avaliaram seu impacto clínico.[16,17]

No pós-TCPH, os pacientes podem experimentar vários problemas relacionados à nutrição, como desnutrição por ingestão oral insuficiente ou distúrbios metabólicos, como DM, obesidade, dislipidemia e hipertensão. Em particular, pacientes com DECH crônica da boca, trato gastrointestinal e pulmão tendem a perder peso corporal significativo. Embora a desnutrição possa refletir a gravidade da DECH crônica, na maioria dos casos também há pacientes que não apresentam uma manifestação típica da DECH crônica, mas perdem peso corporal, como na síndrome de consuptiva. É possível que inflamações subclínicas após o TCPH alogênico levem a essa condição.[7]

Por outro lado, a síndrome metabólica também é comum nos sobreviventes. Considerando a alta prevalência de doença cardiovascular após o TCPH alogênico, a triagem regular é recomendada para componentes individuais da síndrome metabólica: pressão arterial (hipertensão), lipídios em jejum (dislipidemia), glicemia em jejum e HbA1c/albumina glicada (diabetes). A triagem de rotina ajudará no início do tratamento de cada fator de risco, o que pode subsequentemente reduzir o risco de doença cardiovascular em sobreviventes a longo prazo. Uma proporção significativa de pacientes desenvolve DM, um componente da síndrome metabólica. Pacientes tratados com glicocorticoide, em particular, têm alto risco de desenvolver DM. Embora não exista uma diretriz específica que indique como tratar pacientes com DM após o TCPH, é razoável tratá-los como se trataria pacientes com DM sem transplante. Para atingir o nível-alvo de HbA1c < 6,5%, a glicemia em jejum pode precisar ser < 110 mg/dL e a glicemia pós-prandial de 2 horas pode ser < 140 mg/dL. Em pacientes com nível não confiável de HbA1c, a frutosamina ou a albumina glicada, que não são afetadas pela estabilidade dos glóbulos vermelhos, podem ser um marcador alternativo para avaliar o controle do nível de glicose. É importante prestar muita atenção a outros fatores de risco para doença cardiovascular em pacientes com DM.[7]

TABELA 1 Critérios de risco nutricional segundo a faixa etária

Faixa etária	Critérios de risco nutricional
Adultos Idosos	• TCPH alogênico • ASG-PPP > 2 • Obesidade • Diabetes • Disfunção hepática • Albumina < 3,2 g/dL • Limitação de *performance* e força muscular • Sarcopenia
Crianças	• TCPH independentemente do tipo • *Strong Kids* ≥ 3 • E/I: Escore-z < 2,00 • P/E ou IMC/I ou P/I: Escore-z -1,00 a -2,00 • DCT, CMB e AMB entre P10 e P25 • Obesidade • Diabetes • Disfunção hepática • Albumina < 3,2 g/dL • Limitação de *performance*

AMB: área muscular do braço; ASG-PPP: avaliação subjetiva global produzida pelo paciente; CMB: circunferência muscular do braço; DCT: dobra cutânea tricipital; E/I: estatura/idade; IMC/I: índice de massa corporal/idade; P/E: peso/estatura; P/I: peso/idade; TCPH: transplante de células progenitoras hematopoéticas.

Fonte: adaptada do Consenso Nacional de Nutrição Oncológica, 2015.[3]

TABELA 2 Instrumentos e prazos para avaliação nutricional de pacientes, segundo a idade e a fase do transplante de células progenitoras hematopoéticas

Fase	Avaliação
Pré-TCPH	Adultos e idosos: • Instrumentos: ECOG-PS; ASG-PPP; IMC; CP (≥ 60 anos); CB; CA; FPP; BIA; avaliação dietética; R24H; exames laboratoriais (hemograma, glicemia, perfil lipídico, albumina ou pré-albumina, proteína C-reativa ultrassensível, função renal e hepática, vitamina D) • Casos específicos e discutidos com equipe médica: + HbA1c ou albumina glicada, zinco, cobre, manganês, ácido fólico, vitaminas B1, B12 e C • Prazo: com risco nutricional até 15 dias e sem risco nutricional em até 30 dias
	Crianças: • Instrumentos: *Lansky* (1 a 16 anos) e ECOG-PS (> 17 anos); *Strong Kids*; índices antropométricos (P/E, IMC/I, P/I, E/I); CB; DCT; CMB; AMB; avaliação dietética; R24H; toxicidades; exames laboratoriais (hemograma, glicemia, perfil lipídico, albumina ou pré-albumina, proteína C-reativa ultrassensível, função renal e hepática, vitamina D); exame físico • Casos específicos e discutidos com equipe médica: + HbA1c ou albumina glicada, zinco, cobre, manganês, ácido fólico, vitaminas B1, B12 e C • Prazo: com risco nutricional até 15 dias e sem risco nutricional em até 30 dias
Admissão para TCPH	Adultos e idosos: • Instrumentos: NRS-2002; IMC; CP (≥ 60 anos); CB; critérios para diagnóstico de desnutrição GLIM; avaliação dietética; R24H (se ingestão alimentar ≤ 70% das necessidades nutricionais); toxicidades; exames laboratoriais; exame físico • Prazo: em até 24 horas
	Crianças: • Instrumentos: *Strong Kids*; índices antropométricos (P/E, IMC/I, P/I, E/I); CB; avaliação dietética; R24H (se ingestão alimentar ≤ 70% das necessidades nutricionais); toxicidades; exames laboratoriais; exame físico • Prazo: em até 24 horas
Internação para TCPH	Adultos e idosos: • Instrumentos: avaliação dietética; R24H (se ingestão alimentar ≤ 70% das necessidades nutricionais); toxicidades; exames laboratoriais; critérios para diagnóstico de desnutrição GLIM; exame físico • D+1, D+15; D+30: + FPP; + CA; + BIA • Prazo: semanal + 1 ou 2 visitas, conforme estado nutricional
	Crianças: • Instrumentos: avaliação dietética; R24H (se ingestão alimentar ≤ 70% das necessidades nutricionais); toxicidades; exames laboratoriais; CB; exame físico • D+1, D+15; D+30: + DCT; + CMB; + AMB; + CA; + BIA • Prazo: semanal + 1 ou 2 visitas, conforme estado nutricional

(*continua*)

TABELA 2 Instrumentos e prazos para avaliação nutricional de pacientes, segundo a idade e a fase do transplante de células progenitoras hematopoéticas (*continuação*)

Fase	Avaliação
Pós-TCPH (ambulatório)	Adultos e idosos: • Instrumentos: ECOG-PS; ASG-PPP; IMC; CP (≥ 60 anos); CB; FPP; avaliação dietética; R24H (se ingestão alimentar ≤ 70% das necessidades nutricionais); exames laboratoriais • D+30; D+60; D+90; D+180; D+360: + CA; + BIA; + R24H • Prazo alogênico (acompanhamento mínimo de 1 ano ou mais até suspensão dos imunossupressores e recuperação do estado nutricional): – Até D+90: quinzenal – D+90 até D+360: mensal – Após D+360: conforme conduta nutricional e alinhado com retorno médico • Prazo singênico e autólogo (seguimento mínimo de 3 meses ou mais até recuperação do estado nutricional): – Até D+90: mensal – D+90 até D+360: trimestral – Após D+360: conforme conduta nutricional e alinhado com retorno médico
	Crianças: • Instrumentos: *Lansky* (1 a 16 anos) e ECOG-PS (> 17 anos); *Strong Kids*; índices antropométricos (P/E, IMC/I, P/I, E/I); CB; avaliação dietética; R24H (se ingestão alimentar ≤ 70% das necessidades nutricionais); toxicidades; exames laboratoriais; exame físico • D+30; D+60; D+90; D+180; D+360: + CA; + DCT; + CMB; + AMB • Prazo (acompanhamento mínimo de 1 ano ou mais até suspensão dos imunossupressores e recuperação do estado nutricional): – Até D+90: quinzenal – D+90 até D+360: mensal – Após D+360: conforme conduta nutricional e alinhado com retorno médico

AMB: área muscular do braço; ASG-PPP: avaliação subjetiva global produzida pelo paciente; BIA: bioimpedância elétrica; CA: circunferência abdominal; CB: circunferência do braço; CMB: circunferência muscular do braço; CP: circunferência da panturrilha; DCT: dobra cutânea tricipital; ECOG-PS: *Eastern Cooperative Oncology Group – Performance Status*; E/I: estatura/idade; FPP: força de preensão palmar; GLIM: *Global Leadership Initiative on Malnutrition*; IMC: índice de massa corporal; IMC/I: índice de massa corporal/idade; P/E: peso/estatura; P/I: peso/idade; R24H: recordatório de 24 horas; TCPH: transplante de células progenitoras hematopoéticas.
Fonte: adaptada do Consenso Nacional de Nutrição Oncológica, 2015.[3]

NECESSIDADES NUTRICIONAIS

As necessidades nutricionais nas fases pré e pós-TCPH não diferem daquelas calculadas para pacientes oncológicos em tratamento clínico e sobreviventes. No caso dos adultos, vale a ressalva sobre a ingestão calórica alvo após o TCPH, quando 25 a 30 kcal/kg/dia são geralmente recomendados para pacientes sem desnutrição grave. Em pacientes com desnutrição, alguns estudos sugerem aumentar a recomendação calórica para 35 a 45 kcal/kg/dia. No entanto, uma ingestão elevada de calorias está inevitavelmente associada à hiperglicemia após o TCPH e, por isso, não é usada em estudos recentes, mesmo na unidade de terapia intensiva.[7]

TERAPIA NUTRICIONAL

No pré e pós-TCPH, a TN contribui para atingir as seguintes metas:[3]

- Manter o estado nutricional e, em pediatria, a curva de crescimento e de desenvolvimento adequados.
- Corrigir o estado nutricional e controlar as repercussões nutricionais e metabólicas das terapias.

Durante o TCPH, os objetivos da TN são similares aos apresentados para os demais pacientes, entretanto somam-se:[1,5]

- Fornecer substratos de forma adequada para recuperação hematopoética e do sistema imune.
- Controlar a resposta pró-inflamatória.
- Abreviar o tempo de internação.
- Quando o paciente é previamente orientado, sua adesão à TN é mais efetiva.

No período pré-TCPH, o paciente deve receber as seguintes informações sobre a unidade de TCPH:[1,18]

- Correções de possíveis déficits nutricionais.
- Possíveis efeitos colaterais do TCPH que podem diminuir a ingestão oral.
- Segurança de alimentos.
- Regras quanto a alimentação e utensílios externos.
- Dieta hospitalar e cardápios.
- Serviço de nutrição, copa, setor de dietas enterais e lactário.
- Critérios de elegibilidade para TN e possíveis vias de alimentação.

Pacientes obesos podem perder peso com intervenção nutricional e exercícios físicos. Por outro lado, pacientes com desnutrição podem melhorar seu estado nutricional com suporte nutricional.[7] Na prática, é comum os pacientes questionarem o nutricionista se o sobrepeso ou o ganho de peso a qualquer custo são benéficos no período pré-TCPH, pensando na perda de peso posterior, sendo importante essa desmistificação.

DIETA NEUTROPÊNICA

A dieta com baixo teor de bactérias, também conhecida como dieta cozida, ou dieta neutropênica, tem sido usada há décadas em pacientes imunocomprometidos na tentativa de diminuir o risco de infecção. O raciocínio é que, ao realizar restrições de alimentos crus, os pacientes com neutropenia teriam uma frequência menor de translocação bacteriana do intestino para a corrente sanguínea e, portanto, uma taxa mais baixa de infecções de origem alimentar. Essa medida protetora dietética entrou na prática médica com outras precauções, atualmente obsoletas, como descontaminação intestinal e ambiente livre de germes. A desadaptação dos últimos métodos ocorreu pelo alto custo, efeitos colaterais graves e impacto negativo na qualidade de vida.[19]

Na revisão sistemática e metanálise conduzida por Sonbol et al., não foram encontradas diferenças entre a dieta neutropênica e a dieta geral quanto às taxas de infecções ou mortalidade em pacientes com neutropenia induzida por quimioterapia. Além disso, os dados demonstram um ligeiro aumento nas taxas de infecção em pacientes submetidos a TCPH ao prescrever restrições alimentares (ou seja, dieta neutropênica) em comparação à dieta geral, embora isso tenha sido influenciado principalmente por um estudo observacional com um tamanho de amostra maior.[19]

Do ponto de vista do paciente, a dieta neutropênica é difícil de ser compreendida e mais da metade deles não adere à prescrição. Evitar ou limitar frutas frescas, vegetais e muitos produtos de origem animal não é prático e pode levar a deficiências nutricionais em pacientes que podem já estar com o estado nutricional comprometido.[19]

É possível afirmar que o aumento do risco de infecções em pacientes aos quais foi prescrita a dieta neutropênica deve-se a uma mudança na microbiota, quando a ingestão oral é um tanto restrita. No estudo de Trifilio et al., os pacientes com essa prescrição tinham um risco maior de infecções por *Enterococcus* resistente à vancomicina e *Clostridium difficile*, organismos conhecidos por estarem associados a alterações na flora intestinal; além disso, possuem frequência maior de DECH grau II-IV agudo em comparação àqueles com dieta geral.[19,20]

O Food and Drug Administration (FDA) dos Estados Unidos desenvolveu uma diretriz de segurança alimentar para pacientes com câncer que encoraja a higiene correta e o manuseio seguro dos alimentos. Além disso, em uma atualização recente de suas diretrizes, a American Society of Clinical Oncology e a Infectious Disease Society of America contraindicam o uso da dieta neutropênica em pacientes com imunocomprometimento relacionado ao câncer, uma vez que não existem evidências sobre seu benefício clínico.[19]

Os centros oncológicos e clínicas com serviço de refeição devem se pautar nas Resoluções RDC n. 12/2001 e n. 331/2019 da Agência Nacional de Vigilância Sanitária (Anvisa), sendo importante o profissional avaliar a viablidade dessa prescrição a depender do grau de orientação do paciente e do nível das condições higiênico-sanitárias disponíveis em suas instituições. Na prática, é comum a infecção acontecer muito mais por uma manipulação incorreta dos alimentos ou má higienização de um utensílio do que por um alimento em si. A dieta geral muitas vezes é confundida como livre, entretanto, é de conhecimento de todo o nutricionista que carnes cruas, ovos com gemas moles, produtos a granel e não pasteurizados são contraindicados nessas Resoluções, que ainda sugerem a homologação dos seus fornecedores pela idoneidade dos produtos e garantia nos processos.[21,22]

Para isso, é importante que o profissional se aproprie das evidências, conecte-se com a equipe multiprofissional e conheça bem o seu paciente a fim de adaptar a dietoterapia à realidade de cada um, verificando se ele é capaz de compreender e executar as orientações, para que se sinta seguro em aderi-las como parte de seu tratamento e não infrinja as normas de segurança alimentar que todos nós deveríamos seguir, mas que tratamos com displicência.

MANEJO DAS TOXICIDADES

Complicações derivadas das toxicidades dos medicamentos exigem adaptações dietéticas específicas que podem ser orientadas desde a fase da indução do tratamento em ambulatório ou previamente ao TCPH quando o regime de condicionamento é definido e continuamente repetida no pós-TCPH.

A literatura mostra que a ingestão alimentar, durante o período de condicionamento, corresponde a aproximadamente metade da dieta prescrita. Sintomas como náusea, vômito, hiporexia, diarreia e mucosite podem ser manejados com substituições de alimentos, alterações de horário, apresentação, temperatura e consistência da dieta, introdução de enzimas, suplementos nutricionais, entre outros.[1]

SUPLEMENTOS NUTRICIONAIS

Os pacientes submetidos ao TCPH podem cursar com redução do aporte energético, prejuízo na absorção de nutrientes e aumento das demandas metabólicas, a maioria durante o pós-TCPH imediato. Dentre as principais causas estão os efeitos adversos do regime de condicionamento e os medicamentos imunossupressores.[1]

Os suplementos nutricionais representam uma das alternativas utilizadas quando os pacientes não consomem a energia e os nutrientes necessários para cobrir suas demandas nutricionais (ingestão alimentar ≤ 70% das necessidades nutricionais) e para oferecer nutrientes com finalidade terapêutica.[1,3]

Pacientes fazendo uso de antraciclinas e corticosteroides, que contribuem para acentuar o catabolismo proteico, podem apresentar fadiga muscular intensificada. Os suplementos modulares podem ser uma opção interessante para melhorar a ingestão de um nutriente de maneira isolada, como adequar a ingestão proteica,[1] pois as carnes em geral são os primeiros alimentos recusados pelos pacientes.

TERAPIA NUTRICIONAL ENTERAL E PARENTERAL

Além das indicações padrão, a TN no TCPH está indicada:[1,5]

- Terapia nutricional oral (TNO) ≤ 60% das necessidades nutricionais por mais de 3 dias consecutivos e sem perspectiva de melhora.
- Recusa da TNO pré-TCPH.
- Pacientes desnutridos e/ou sarcopênicos.
- Pacientes com história de alimentação inadequada/irregular e má aderência às orientações nutricionais observadas na avaliação pré-TCPH. Na prática, os pacientes pediátricos se encaixam neste critério.

A passagem de sonda para nutrição enteral antes do início das toxicidades é benéfica e profilática a jejuns prolongados e ao uso de terapia nutricional parenteral (TNP).[1,5,23,24] Nossa instituição recomenda, em acordo com os hematologistas do corpo clínico, a inserção da sonda até D0, quando as toxicidades gastrointestinais frequentemente não são acentuadas. Na literatura permite-se até o D+3.[1] Após essa fase, caso a TNO esteja ≤ 60% das necessidades nutricionais, a terapia nutricional enteral (TNE) deve ser indicada.[1]

No que tange à escolha da TN, a TNP ainda é a primeira opção em muitos centros de TCPH, pela facilidade de acesso venoso central para sua administração e por ser vista pelas equipes de saúde, familiares e pacientes como menos traumática e desconfortável. Contrariando a escolha habitual da TNP, estudos demonstram que esta pode promover atrofia intestinal e alterações na imunidade gastrointestinal, pela diminuição da celularidade do sistema GALT (tecido linfático associado ao intestino, do inglês *Gut-Associated Lymphoid Tissue*) e da perfusão vascular, reduzindo significativamente o número de linfócitos na lâmina própria. Também ocorrem alterações importantes na liberação da IgA intestinal e na produção de antimicrobianos pelas células de Paneth (conglomerados linfonodulares ileais), prejudicando a barreira epitelial e as clivagens químicas, alterando o microbioma (disbiose) e aumentando a suscetibilidade infecciosa.[1]

A perda da integridade da mucosa intestinal compromete a absorção de nutrientes, facilita a colonização por bactérias patogênicas e promove infecções por translocação. Além disso, a enteropatia exsudativa, a proteólise e a perda de nitrogênio, dadas em consequência desse processo, contribuem para complicações como sepse e DECH. Essas alterações podem ser prevenidas pelo uso da TNE, o que favorece sua escolha.[1]

Dois estudos retrospectivos observacionais compararam TNE e TNP em pacientes submetidos a TCPH alôgenico com condicionamento mieloablativo e a TNE obteve melhores resultados de sobrevida global avaliada em 100 dias, menor risco de DECH agudo grau III/IV, redução da duração da febre, necessidade de terapia antifúngica empírica, taxa de substituição de cateter venoso central e internação na UTI.[25,26] Por último, a pesquisa de Beckerson et al. (2018), considerado o maior estudo de coorte observacional em suporte nutricional em TCPH alogênico, indica que a TNE demonstrou menor incidência de mucosite grave, DECH aguda e maior sobrevida livre de recaída em 5 anos, comparada à TNP.[27]

Diante das evidências, desenvolvemos dois algoritmos de decisão de TN, e ambos partem do resultado da avaliação nutricional pré-TCPH e dos critérios de risco clínicos e nutricionais, para adultos/idosos e crianças:

- TCPH alogênico em regime de condicionamento mieloablativo (Anexo 1).
- TCPH autólogo e alogênico em regime de condicionamento de intensidade reduzida (Anexo 2).

A equipe de saúde, o paciente e seus familiares devem ser abordados quanto à possibilidade de indicação de vias alternativas de alimentação na avaliação pré-TCPH, sanando dúvidas e mitos quanto à TN e esclarecendo quanto aos benefícios.[18,23] Os pacientes elegíveis ao TCPH são sinalizados o mais precocemente possível pelo enfermeiro clínico, que organiza as avaliações pré-TCPH e os casos são discutidos em reunião multiprofissional.

Todos os pacientes que iniciam TNE e TNP devem ser acompanhados pela Equipe Multiprofissional de Terapia Nutricional (EMTN) e as prescrições da TNP são realizadas ou sugeridas pela nutrologia.

Apesar de a posição gástrica apresentar maior capacidade de armazenamento e sobrecarga osmótica, em nossa instituição e em muitos centros preconiza-se a posição entérica para posicionamento da sonda para evitar desconfortos posteriores para o paciente, como náuseas e vômitos. Se houver necessidade de repassagem do cateter nasoenteral por mais de duas vezes, a TNP deve ser avaliada quanto aos riscos e benefícios.[1,18]

A dieta enteral é industrializada para menor risco de contaminação e melhor aporte de macro e micronutrientes. Preconiza-se o uso de TNE polimérica, hipercalórica e hiperproteica em infusão contínua, com uso de bomba, para melhor controle da dieta durante a internação.[1] Sugere-se atenção para possíveis adaptações quanto ao teor de gordura, osmolaridade e presença de fibras, volume e tempo de infusão, a depender da fase do TCPH. O propósito seria desmamar a TNE antes da alta hospitalar, porém, se a continuidade for necessária, nessa fase, geralmente, o paciente encontra-se mais estável e tolera bem o esquema gravitacional; e a ideia é que o nutricionista, ao prescrever a TN, considere as condições financeiras e logísticas da família.

As principais contraindicações para manter ou indicar a TNE são mucosite, hemorragias digestivas, colite neutropênica, vômitos e diarreia incoercíveis (graus III e IV) e refratários à terapia medicamentosa, obstrução do trato gastrointestinal, íleo paralítico, DECH intestinal grave (graus III e IV) refratária à terapia medicamentosa e sinusopatia. Salienta-se que o risco de mucosite, sem que já esteja instalada, não é uma contraindicação. Nesses casos, indica-se a TNP. Entretanto, algumas circunstâncias podem limitar seu uso, como infecção do acesso venoso, distúrbios graves no metabolismo de lipídios e glicose, sobrecarga de fluidos e disfunção hepática progressiva.[1]

A escolha da TNE e TNP, acessos, condutas nas complicações e alterações metabólicas, bem como o acompanhamento médico e multidisciplinar, devem ser descritos em documentos assistenciais da EMTN e baseados nos *guidelines* da ESPGHAN/ESPEN/ESPR/CSPEN.[28-30]

A alimentação por via oral, quando indicada, deve ser constantemente estimulada, pensando em desmame rápido e adequado da TNE e TNP. A programação de desmame deve acontecer gradativamente.[1,3,5]

- TNO: quando a ingestão via oral da alimentação convencional for ≥ 70% das necessidades nutricionais por 3 dias consecutivos.
- TNE: quando a ingestão oral for ≥ 60% das necessidades nutricionais por 3 dias consecutivos.
- TNP: quando for possível a utilização parcial ou total do TGI.

GLUTAMINA

A glutamina via oral e enteral não está recomendada pela inconsistência na literatura e a ausência de estudos robustos sobre seus benefícios na cicatrização intestinal, redução do grau da mucosite e do DECH-TGI.[1,31]

Embora o mecanismo responsável pela contraindicação da glutamina em pacientes críticos não seja claro, o suporte nutricional, incluindo doses elevadas de glutamina, pode levar a uma sobrecarga de aminoácidos em pacientes com disfunção renal. De fato, a proporção de pacientes com ureia elevada foi significativamente maior nos pacientes que receberam glutamina suplementar.[7]

ÔMEGA-3

O ácido graxo ômega-3 desempenha papel como fator imunomodulador. Teoricamente, o ácido graxo ômega-3 pode mitigar a tempestade de citocinas e contribuir para uma incidência reduzida de complicações após o TCPH, por exemplo, modulando vantajosamente a DECH.[31]

Em relação à emulsão intravenosa de ômega-3, alguns relatos mostraram a viabilidade e a eficácia na reversão da doença hepática associada à TNP em pacientes com síndrome do intestino curto, portanto, pode ser benéfico em pacientes que necessitam de TNP a longo prazo com DECH intestinal e disfunção hepática após o TCPH alogênico. Além disso, quando encontramos pacientes com hipertriglicemia após o TCPH, geralmente reduzimos a dose de lipídios, no entanto, a adição de ômega-3 pode ser útil para manter a proporção de ingestão calórica de lipídios e o nível ideal de triglicerídeos.[7] A literatura reconhece que seu uso parenteral proporciona atenuação da atividade inflamatória em tempo curto (dias); mas a dose ideal necessária, o momento de sua administração e as questões de segurança pelas alterações sobre a função plaquetária durante níveis críticos de plaquetopenia[1,32] sugerem cautela em sua prescrição no período inicial do TCPH.

Entretanto, reduzir o teor de carboidratos e compensar com lipídeos não é uma opção, pois a exposição dos pacientes transplantados aos efeitos hiperlipemiantes das drogas imunossupressoras faz com que exista necessidade de restrição ao uso dos triglicerídios de cadeia longa na composição da TNP.[1]

PREBIÓTICOS

Os prebióticos são importantes para a estrutura e função da microbiota. A denominação "prebiótico" é tradicionalmente aplicada a carboidratos indigestos que são metabolizados por bactérias intestinais para produzir ácidos graxos de cadeia curta. Recentemente, a denominação está sendo redefinida para se referir a qualquer substrato que seja utilizado seletivamente pelos microrganismos hospedeiros e que confere um benefício à saúde. Com exceção de um único estudo retrospectivo, pouco se sabe sobre como os prebióticos afetam os resultados do transplante, como na DECH. No entanto, estudos em pacientes com doença inflamatória intestinal tratados com prebióticos como inulina e fruto-oligossacarídeos demonstraram que esses agentes aumentam a diversidade da microbiota e estão associados a uma diminuição correspondente nos marcadores de doenças e atividade. Tais estudos fornecem uma justificativa convincente para estudos de prebióticos no cenário do TCPH.[33]

PROBIÓTICOS

Os principais microrganismos comercializados no Brasil são: *Lactobacillus acidophilus*, *Lactobacillus casei shirota*, *Lactobacillus casei* variedade *rhamnosus*, *Lactobacillus casei* variedade *defensis*, *Lactobacillus delbrueckii* subespécie *bulgaricus*, *Lactobacillus paracasei*, *Lactococcus lactis*, *Bifidobacterium bifidum*, *Bifidobacterium lactis*, *Bifidobacterium longum*, *Bifidobacterium animalis*, *Enterococcus faecium* e *Streptococcus salivarius* subespécie *thermophillus*. A quantidade mínima para serem considerados probióticos é entre 10^8 e 10^{10} unidades formadoras de colônia (UFC) por porção e podem ser comercializados em cápsulas, em pó, liofilizados ou em alguns iogurtes.[1]

Sabe-se que pacientes submetidos ao TCPH apresentam intensa disbiose, frequentemente associada a diarreia, DECH e infecção. A alteração no percentual das bactérias benéficas intensifica-se ainda mais com o uso de antibióticos frequentemente utilizados pela intensa imunossupressão a que o paciente é submetido. Poucos, mas promissores trabalhos demonstraram que a suplementação de probióticos, além de restabelecer a disbiose intestinal, é capaz de prevenir algumas complicações pós-TCPH, como a DECH. Alguns achados discutem que a suplementação com *Lactobacillus* pode prevenir a proliferação de *Enterococcus* no intestino. Efeitos adversos temidos, como a bacteremia e a translocação bacteriana, não foram encontrados no estudo de Ladas et al. que administrou *Lactobacillus plantarum* em crianças em tratamento com TCTH.[34]

De fato, relatos de casos de bacteremia após ingestão de probióticos sugerem a importância de se ter cautela e julgamento no uso de terapias bacterianas vivas. Mais estudos clínicos são necessários para determinar completamente a segurança e eficácia dos probióticos em pacientes submetidos a TCTH.[33] Não há consenso na literatura sobre qual dose usar, nem em qual momento do TCPH deve-se iniciar a suplementação.[1]

MICRONUTRIENTES

Existem poucos estudos sobre o uso de micronutrientes no TCPH e o nível de recomendação para a suplementação é fraco. Os micronutrientes mais citados na literatura são: zinco, magnésio e vitaminas D e B12, e baixos níveis séricos parecem ser fator de risco para eventos adversos durante e após o TCPH.[1] Eletrólitos, minerais, vitaminas e elementos-traço devem ser ajustados às necessidades individuais. Fatores como DECH, antibióticos, estresse metabólico (estresse oxidativo, disfunção hepática ou renal etc.), drogas imunossupressoras, diarreia e vômitos podem alterar as necessidades dos micronutrientes.[1,35]

A deficiência de zinco está associada à baixa ingestão alimentar, ao uso de TNP, à má absorção, ao aumento das necessidades para a reestruturação da medula óssea (nova hematopoese) e à inflamação. Os sintomas de deficiência, como alopecia, diarreia, *rash* cutâneo, falha de crescimento, dermatite pustular-bolhosa, perda de peso, infecções recorrentes, dificuldade de cicatrização, redução de massa magra, hipogeusia, disgeusia e redução da acuidade visual noturna, podem ser confundidos com os sintomas do pós-TCTH. O zinco é um potente quelante do ferro. Níveis altos de ferro sérico podem ser fator de mau prognóstico, em virtude de seu acúmulo hepático e a manutenção dos níveis séricos de zinco mais elevados por meio da suplementação parece reduzir os efeitos colaterais do quelante e reduzir o acúmulo de ferro hepático. A deficiência de zinco tem mostrado correlação com mortalidade tardia e complicações associadas ao TCPH, como DECH aguda do TGI, episódios febris de maior duração e maior suscetibilidade a infecções. Na fase pós-TCPH, a suplementação de zinco tem sido sugerida como potencial tratamento, auxiliando os imunossupressores, mas sem apresentar efeitos colaterais.[1]

O uso de imunossupressores pode ocasionar hipomagnesemia, apesar de existirem relatos de hipermagnesemia, possivelmente associada ao uso de laxante, disfunção renal ou alteração de motilidade intestinal. Por isso, a suplementação de magnésio deve ser realizada apenas quando ocorrer diagnóstico laboratorial, em virtude da possibilidade de aumento ou redução desse micronutriente.[1] Alguns pacientes requerem suplementação endovenosa de sulfato de magnésio se a admnistração oral causar diarreia.[36]

Pouca exposição solar, internação prolongada no hospital, uso de corticosteroides, atividades ao ar livre limitadas, uso de protetor solar, diminuição da ingestão oral e absorção causada pela toxicidade do tratamento gastrointestinal são as principais causas da deficiência de vitamina D. Além disso, insuficiência hepática e doença renal crônica podem causar diminuição da síntese de vitamina D; o uso de anticonvulsivantes, glucorticoides e imunossupressores pode aumentar o catabolismo de vitamina D. A deficiência de vitamina D pode causar osteomalacia, dor óssea, fraqueza muscular, fadiga, aumento do risco de fratura e precipitar ou exacerbar osteopenia e osteoporose. Outras importantes ações da vitamina D são a regulação da resposta imune do hospedeiro e a prevenção da autoimunidade. A vitamina D inibe a maturação das células dendríticas, polariza as populações de células T para a expressão de Th2 em comparação com as citocinas Th1 e bloqueia a proliferação de células T alogênicas. O receptor da vitamina D é expresso em vários precursores hematopoéticos, bem como monócitos, alguns timócitos e linfócitos B e T ativos. Sua ação é potencializada pela ligação do receptor de ácido retinoico/receptor retinoide X.[1]

A cobalamina (vitamina B12) é o cofator de apenas duas enzimas: metionina sintase e L-metilmalonil-coenzima A mutase. Ela é necessária para o desenvolvimento e o início da mielinização do sistema nervoso central. Sua deficiência pode causar anemia megaloblástica, disfunção neurológica, glossite, má absorção, infertilidade e trombose.[1]

Quanto à vitamina C, estudos demonstram sua deficiência durante toda a fase aguda do TCPH e isso foi significativamente associado a altos marcadores inflamatórios. Considerando o papel da vitamina C como antioxidante, um aumento na dose de vitamina C pode ser benéfico após o TCPH.[7]

Nos pacientes pós-TCPH, podem ocorrer alterações pancreáticas por atrofia ou insuficiência, que pode levar a uma maior perda de gordura nas fezes, além de uma hiperproliferação bacteriana,[1] sugerindo dosagem e suplementação de enzimas pancreáticas[37] e vitaminas lipossolúveis (A, D, E e K).

Casos de encefalopatia de Wernicke por deficiência aguda de tiamina (vitamina B1) durante a introdução da TNP após tempo prolongado de jejum estão sendo relatados. Os déficits eletrolíticos devem ser corrigidos por meio de soluções concentradas, para minimizar a sobrecarga hídrica, guardando-se dentro dos limites máximos de segurança de infusão para cada eletrólito.[1,35]

O desenvolvimento da doença veno-oclusiva é a complicação não infecciosa mais grave da etapa inicial do TCPH, resultado da toxicidade do condicionamento, e que usualmente se manifesta nas três primeiras semanas do tratamento. No contexto clínico mais grave de ganho de peso, hiperbilirrubinemia seguida de oligúria e encefalopatia hepática, a TNP deve ser interrompida. Caso ocorra elevação das enzimas hepáticas fora do contexto da doença veno-oclusiva, recomenda-se alterar a infusão da TNP para ciclos de 12 horas a 20 horas, reduzir o aporte de calorias não proteicas (menos 10 a 15% do aporte anterior), avaliar a deficiência de micronutrientes (colina, carnitina e taurina) e estimular a ingestão oral. Nos quadros colestáticos, deve-se limitar o uso de cobre e manganês, em razão de neurotoxicidade.[1]

Os *guidelines* não estabelecem doses e condições ideais de infusão de vitaminas em crianças, porém recomendam sua administração diária, se possível. Vitaminas lipossolúveis devem ser administradas simultaneamente a emulsões lipídicas, com exceção da vitamina K, que pode ser administrada semanalmente. A vitamina K é importante, pois sua deficiência aumenta o risco de sangramento grave, entretanto, a substituição intermitente duas ou três vezes por semana tem um risco hipotético de efeitos adversos de níveis altos transitórios. Com relação ao monitoramento, a dosagem rotineira das concentrações de vitaminas, exceto da vitamina D, não é recomendada pela falta de evidências de benefícios, entretanto, considerando pacientes em TNP a longo prazo, o monitoramento pode ser necessário com base em indicações clínicas.[35]

Em suma, as necessidades específicas de vitaminas, minerais e elementos-traço não foram estabelecidas. Assim, na prática clínica, as recomendações propostas pela ESPGHAN/ESPEN/ESPR/CSPEN e pelo Consenso Brasileiro de Nutrição em Transplante de Células-Tronco Hematopoéticas são as mais adequadas para a via parenteral em crianças e em adultos/idosos, respectivamente, e as *Dietary Reference Intakes* (DRI), para a via enteral em ambos os casos.[38] Sugere-se sua coleta na avaliação pré-TCPH e ao diagnóstico de DECH, uma vez que a deficiência biológica de um micronutriente precede sua manifestação clínica,[1,35] visando à correção de possíveis déficits sem causar riscos de intoxicação por superdosagens.

Para TCPH alogênicos, recomenda-se que todos os pacientes recebam suplementação de polivitamínicos com minerais (com mínimo de ferro) por um ano ou até que a terapia imunossupressora seja descontinuada. No caso dos autólogos, os pacientes devem continuar com a suplementação por um ano se a dieta não atender aos seus requisitos diários. Essa medida serve para assegurar recursos adequados de vitaminas e minerais, metabolismo e anabolismo, especialmente se o paciente estiver com ingestão oral inadequada. A suplementação de ferro não deve ser empregada rotineiramente em qualquer paciente, a menos que a deficiência de ferro esteja claramente documentada. A maioria dos pacientes tem sobrecarga de ferro em decorrência de múltiplas transfusões de glóbulos vermelhos e aumento da absorção de ferro no TGI, podendo causar toxicidade hepática.[36]

TERAPIA NUTRICIONAL NA DOENÇA DO ENXERTO CONTRA O HOSPEDEIRO

A conduta dietoterápica depende da forma que a DECH se manifesta no paciente e dos órgãos envolvidos. Para pacientes com DECH, além de multivitamínico com minerais, a suplementação de vitamina C, cálcio com vitamina D, ácido fólico, zinco e ômega-3 pode ser benéfica.[31,36] Para adultos/idosos, sugere-se a seguinte suplementação:

- Vitamina C: 500 mg, 2x/dia, para auxiliar na cicatrização.
- Zinco: 22 mg de sulfato de zinco, 1x/dia, por 2 semanas, para auxiliar na cicatrização e repor as quantidades perdidas na diarreia crônica.
- Ácido fólico: 1 mg/dia, para satisfazer as elevadas necessidades de produção de hemácias e repor as quantidades metabolizadas induzidas por medicamentos.

- Cálcio com vitamina D (dose a depender do nível sérico), para minimizar a desmineralização óssea com o uso de esteroides crônicos (< 10 ng/mL: 50.000 UI/semana; 10-30 ng/mL: 10.000 UI/semana).
- Ômega-3: 2 g/dia para interação com os níveis celulares e modificação das citocinas, reduzindo o processo inflamatório da DECH.

No caso da DECH de TGI aguda, na teoria, esses pacientes encontram-se em estado de hipermetabolismo e estimam-se necessidades nutricionais entre 30 e 50 kcal/kg/dia, 1,8 a 2,5 g de proteínas/kg/dia para desnutrição e complicações graves e, caso contrário, 1,5 a 1,8 g de proteínas/kg/dia, mas pouco se sabe sobre o assunto.[37] Entretanto, na prática clínica, a maioria dos centros adota como meta inicial a contemplação do gasto energético basal do paciente, considerando o desafio em ofertar uma TN que o paciente aceite e tolere.

Caso a coleta de micronutrientes não seja rotina ao diagnóstico da DECH aguda do TGI, sugere-se suplementar os pacientes conforme a DRI.[38] Suplementações em doses superiores a 100% das recomendações, pensando em propriedades terapêuticas, devem ser discutidas com o médico e a equipe multiprofissional.

Alguns centros de referência ainda restringem alimentos de potencial alergênico, como a proteína do leite, corantes e conservantes, empiricamente. Cada etapa deve ser mantida por no mínimo 3 dias e evoluída quando houver confirmação de estabilidade dos sintomas. Deve-se retroceder quando o paciente apresentar intolerância ou exacerbação dos sintomas gastrointestinais e ainda considerar a redução de imunossupressores com outras modificações na dieta e alterações nos sintomas gastrointestinais. No dia a dia, em razão da hiperorexia associada às altas doses de corticosteroides, percebe-se a dificuldade da equipe em respeitar os critérios para progressão da dieta.

A TN mínima é extremamente importante para estimular a função da vesícula biliar, assegurar a liberação dos hormônios intestinais e manter seu trofismo, reduzir as complicações colestáticas e o risco de translocação bacteriana, podendo ser reiniciada a partir da fase 3. No caso da dieta enteral e das fórmulas infantis, devem-se preferir fórmulas na mesma característica, oligoméricas e de menor osmolaridade. Na prática clínica, sugere-se 1-2 mL/kg/h ou 20 mL/h.[39] Não existe consenso sobre o percentual de aumento no volume da dieta e a frequência para oferta; uma possibilidade na pediatria é o aumento gradual a 1-5 mL/h a cada 4 horas, se o paciente tiver menos de um ano e 5-20 mL/h a cada 4 horas, sendo realizado conforme tolerância do paciente e objetivando atingir 50 a 70% das necessidades energéticas em até 5 dias. Na vigência de mucosites graves, sangramentos, vômitos incontroláveis, DECH aguda do TGI graus III e IV ou recusa do paciente, a nutrição enteral pode ser combinada com a parenteral ou substituída por completo.[31]

A introdução precoce da TNE pode diminuir a incidência e a gravidade da DECH aguda do TGI, além de promover melhores desfechos clínicos.[28] Hospitais universitários, principalmente, aqueles cujo principal público é pediátrico, apresentam menor resistência a essa recomendação.

Suplementos orais, artesanais ou preferencialmente industrializados, podem ser introduzidos desde a fase 3 como terapia combinada para otimizar a oferta nutricional, respeitando as restrições de cada etapa do protocolo, embora no geral não sejam bem aceitos durante a DECH, quando os sintomas estão mais acentuados.

Dentro da nossa temática, o nutricionista do ambulatório costuma receber esse paciente já estável, sem TNE e TNP, em teste e progressão da dieta dentro da fase 5 do protocolo. Cabe ao profissional dar continuidade à terapia, recuperar o estado nutricional, capacitar e orientar os pacientes, que comumente encontram-se ansiosos para retomarem a alimentação sem restrições ou temerosos a ponto de impedir a progressão da dieta pelo medo da necessidade de reinternação. Cada pro/regressão deve ser devidamente alinhada com as equipes a fim de não gerar o mesmo discurso de orientação para o paciente e evitar dúvidas.

TABELA 3 Terapia nutricional na doença do enxerto contra hospedeiro aguda

Fase	Monitoramento	Terapia nutricional
1ª fase: repouso intestinal	• Adultos/idosos: diarreia aquosa > 1 litro em 24 horas • Crianças: diarreia aquosa (> 30 mL/kg/peso/dia) • Cólicas intestinais • Depleção da albumina sérica • Diminuição grave no tempo de trânsito intestinal • Obstrução do intestino delgado ou diminuição dos ruídos hidroaéreos • Náuseas e vômitos • Triglicérides < 400 mg/dL (conforme protocolo EMTN ou mínimo de 2x/semana) • Colesterol e frações (conforme protocolo EMTN)	• TNP exclusiva • Suplementar vitamina C, zinco, ácido fólico, cálcio com vitamina D e ômega-3

(*continua*)

TABELA 3 Terapia nutricional na doença do enxerto contra hospedeiro aguda (*continuação*)

Fase	Monitoramento	Terapia nutricional
1ª fase: repouso intestinal	• Glicemia < 180 mg/dL (conforme protocolo EMTN) • Zinco, cobre, manganês, ácido fólico, vitaminas B1, B12, C e D (ao diagnóstico de DECH) • Ureia, creatinina, potássio, magnésio, fósforo, cálcio, sódio (diário) • TGO, TGP, gama-GT e fosfatase alcalina, bilirrubina total e frações (conforme protocolo EMTN ou mínimo de 2x/semana)	
2ª fase: introdução de alimentos sólidos	• Adultos/idosos: diarreia < 500 mL/24 horas • Crianças: diarreia < 30 mL/kg/peso/dia • Diminuição das cólicas e diminuição do trânsito intestinal (mínimo de 1,5 hora, náuseas e vômitos) • Triglicérides < 400 mg/dL (conforme protocolo EMTN ou mínimo de 2x/semana) • Glicemia < 180 mg/dL (conforme protocolo EMTN) • Ureia, creatinina, potássio, magnésio, fósforo, cálcio, sódio (diário) • TGO, TGP, gama-GT e fosfatase alcalina, bilirrubina total e frações (conforme protocolo EMTN ou mínimo de 2x/semana)	• TNP: reavaliar suplementação de vitamina C, zinco, ácido fólico, cálcio com vitamina D e ômega-3 • Alimentação VO: líquida isosmótica, inicialmente 60 mL de bebidas a cada 2 ou 3 horas, hipogordurosa, sem resíduos, sem irritantes gástricos, sem cafeína e sem lactose
3ª fase: introdução de alimentos sólidos, TNO e TNE (se sonda prévia)	• Fezes mais consistentes • Ausência ou diminuição das cólicas • Triglicérides < 400 mg/dL (conforme protocolo EMTN ou mínimo de 2x/semana) • Glicemia < 180 mg/dL (conforme protocolo EMTN) • Ureia, creatinina, potássio, magnésio, fósforo, cálcio, sódio (diário) • TGO, TGP, gama-GT e fosfatase alcalina, bilirrubina total e frações (conforme protocolo EMTN ou mínimo de 2x/semana)	• TNE: na mesma característica da alimentação VO. Trófica conforme tolerância • Alimentação VO e TNO: pequenas refeições a cada 3 ou 4 horas, hipogordurosa (20 a 40 g/dia), sem resíduos, sem irritantes de gástricos, cafeína e sem lactose – Considerar: transição de consistência conforme tolerância, introdução gradual de alimentos (dieta líquida, pastosa, semissólida) e *food maps*

(continua)

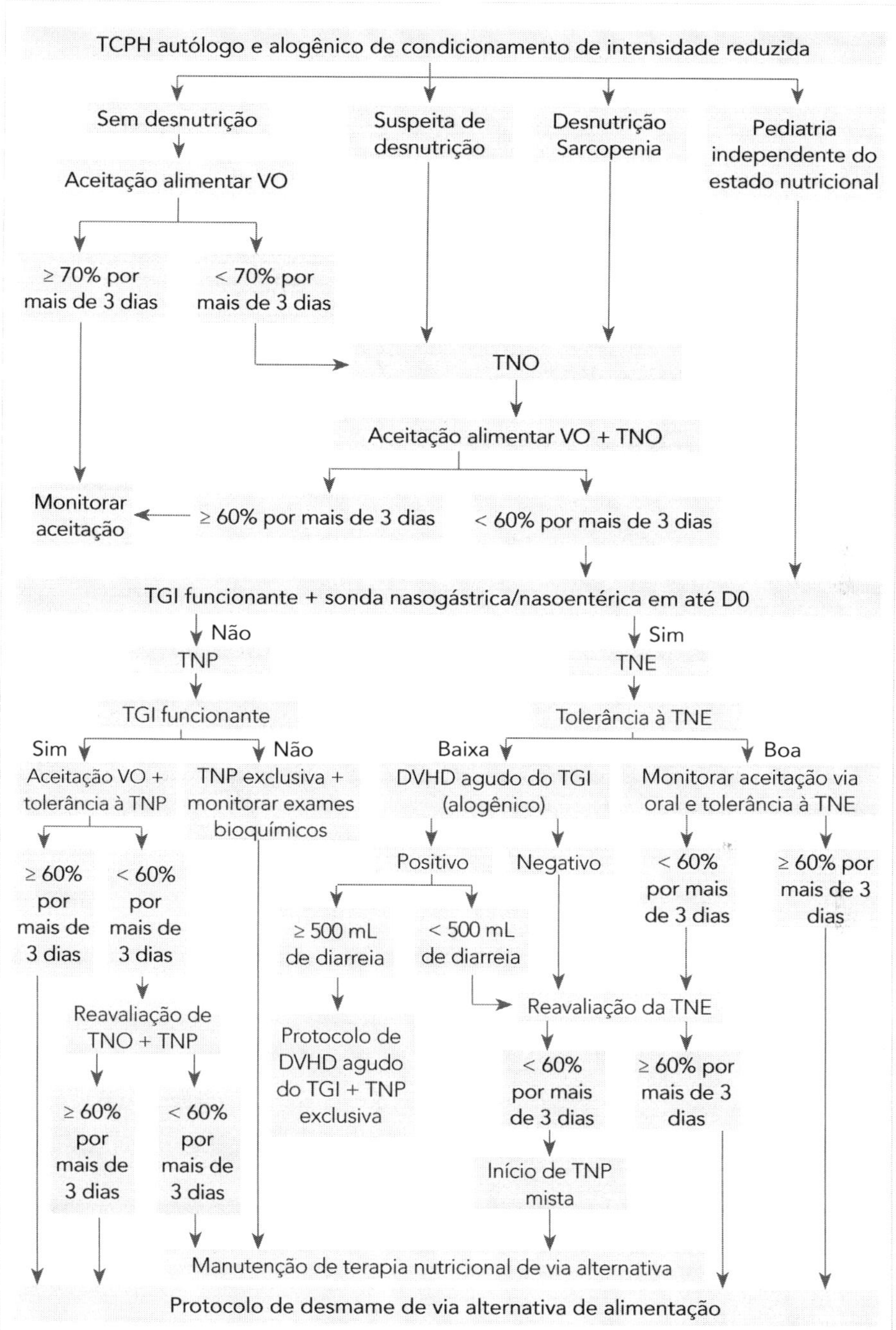

ANEXO 2 Algoritmo de decisão de terapia nutricional no TCPH alogênico em regime de condicionamento de intensidade reduzida ou no resgate de células progenitoras hematopoéticas.
DVHD: *graft versus host disease*; TCPH: transplante de células progenitoras hematopoéticas; TGI: trato gastrointestinal; TNE: terapia nutricional enteral; TNO: terapia nutricional oral; TNP: terapia nutricional parenteral; VO: via oral.

REFERÊNCIAS BIBLIOGRÁFICAS

1. Barban JB, Simões BP, Del B, Carvalho G De, Rehem C, Santos C, et al. Consenso Brasileiro de Nutrição em Transplante de Células-Tronco Hematopoiéticas: Adultos. Einstein. 2020;18:1-50.
2. Kondrup J, Allison SP, Elia M, Vellas B, Plauth M. ESPEN guidelines for nutrition screening 2002. Clin Nutr. 2003;22(4):415-21.
3. Brasil. Ministério da Saúde. Instituto Nacional de Câncer José Alencar Gomes da Silva (Inca). Consenso nacional de nutrição oncológica. 2 ed. Rio de Janeiro: Inca; 2015. 186 p.
4. De Carvalho FC, Lopes CR, Vilela L da C, Vieira MA, Rinaldi AEM, Crispim CA. Tradução e adaptação cultural da ferramenta *Strong kids* para triagem do risco de desnutrição em crianças hospitalizadas. Rev Paul Pediatr. 2013;31(2):159-65.
5. Gonçalves SEAB, Ribeiro AAF, Hirose EY, Santos FPS, Ferreira FM, Koch LOM, et al. Brazilian Nutritional Consensus in Hematopoietic Stem Cell Transplantation: Elderly. Einstein. 2019;17(2):1-16.
6. Hirose EY, De Molla VC, Gonçalves MV, Pereira AD, Szor RS, Da Fonseca ARBM, et al. The impact of pretransplant malnutrition on allogeneic hematopoietic stem cell transplantation outcomes. Clin Nutr Espen. 2019;33:213-9.
7. Fuji S, Einsele H, Savani BN, Kapp M. Systematic nutritional support in allogeneic hematopoietic stem cell transplant recipients. Biol Blood Marrow Transplant. 2015;21(10):1707-13.
8. Bulley S, Gassas A, Dupuis LL, Aplenc R, Beyene J, Greenberg ML, et al. Inferior outcomes for overweight children undergoing allogeneic stem cell transplantation. Br J Haematol. 2008;140(2):214-7.
9. Gonzalez MC, Borges LR, Silveira DH, Assunção MCF, Orlandi SP. Validação da versão em português da avaliação subjetiva global produzida pelo paciente. Rev Bras Nutr Clin. 2010;25(2):102-8.
10. Hoffmeister PA, Storer BE, Macris PC, Carpenter PA, Baker KS. Relationship of body mass index and arm anthropometry to outcomes after pediatric allogeneic hematopoietic cell transplantation for hematologic malignancies. Biol Blood Marrow Transplant. 2013;19(7):1081-6.
11. Horie LM, Barrére APN, Castro MGLAMB, De Carvalho AMB, Pereira A, Prado C, et al. Diretriz Braspen de terapia nutricional no paciente com câncer. Braspen J. 2019;34(Supl 1):2-32.
12. Artz AS, Logan B, Zhu X, Akpek G, Bufarull RM, Gupta V, et al. The prognostic value of serum C-reactive protein, ferritin, and albumin prior to allogeneic transplantation for acute myeloid leukemia and myelodysplastic syndromes. Haematologica. 2016;101(11):1426-33.
13. Farias CLA, Campos DJ, Bonfin CMS, Vilela RM. Phase angle from BIA as a prognostic and nutritional status tool for children and adolescents undergoing hematopoietic stem cell transplantation. Clin Nutr. 2013;32(3):420-5.
14. Jia S, Qiao R, Xiao Y, Qin D, Zhao W, Zhao Y, et al. Prognostic value of sarcopenia in survivors of hematological malignances undergoing a hematopoietic stem cell transplantation: a systematic review and meta-analysis. Support Care Cancer. 2020;28(8):3533-42.
15. Jabbour J, Manana B, Zahreddine A, Saade C, Charafeddine M, Bazarbachi A, et al. Sarcopenic obesity derived from PET/CT predicts mortality in lymphoma patients undergoing hematopoietic stem cell transplantation. Curr Res Transl Med. 2019;67(3):93-9.
16. Novelli I, Fatobene G, Silva AC, Rodrigues AL, Severine A, Rocha V, et al. Phase angle and dry weight benefit nutritional management of a patient with primary myelofibrosis undergoing allogeneic hematopoietic stem cell transplantation. Case Reports Clin Nutr. 2019;050:16-20.
17. Skaarud KJ, Veierød MB, Lergenmuller S, Bye A, Iversen PO, Tjønnfjord GE. Body weight, body composition and survival after 1 year: Follow-up of a nutritional intervention trial in allo-HSCT recipients. Bone Marrow Transplant. 2019;54:2102-9.
18. Bay J-O, Dendoncker C, Angeli M, Biot T, Chikhi M, Combal C, et al. Prise en charge nutritionnelle des patients hospitalisés pour allogreffe de CSH: recommandations de la So-

ciété Francophone de Greffe de Moelle et de Thérapie Cellulaire (SFGM-TC). Bull Cancer. 2016;103(11):S201-6.

19. Sonbol MB, Jain T, Firwana B, Hilal T, Deleon T, Murad A, et al. Neutropenic diets to prevent cancer infections: Updated systematic review and meta-analysis. BMJ Support Palliat Care. 2019;1-9.
20. Trifilio S, Helenowski I, Giel M, Gobel B, Pi J, Greenberg D, et al. Questioning the role of a neutropenic diet following hematopoetic stem cell transplantation. Biol Blood Marrow Transplant. 2012;18(9):1385-90.
21. Brasil. Agência Nacional de Vigilância Sanitária (Anvisa). Regulamento Técnico sobre padrões microbiológicos para alimentos. Resolução RDC n. 12. Brasília: Anvisa; 2001.
22. Brasil. Agência Nacional de Vigilância Sanitária (Anvisa). Listas de padrões microbiológicos para alimentos. Instrução normativa n. 60. Brasília: Diário Oficial da União; 2019.
23. Andersen S, Weber N, Kennedy G, Brown T, Banks M, Bauer J. Tolerability of proactive enteral nutrition post allogeneic haematopoietic progenitor cell transplant: A randomised comparison to standard care. Clin Nutr. 2019;39:6-12.
24. Gonzales F, Bruno B, Alarcón Fuentes M, De Berranger E, Guimber D, Behal H, et al. Better early outcome with enteral rather than parenteral nutrition in children undergoing MAC allo-SCT. Clin Nutr. 2018;37(6):2113-21.
25. Seguy D, Duhamel A, Rejeb M Ben, Gomez E, Buhl ND, Bruno B, et al. Better outcome of patients undergoing enteral tube feeding after myeloablative conditioning for allogeneic stem cell transplantation. Transplantation. 2012;94(3):287-94.
26. Guièze R, Lemal R, Cabrespine A, Hermet E, Tournilhac O, Combal C, et al. Enteral versus parenteral nutritional support in allogeneic haematopoietic stem-cell transplantation. Clin Nutr. 2014;33(3):533-8.
27. Beckerson J, Szydlo RM, Hickson M, Mactier CE, Innes AJ, Gabriel IH, et al. Impact of route and adequacy of nutritional intake on outcomes of allogeneic haematopoietic cell transplantation for haematologic malignancies. Clin Nutr. 2018;38:738-44.
28. Hartman C, Shamir R, Simchowitz V, Lohner S, Cai W, Decsi T, et al. ESPGHAN/ESPEN/ESPR/CSPEN guidelines on pediatric parenteral nutrition: Complications. Clin Nutr. 2018;37(6):2418-29.
29. Jochum F, Moltu SJ, Senterre T, Nomayo A, Goulet O, Iacobelli S, et al. ESPGHAN/ESPEN/ESPR/CSPEN guidelines on pediatric parenteral nutrition: Fluid and electrolytes. Clin Nutr. 2018;37(6):2344-53.
30. Kolaček S, Puntis JWL, Hojsak I, Braegger C, Bronsky J, Cai W, et al. ESPGHAN/ESPEN/ESPR/CSPEN guidelines on pediatric parenteral nutrition: Venous access. Clin Nutr. 2018;37(6):2379-91.
31. Pereira AZ, Vigorito AC, Almeida ADM, Candolo ADA, Silva ACL, Brandão-Anjos AEDP, et al. Consenso Brasileiro de Nutrição no Transplante de Células-Tronco Hematopoiéticas: doença do enxerto contra o hospedeiro. Einstein. 2020;18:1-20.
32. Baena-Gomez MA, De La Torre Aguilar, Maria Jose; Mesa MD, Navero JLP, Gil-Campos M. Changes in antioxidant defense system using different lipid emulsions in parenteral nutrition in children after hematopoietic stem cell transplantation. Nutrients. 2015;7(9):7242-55.
33. Andermann TM, Peled JU, Ho C, Reddy P, Riches M, Storb R, et al. Microbiome and hematopoietic cell transplantation: Past, present, and future. Biol Blood Marrow Transplant. 2018;24(7):1322-40.
34. Ladas EJ, Bhatia M, Chen L, Sandler E, Petrovic A, Berman DM, et al. The safety and feasibility of probiotics in children and adolescents undergoing hematopoietic cell transplantation. Bone Marrow Transplant. 2015;51(2):262-6.
35. Bronsky J, Campoy C, Braegger C, Braegger C, Bronsky J, Cai W, et al. ESPGHAN/ESPEN/ESPR/CSPEN guidelines on pediatric parenteral nutrition: Vitamins. Clin Nutr. 2018;37(6):2366-78.

36. Alliance F Hutchinson Cancer Research Center/Seattle Cancer Care. Long-term follow-up after hematopoetic stem cell transplant. 2019;29:1-113.
37. van der Meij BS, de Graaf P, Wierdsma NJ, Langius JA, Janssen JJ, van Leeuwen PA, et al. Nutritional support in patients with GVHD of the digestive tract: State of the art. Bone Marrow Transplant. 2013;48(4):474-82.
38. Trumbo P, Schlicker S, Yates AA, Poos M. Dietary reference intakes for energy, carbohydrate, fiber, fat, fatty acids, cholesterol, protein and amino acids. J Am Diet Assoc. 2002;102(11):1621-30.
39. Mehta NM. Approach to enteral feeding in the PICU. Nutr Clin Pract. 2009;24(3):377-87.

CAPÍTULO 10

Sobreviventes do câncer

Janilene Medeiros S. Pescuma

DEFINIÇÃO DE SOBREVIVENTES

A utilização da terminologia "sobrevivente" está de algum modo associada à mudança de prognóstico da doença oncológica, que até meados do século XX era quase inevitavelmente uma doença fatal para alguns tipos de câncer. Hoje, não se fala mais em "vítima do câncer", mas sim em "sobrevivente". Apesar disso, o termo ainda carrega o peso de uma "sobrevida" em que a qualidade de vida é limítrofe ou com dificuldades.

Os avanços e as melhorias no diagnóstico e tratamento do câncer têm proporcionado, no Brasil e no mundo, o aumento do número de sobreviventes. Embora promissor, esse aumento resulta em mais pessoas convivendo com os efeitos crônicos e tardios do câncer e seus tratamentos, requerendo uma nova reflexão de todos os profissionais.[1] A National Coalition for Cancer Survivorship (NCCS) criou a definição amplamente aceita de sobrevivência e define alguém como um sobrevivente de câncer desde o momento do diagnóstico até o fim da vida.[2] O National Cancer Institute apresenta uma definição mais ampla e inclui, além da pessoa com câncer, a família e os próprios cuidadores como sobreviventes. Outros autores consideram sobrevivente aquela pessoa que terminou os tratamentos e se encontra livre da doença, e outros ainda estabelecem a barreira dos cinco anos para determinar a sobrevivência a um câncer.[2] Apesar de a fronteira dos cinco anos ter sido modificada como parâmetro de sobrevida, os profissionais da saúde ainda categorizam como doente aquela pessoa que está em tratamento ou ainda tem doença ativa, e como sobrevivente aquela que não tem evidência de doença.

Ser um sobrevivente significa "viver" até o final da vida apesar e para além do câncer, incluindo também os efeitos em quatro dimensões: física, psicológica, social e espiritual decorrentes da doença em si e das terapêuticas utilizadas.

Seu controle não deve ser considerado uma continuação dos problemas experimentados durante o tratamento, mas um processo e uma linha de cuidado que, para além das questões biomédicas, deve ser dinamicamente acompanhado e atendido, buscando a qualidade de vida.[1]

O tema sobrevivência foi abordado no Dia Mundial do Câncer (*World Cancer Day*), em 04 de fevereiro de 2019. A celebração foi criada em 2005 pela União Internacional para o Controle do Câncer (UICC), com o apoio da Organização Mundial da Saúde (OMS). Nesse evento, para complementar as informações sobre esse tema, o Instituto Nacional de Câncer (Inca) promoveu apresentação de um estudo e debate com o tema sobrevivência ao câncer intitulado "Compreendendo a sobrevivência ao câncer na América Latina: os casos do Brasil", que aborda experiências e identifica necessidades de sobreviventes de quatro tipos de câncer: mama, colo do útero, próstata e leucemia linfoblástica aguda (LLA). O objetivo do estudo é subsidiar a formulação de políticas públicas para os pacientes após o término do tratamento.[3]

SOBREVIVÊNCIA DE PACIENTES COM NEOPLASIAS NA INFÂNCIA

A sobrevivência ao câncer infantil na última metade do século representa um enorme avanço para a medicina moderna. A sobrevida relativa de 5 anos para crianças com câncer, que era inferior a 30% em 1960, é agora superior a 80%. Existem atualmente mais de 363 mil sobreviventes de câncer infantil nos Estados Unidos. Uma entre as 680 pessoas com idades entre 20 e 50 anos nos Estados Unidos sobrevive ao câncer durante a infância. Para complementar, os sobreviventes do câncer infantil apresentam maior risco de uma ampla gama de condições graves de saúde. Por outro lado, não há a prevalência de condições adversas de saúde, já que essa população de risco envelhece até a meia-idade adulta. É importante considerar duas questões relevantes para o atendimento clínico dos sobreviventes de câncer infantil:

1. Qual é o risco de futuros problemas de saúde graves para sobreviventes, pós-tratamento oncológico, durante a infância ou na idade adulta jovem?
2. Os sobreviventes que atingiram a terceira década de vida sem complicações relacionadas a uma condição grave têm um risco elevado de morbidade grave?[4]

O Childhood Cancer Survivor Study (CCSS) realizou o acompanhamento de mais de 7.600 sobreviventes e irmãos com mais de 35 anos, proporcionando a oportunidade de abordar essas questões importantes em sobreviventes idosos de câncer infantil. Dentre os relatos, as pesquisas de resultados de saúde conduzidas nas últimas três décadas mencionaram que os sobreviventes de câncer infantil correm maior risco de morbidade e mortalidade durante a infância e na idade adulta jovem, devido, em grande parte, aos efeitos adversos das terapias que proporcionaram a cura das doenças malignas primárias. Foi constatado que, para sobreviventes de câncer infantil com idade média de 26 anos, 62% possuíam pelo menos uma condição crônica de saúde e um quarto dos sobreviventes tinha uma condição grave, com risco de vida ou incapacitante.[4]

É importante mencionar que, dentre as neoplasias que acometem a população jovem nos Estados Unidos, menos de 20% de todos os casos de câncer de mama ocorrem antes dos 50 anos. Os resultados de alguns estudos mostraram que pacientes com câncer de mama mais jovens, em comparação com pacientes mais velhos, têm sobrevida menor. Para desfechos de mortalidade por câncer de mama, constatou-se que pacientes mais jovens em comparação com pacientes mais velhos apresentavam mortalidade mais alta.[5] Pacientes diagnosticados com câncer de mama em uma idade jovem, especialmente com menos de 35 anos, são relativamente raros, representando apenas 1,8% do número total de casos diagnosticados entre mulheres a cada ano.[6]

Há uma disparidade notável nas taxas de sobrevivência de crianças em países de baixa e média renda em comparação com países de alta renda. Muitos dos fatores contribuintes são evitáveis, incluindo a comorbidade de desnutrição. Existem dados emergentes de que a desnutrição, refletida nas mudanças na composição corporal, afeta a sobrevivência do câncer. No entanto, não é dada prioridade suficiente ao manejo nutricional de crianças com câncer, particularmente em países de baixa renda. Um dos fatores que influenciam as taxas de sobrevivência mais baixas no câncer infantil é a desnutrição coexistente. A desnutrição é um desequilíbrio na ingestão de energia e/ou nutrientes de uma pessoa e refere-se, de maneira importante, à subnutrição e à obesidade. Na forma mais simples, a desnutrição é refletida em mudanças no peso, mas as mudanças clinicamente mais relevantes são refletidas na composição corporal, especificamente na proporção e distribuição dos tecidos magros e gordurosos no corpo. Para gerenciar com eficácia a desnutrição em crianças com câncer e potencialmente melhorar as taxas de sobrevivência, é vital avaliar a composição corporal como um indicador de desnutrição e compreender as associações interligadas entre câncer, composição corporal e resultados clínicos.[6]

Para complementar, a obesidade compromete a sobrevivência em crianças com câncer em países de alta renda e é frequentemente acompanhada por sarcopenia. Em países de baixa e média renda onde vive a grande maioria das crianças, a prevalência de subnutrição chega a 95% nas pessoas com câncer. O suporte nutricional melhora os resultados clínicos, incluindo a sobrevivência. Um foco inicial na obesidade em crianças com leucemias agudas foi correspondido mais recentemente por um reconhecimento do efeito negativo da subnutrição na sobrevida em crianças com câncer. Essas observações estimularam a exploração de mecanismos subjacentes, incluindo disbiose do microbioma intestinal e intervenções nutricionais estruturadas para corrigir resultados adversos. Estudos do microbioma intestinal e metaboloma produziram informações importantes sobre a patogênese da desnutrição em crianças, fornecendo novos caminhos para intervenções. Combinações de produtos vegetais baratos e prontamente disponíveis demonstraram "amadurecer" o microbioma e o proteoma plasmático correspondente em crianças com desnutrição aguda, oferecendo a perspectiva de remédios de baixo custo que são testados em crianças com câncer.[7]

O estado nutricional adequado dos pacientes pediátricos com câncer é particularmente importante para capacitá-los a enfrentar as demandas da doença e de seu tratamento e manter o crescimento normal, tendo uma sobrevida efetiva. A desnutrição e a obesidade têm sido associadas à redução da sobrevida e ao aumento da toxicidade do medicamento. Um estudo verificou as tendências no índice de massa corporal ajustado para idade e sexo e a prevalência de desnutrição em uma coorte finlandesa de 139 crianças recebendo quimioterapia para câncer, com um período de acompanhamento de 42 meses após o diagnóstico. No total, 28% (39/139) dos pacientes apresentaram desnutrição (IMC < 17 ou > 10% de perda de peso) e 12% (16/139) fizeram uso de sonda nasogástrica ou foram submetidos à gastrostomia.[7]

Para complementar, compreende-se que o cancer afeta, de certa maneira, ao menos três aspectos da vida: o biológico, o social e o psicológico, os quais, juntos ou isoladamente, influenciarão a qualidade de vida da criança e de sua família. Logo, no cuidado de uma criança gravemente enferma, além da ação terapêutica, é fundamental ajudá-la a enfrentar e lidar com a nova realidade para vivenciar essa experiência com o mínimo de danos possível. Terem adquirido uma doença grave e sido submetidos a um tratamento agressivo proporciona impacto em todos os aspectos da vida desses indivíduos. Essas consequências precisam ser compreendidas na tentativa de ajudá-los na difícil condição de serem sobreviventes.[8]

Estudos confirmam a carga substancial de morbidade experimentada entre adultos jovens que sobreviveram a um câncer infantil. Verifica-se que o risco elevado de condições de saúde graves, incapacitantes, com risco de vida ou fatais se estende por todo o espectro do envelhecimento na quarta e na quinta décadas de vida, aumentando significativamente além dos 35 anos. Em avaliação conduzida com 18 mil participantes, constatou-se que os sobreviventes de 35 anos ou mais tinham cinco vezes mais probabilidade de ter um novo início de uma doença grave, incapacitante e com risco à vida ou uma condição de saúde fatal. Verifica-se que, mesmo com o envelhecimento e o acúmulo de condições crônicas de saúde relacionadas à idade, parece não haver um ponto determinado no tempo em que morbidade e mortalidade observadas em uma população sem câncer sejam equivalentes à dos sobreviventes do câncer infantil. Para complementar, a magnitude absoluta dessa carga de morbidade na meia-idade é de elevada relevância. Aos 50 anos, 50% dos sobreviventes de câncer infantil terão experimentado morbidade incapacitante ou com risco à vida, como disfunção cardiovascular, pulmonar, hepática, renal e gonadal, com o desenvolvimento de neoplasias malignas subsequentes.[4]

O National Academies Institute of Medicine recomendou anteriormente que os sobreviventes tivessem cuidados "baseados no risco". É importante considerar uma justificativa convincente para a continuação dos cuidados de saúde baseados no risco até a idade adulta. Embora a incidência cumulativa de eventos tenha aumentado em todos os sistemas de órgãos, após os 35 anos de idade os sobreviventes tiveram um aumento desproporcional na incidência de neoplasias malignas subsequentes e eventos cardíacos. A incidência antes do limite de idade preconizado pelas diretrizes de rastreamento da população geral recomenda o início dos rastreios antecipados (p. ex., câncer de mama aos 40 anos; câncer de cólon aos 50 anos). Portanto, é fundamental destacar a importância de fortalecer as diretrizes estabelecidas para o acompanhamento do Grupo de Oncologia Infantil. Da mesma maneira, a detecção precoce de cardiomiopatia e a intervenção médica podem atenuar a progressão para insuficiência cardíaca em sobreviventes expostos à quimioterapia com antraciclina ou radioterapia direcionada ao tórax.[4]

Para finalizar, o risco de acidente vascular cerebral e infarto do miocárdio, aumentado mais de cinco vezes em sobreviventes com mais de 35 anos, pode ser alterado com a promoção de um estilo de vida saudável que possa reduzir as taxas de certos fatores de risco cardiovascular tradicionais (obesidade, dislipidemia, hipertensão, diabetes e tabagismo). Os sobreviventes de câncer infantil aos 24 anos têm a mesma incidência cumulativa de problemas de saúde que seus irmãos aos 50 anos.[4]

Outro questionamento consiste em relatar que os sobreviventes são conhecidos por terem taxas mais altas de deficiência física e fadiga e início precoce de deficiência de memória relacionada à idade, o que levanta o questionamento se a exposição à quimioterapia sistêmica ou mesmo à radioterapia focal em uma idade precoce pode acelerar o processo de envelhecimento. Mesmo sobreviventes saudáveis (ou seja, sem alterações de saúde antes dos 45 anos) tiveram um aumento significativo no risco de doenças futuras, indicando uma predisposição subjacente para o início precoce de resultados ruins. Mecanismos para o envelhecimento, como encurtamento do telômero, acúmulo de lesão mediada por radicais livres e senescência celular, foram associados como operantes em sobreviventes de câncer, mas isso ainda não foi estabelecido com clareza.[4]

Entre os efeitos do tratamento sobre o corpo destacam-se seu impacto nos mais diversos sistemas orgânicos e suas consequências ao longo do tempo no tocante à aprendizagem, à reprodução, à sexualidade, à predisposição ao aparecimento de outros tipos de câncer e à vulnerabilidade a outras doenças. Os estudos voltados a compreender e identificar a repercussão psicossocial do tratamento sobre os sobreviventes abordam questões relacionadas à autoimagem, ao ajustamento psicossocial pós-tratamento, ao desempenho escolar, aos sentimentos de discriminação e às expectativas da família, em especial dos pais e irmãos, ante a situação vivenciada pelo paciente.[8]

Na prática clínica observa-se que os hábitos alimentares são adquiridos em casa, ainda na infância, sendo de vital importância o investimento em ações de educação para toda a família, visto que o padrão de alimentação é um importante determinante para o risco de desenvolvimento do câncer.

É fundamental considerar que a sobrevivência ao câncer infantojuvenil é representada por uma nova população com muitas demandas. Como profissionais de saúde, é necessário identificar e aprimorar o cuidado a fim de poder atender esses pacientes com efetividade.

O âmbito social deve ser considerado: se, por um lado as diferentes modalidades terapêuticas tentam prolongar o tempo de vida, por outro, o impacto da doença, das comorbidades e dos tratamentos é muito complexo de ser enfrentado tanto pela criança como por sua família. A partir desse âmbito, a complexidade, a severidade e a duração dos efeitos tardios mostram a necessidade de que estabeleçamos um pós-tratamento voltado à criança, ao adolescente e à sua família.

Dessa forma, há um desafio relacionado aos profissionais que atuam na área de Oncologia Pediátrica, tendo como objetivo diminuir consequências adversas a longo prazo, implementando-se o cuidado psicossocial no pós-tratamento e a melhoria da qualidade de vida dos sobreviventes. Portanto, é importante considerar que o desfecho relacionado ao percurso da doença baseia-se em dois momentos:

1. O primeiro é o do término do tratamento do câncer infantil propriamente dito, período de alegria e incerteza, pois o paciente apresenta vulnerabilidades futuras.
2. O outro período é aquele em que a criança vivencia cinco anos livres da doença, sendo considerada curada. Para complementar, apesar do aumento nas taxas de sobrevivência ao câncer infantil, o sentimento de incerteza permanece presente na vida de muitos sobreviventes após o término do

tratamento, prejudicando sua adaptação psicossocial, o que se constitui em ameaça ao seu bem-estar.[8]

Sobreviver ao tratamento está relacionado ao enfrentamento e à adaptação do modo como a família, a criança e o adolescente convivem com a doença e o tratamento e da maneira como procuram resgatar sua rotina e planejam o futuro. Sobreviver ao câncer exige ter a capacidade de lidar com o reconhecimento da condição de curado e ao mesmo tempo ter a possibilidade constante de recidiva. Dessa forma, a percepção dessa ameaça, amenizando-a, é que parece determinar a qualidade de adaptação e reinserção da criança e de sua família, promovendo melhor qualidade de vida no período de sobrevivência. É importante considerar que a sobrevivência não é apenas o tempo de sobrevida de uma pessoa, mas engloba as condições de sua vida com os limites impostos pela doença e tratamento, as quais repercutem na qualidade de vida.[8]

Constata-se que a sobrevivência a longo prazo de cânceres na infância, adolescência e adultos jovens melhorou notavelmente nas últimas décadas. Consequentemente, a população de sobreviventes do câncer está aumentando. Por outro lado, a maioria dos sobreviventes experimenta efeitos tardios do câncer e seu tratamento, como doença cardiovascular, disfunção renal, endocrinopatias, função cognitiva prejudicada, saúde deficiente e problemas musculoesqueléticos. A fadiga relacionada ao câncer é um problema durante a fase de tratamento ativo do câncer e pode ser um problema frequente para sobreviventes muitos anos após o término da terapia. Infelizmente, cerca de 30% dos sobreviventes de câncer adultos experimentam fadiga relacionada ao câncer, até mesmo após a conclusão do tratamento. A fadiga tem um impacto negativo em muitos aspectos da sobrevivência do câncer, como relações pessoais, escola ou trabalho e atividades da vida diária, e compromete a qualidade de vida.[9]

SOBREVIVENTES DE NEOPLASIAS NA FASE ADULTA

A sobrevivência ao câncer nos adultos jovens melhorou, entretanto, muitos sobreviventes experimentam um envelhecimento acelerado, evidenciado por uma perda considerável da capacidade de exercício, declínio cognitivo e desenvolvimento precoce de morbidades crônicas, levando a uma disparidade entre as idades cronológica e fisiológica. A fragilidade, entendida como capacidade fisiológica diminuída, geralmente relacionada ao envelhecimento, ocorre mais cedo entre adultos jovens sobreviventes de câncer e em taxas equivalentes a indivíduos com idade ≥ 65 anos sem histórico de câncer. Quase 10% dos adultos jovens sobreviventes apresentam fragilidade fenótipo, baixa massa muscular esquelética, exaustão, baixo gasto de energia, lentidão ou fraqueza. Mais de 20%

dos sobreviventes apresentam dois desses fatores. Compreender o estado de fragilidade entre os sobreviventes é importante porque os indivíduos frágeis têm maior risco de doenças crônicas e morte precoce. O acúmulo de células senescentes é uma marca registrada do envelhecimento humano.[10]

O número projetado de pacientes com histórico de câncer teve um aumento de 37% para aqueles que viverão 5 ou mais anos após o diagnóstico. A fragmentação do cuidado pós-terapia geralmente leva à incerteza sobre quem é responsável pelo gerenciamento da ansiedade, bem como de outras necessidades psicossociais. Os transtornos de ansiedade, conforme definidos pelo Manual Diagnóstico e Estatístico de Transtornos Mentais, compartilham características de medo e ansiedade excessivas. Enquanto o medo é a resposta a uma ameaça iminente, a ansiedade é a antecipação de uma ameaça futura que se manifesta como medo ou preocupação excessiva e persistente. A atenção à ansiedade é um aspecto psicossocial importante do cuidado ao sobrevivente do câncer.[11]

A Agência Internacional de Pesquisa sobre o Câncer (International Agency for Research on Cancer – Iarc) estimou que em 2018 a carga global de câncer aumentou para 18,1 milhões de novos casos e 9,6 milhões de mortes. Em todo o mundo, a prevalência de 5 anos é estimada em 43,8 milhões. O câncer e seus tratamentos podem ser considerados eventos traumáticos que podem ter um impacto negativo na funcionalidade, na qualidade da ingestão alimentar e de vida relacionada à saúde. No entanto, para alguns sobreviventes, a experiência traumática do câncer pode levar a uma mudança benéfica autopercebida e ao crescimento pessoal. Mais da metade dos sobreviventes do câncer percebeu pelo menos uma mudança benéfica e crescimento pessoal em sua experiência com o câncer. O processo como uma mudança psicológica positiva vivenciada como resultado da luta com circunstâncias de vida altamente desafiadoras, incluindo força pessoal, mudança espiritual e valorização da vida.[12]

Para muitos pacientes, receber um diagnóstico de câncer e passar por seu tratamento em conjunto constituem uma experiência extremamente estressante que pode tornar os indivíduos vulneráveis a resultados psicológicos negativos de longa duração, incluindo sofrimento emocional, depressão, inapetência ou polifagia, ansiedade, problemas de sono, fadiga e qualidade de vida prejudicada. O câncer é comumente percebido como uma doença potencialmente fatal e traumática, percepções exacerbadas por seu início súbito e natureza incontrolável. Além disso, o paciente com câncer deve lidar com mudanças dramáticas de vida, às quais deve se adaptar ao longo de sua trajetória de tratamento. Pesquisas publicadas nas últimas décadas enfatizaram as características traumáticas de doenças com risco à vida, como o câncer, e demonstraram como os pacientes com câncer exibem respostas consistentes com traumas psicológicos.[13]

Curiosamente, apesar do sofrimento substancial associado ao diagnóstico de câncer e seu tratamento, muitos pacientes manifestam notável resiliência. Estudos têm demonstrado que a superação da doença e seu tratamento pode ser uma oportunidade de crescimento pessoal, bem como de aprimoramento do bem-estar mental e emocional, que pode estar potencialmente relacionado a um melhor enfrentamento das demandas relacionadas à doença. Porém, nem todos reagem às adversidades da mesma forma, sendo alguns mais resilientes que outros. Compreender quais fatores diferenciam os pacientes com câncer, bem como os sobreviventes que experimentam crescimento psicológico daqueles que não o experimentam, pode ter implicações clínicas importantes e orientar intervenções para ajudar os pacientes e sobreviventes em sua recuperação psicológica da experiência do câncer.[13]

Dentro desse contexto, destaca-se o papel de toda a equipe multiprofissional. Nesta jornada, é necessário prestar suporte clínico, emocional e social de longo prazo. O nutricionista deve aproveitar essa oportunidade, explorando os aspectos positivos para estimular o sobrevivente a adotar hábitos nutricionais saudáveis e sustentáveis a longo prazo. Além disso, deve dar suporte não apenas ao paciente, mas também à família e cuidadores, que podem apoiar e adotar os hábitos saudáveis de vida visando à prevenção de câncer para todos. Deve-se evitar o "terrorismo" alimentar, classificando alimentos como vilões ou salvadores. É importante reforçar que, em vez de se preocupar com a exclusão de determinados alimentos, seria muito mais positivo refletir sobre quais alimentos saudáveis o paciente e a família podem incluir na rotina alimentar. A partir dessa inclusão, naturalmente os alimentos que devem ser consumidos com moderação perdem espaço.

GUIDELINES SOBRE DIETAS PARA PACIENTES ADULTOS COM NEOPLASIAS

A American Cancer Society (ACS) publicou um guia de dieta e atividade física para dar subsídios à implementação de políticas e estratégias comunitárias, tendo como consequência melhorar os padrões de atividade física e alimentar entre os americanos. Essa diretriz foi desenvolvida por um painel nacional de especialistas em pesquisa, prevenção, epidemiologia, saúde pública e políticas relacionadas ao câncer e reflete as evidências científicas mais atuais relacionadas aos padrões dietéticos e de atividade física e o risco de câncer.

A diretriz da ACS se concentra em recomendações para escolhas individuais em relação aos padrões de dieta e atividade física, mas essas escolhas ocorrem dentro de um contexto comunitário que facilita ou cria barreiras para comportamentos saudáveis. Portanto, o comitê apresenta recomendações para ação comunitária para acompanhar as quatro recomendações de escolhas individuais para reduzir o risco de câncer. Essas recomendações para ação comunitária reconhecem que um ambiente social e físico de apoio é indispensável para que os indivíduos em todos os níveis da sociedade tenham oportunidades genuínas de escolher comportamentos saudáveis. A diretriz ACS de 2020 é consistente com as diretrizes da American Heart Association e da American Diabetes Association para a prevenção de doença coronariana e diabetes, bem como para a promoção da saúde em geral, conforme definido pelas Diretrizes Alimentares para Americanos de 2015-2020 e pelo Físico 2018 Diretrizes de atividade para americanos.[14] O Quadro 1 descreve as recomendações.

QUADRO 1 Diretriz da American Cancer Society de 2020 sobre dieta e atividade física para a prevenção do câncer

Recomendações para os indivíduos
Alcance e mantenha um peso corporal saudável ao longo da vida. • Mantenha o peso corporal dentro de uma faixa saudável e evite o ganho de peso na vida adulta.
Seja fisicamente ativo. • Adultos devem praticar 150-300 min de atividade física de intensidade moderada por semana, ou 75-150 min de atividade física de intensidade vigorosa, ou uma combinação equivalente; alcançar ou exceder o limite superior de 300 min é o ideal. Limite o comportamento sedentário, como se sentar, se deitar e assistir à televisão e outras formas de entretenimento em telas. • Crianças e adolescentes devem se envolver em pelo menos 1 hora de atividade moderada ou vigorosa por dia. Buscar espaço para brincar, correr, treinar, jogar e, o mais importante, se divertir. Limitar o tempo em atividades no computador, celular ou em frente à televisão.
Siga um padrão alimentar saudável em todas as idades. • Um padrão de alimentação saudável inclui: – Alimentos ricos em nutrientes em quantidades que ajudam a atingir e manter um peso corporal saudável. – Uma variedade de vegetais de cores variadas (verde-escuro, vermelho e laranja), leguminosas ricas em fibras (feijão, lentilha, ervilha e grão-de-bico). – Frutas, especialmente frutas inteiras com uma variedade de cores. – Grãos integrais. – Consumo de produtores locais, de base agroecológica e alimentos de época. Consumo de orgânicos, sempre que possível. • Um padrão de alimentação saudável limita ou não inclui: – Carnes vermelhas e processadas. – Bebidas adoçadas com açúcar. – Alimentos altamente processados e produtos de grãos refinados.
É melhor não beber álcool. • As pessoas que optam por beber álcool devem limitar seu consumo a não mais do que 1 bebida por dia para mulheres e 2 doses por dia para homens.

(*continua*)

QUADRO 1 Diretriz da American Cancer Society de 2020 sobre dieta e atividade física para a prevenção do câncer (*continuação*)

Recomendações para os indivíduos
Limpeza e boa preservação dos alimentos: • Fundamental lavar folhas, legumes e verduras em água corrente. Em seguida, utilizar solução clorada (1 colher de sopa em 1 litro de água). Deixar de molho por 10 minutos e depois enxaguar com água potável. • Consumir alimentos dentro do prazo de validade do rótulo e informações do produtor de conservação após aberto.

Fonte: adaptado de Rock et al., 2020.[14]

Além do citado no Quadro 1, recomendam-se ações de cunho comunitário. Organizações públicas, privadas e comunitárias devem trabalhar em colaboração nos níveis nacional, estadual e local para desenvolver, defender e implementar políticas e mudanças ambientais que aumentem o acesso a alimentos nutritivos e acessíveis; fornecer oportunidades seguras, agradáveis e acessíveis para a atividade física; e limitar o álcool para todos os indivíduos.[14]

É importante considerar que os pacientes com câncer e sobreviventes correm o risco de resultados clínicos fracos pela ingestão nutricional insuficiente em qualquer momento após o diagnóstico e durante todo o período contínuo do câncer. Durante o tratamento do câncer, as toxicidades do tratamento podem afetar os padrões de alimentação e levar à desnutrição, resultando em perda de massa magra, massa corporal e perda excessiva de peso. Após o tratamento e durante todo o período de sobrevivência, os pacientes correm o risco de não atender às diretrizes nacionais de nutrição para sobreviventes de câncer, o que pode afetar a recorrência e a sobrevivência. A obesidade, que é altamente prevalente em pacientes com câncer e sobreviventes, pode afetar os resultados clínicos durante o tratamento, mascarando a desnutrição e é um fator de risco para recorrência do câncer e pior sobrevida.

Portanto, a educação nutricional apropriada é eficaz, bem como a orientação por profissionais treinados é extremamente necessária durante todo o tratamento dos pacientes diagnosticados com câncer. Para abordar a orientação nutricional geral, desnutrição, obesidade e/ou sarcopenia, os pacientes com câncer e sobreviventes precisam de dieta precisa e eficaz e aconselhamento nutricional e suporte comportamental, muitas vezes começando no momento do diagnóstico, continuando durante o tratamento e estendendo-se à sobrevivência ao câncer. Durante todas essas fases de tratamento do câncer, os profissionais da saúde e corpo clínico especializado em oncologia são primordiais, e a nutrição tem um papel fundamental com o objetivo de realizar avaliações nutricionais adequadas e fornecer cuidados eficazes para controlar efeitos adversos, sintomas e comorbidades.

Abordar efetivamente as questões nutricionais em pacientes com câncer muitas vezes requer uma informação escrita ou verbal breve aos pacientes e pode exigir o apoio de uma série de estratégias para lidar com suas necessidades e respostas complexas. Após o tratamento, envolver os pacientes no contexto de sua jornada e experiência com o câncer pode ajudar a promover mudanças de comportamento alimentar e de estilo de vida para reduzir a recorrência e a progressão da doença e estender a sobrevida. Simultaneamente, a fim de afetar os resultados clínicos de longo prazo, programas de apoio ao comportamento nutricional são necessários para assistir e apoiar efetivamente os pacientes e sobreviventes a fazer mudanças substanciais no estilo de vida; a intensidade desses programas, além do período de tratamento, muitas vezes excede o que pode ser fornecido no atendimento clínico oncológico de nutrição de rotina.

Os programas de intervenção baseados na teoria da mudança de comportamento podem ser usados para alcançar e manter essa mudança de curto e longo prazo no ambiente de nutrição oncológica. Novos modelos clínicos e programáticos precisam ser desenvolvidos e rigorosamente testados para fornecer programas de nutrição oncológica eficazes para identificar pacientes com alto risco de problemas de saúde relacionados à nutrição, para gerenciar com eficácia os sintomas e os efeitos adversos do tratamento, e para mudança de padrões alimentares que afetam os resultados clínicos de longo prazo.[15] A Tabela 1 traz uma contribuição a respeito da nutrição, bem como a atividade física para pacientes sobreviventes de neoplasias.

TABELA 1 Diretrizes sobre nutrição e atividade física para pacientes com câncer e sobreviventes

American Institute for Cancer Research[1]	American Cancer Society[6]
Tenha um peso saudável. Mantenha o peso dentro de uma faixa saudável e evite ganhar peso na vida adulta.	Mantenha um peso corporal saudável. Se estiver com sobrepeso/obesidade, controle o consumo de alimentos ricos em energia e melhore a qualidade das escolhas alimentares.
Faça uma dieta rica em grãos inteiros, vegetais, frutas e feijão.	Adote um padrão alimentar rico em vegetais, frutas e grãos inteiros, limitando o consumo de carne vermelha e alimentos processados.
Mantenha-se fisicamente ativo. Seja ativo todos os dias, ande mais e sente-se menos. Busque atividades que possam ser incorporadas ao dia a dia. É importante que a atividade seja prazerosa e relaxante.	Realize 150 minutos de atividade física moderada a vigorosa por semana. Inclua exercícios de treinamento de força pelo menos 2 vezes por semana.

Fonte: adaptada de Greenlee et al., 2019.[15]

Importante mencionar um estudo publicado pela Cochrane Database of Systematic Reviews que incluiu 25 ensaios clínicos randomizados envolvendo 7.259 participantes, sendo 977 (13,5%) homens e 6.282 (86,5%) mulheres. A idade média relatada variou de 52,6 a 71 anos, e a idade dos participantes incluídos foi de 23 a 85 anos. Os ensaios relataram 27 comparações e incluíram participantes que sobreviveram ao câncer de mama (17 ensaios), câncer colorretal (2 ensaios), câncer ginecológico (1 ensaio) e câncer em locais mistos (5 ensaios), para sobrevivência geral, intervenção dietética e controle. Os grupos mostraram pouca ou nenhuma diferença no risco de mortalidade (razão de risco [RR] 0,98, intervalo de confiança de 95% [IC 95%] 0,77-1,23; 1 estudo; 3.107 participantes; evidência de baixa certeza). Para malignidades secundárias, intervenções dietéticas *versus* ensaios de controle relataram pouca ou nenhuma diferença (RR 0,99, IC 95% 0,84-1,15; 1 estudo; 3.107 participantes; evidência de baixa certeza). As comorbidades não foram medidas em nenhum dos estudos incluídos. Os resultados subsequentes relatados após 12 meses descobriram que intervenções dietéticas *versus* controle provavelmente fazem pouca ou nenhuma diferença na ingestão de energia em 12 meses (diferença média [MD] 59,13 kcal; IC 95% 159,05-37,79; 5 estudos; 3.283 participantes; moderada evidência de certeza). Intervenções dietéticas *versus* controle provavelmente levaram a ligeiros aumentos nas porções de frutas e vegetais (MD 0,41 porções, IC 95% 0,10-0,71; 5 estudos; 834 participantes; evidência de certeza moderada); resultados mistos para ingestão geral de fibra (MD 5 12 g, IC 95% 0,66-10,9; 2 estudos; 3.127 participantes; evidência de certeza muito baixa); e provável melhora no Índice de Qualidade da Dieta (MD 3,46, IC 95% 1,54-5,38; 747 participantes; evidência de certeza moderada). Para antropometria, intervenção dietética *versus* controle provavelmente levou a um índice de massa corporal (IMC) ligeiramente diminuído (MD 0,79 kg/m^2, IC 95% 1,50-0,07; 4 estudos; 777 participantes; evidência de certeza moderada). Intervenções dietéticas *versus* controle provavelmente tiveram pouco ou nenhum efeito na relação cintura-quadril (MD 0,01, IC 95% 0,04-0,02; 2 estudos; 106 participantes; evidência de certeza baixa). Para qualidade de vida, houve resultados mistos; várias ferramentas diferentes de avaliação da qualidade foram usadas e as evidências eram de certeza baixa a muito baixa. Nenhum evento adverso foi relatado em nenhum dos estudos incluídos.[16]

Promover uma boa nutrição entre os sobreviventes do câncer é uma prioridade em razão do elevado risco de doenças cardiovasculares e metabólicas, bem como da ocorrência de câncer secundário nessa população, que deverá incluir mais de 20 milhões de pessoas nos EUA nas próximas duas décadas. O diagnóstico do câncer colabora para o aumento da conscientização a respeito de hábitos alimentares saudáveis; dessa forma, os pacientes e suas famílias se envolvem em comportamentos de promoção da saúde, incluindo alimentação saudável e preparo de alimentos.

A Cancer Society oferece diretrizes dietéticas específicas para indivíduos com história de câncer. As diretrizes por si só podem não ser suficientes para promover uma mudança de comportamento a longo prazo nesse grupo. O WorldCancer Research Fund recomendou treinamento prático em habilidades culinárias para melhorar os padrões de dieta, apoiar a saúde e reduzir o risco de câncer subsequente, o que também é incentivado no Guia alimentar da população brasileira. Os programas de culinária comunitária têm o potencial de melhorar a adesão dos sobreviventes às recomendações de nutrição, o que pode, por sua vez, reduzir a recorrência de doenças. Portanto, os programas de culinária tornaram-se cada vez mais populares nas últimas décadas e as evidências sugerem que aulas práticas de culinária podem ser mais eficazes do que apenas a educação nutricional, mudando o comportamento alimentar. Programas comunitários que já oferecem aulas de culinária participativa podem ser uma maneira viável de alcançar sobreviventes de câncer uma vez que o tratamento esteja concluído. Esses programas são importantes, pois envolver sobreviventes do câncer em intervenções nutricionais pode ser desafiador, e as aulas de culinária podem estar fora do escopo de muitos hospitais.[17]

Ainda é importante contextualizar a respeito da doença do coronavírus 2019 (Covid-19), pandemia que se originou na China em dezembro de 2019. Os sobreviventes do câncer, após tratamento agressivo que proporciona impacto em todos os aspectos da vida, podem estar mais suscetíveis a adquirir infecções; portanto, correm maior risco de desenvolver formas mais graves de Covid-19. Pessoas infectadas com Covid-19 apresentam níveis plasmáticos aumentados de citocinas pró-inflamatórias. A inflamação excessiva pode causar danos aos tecidos do corpo, contribuindo potencialmente para o dano alveolar e a gravidade da infecção. Nossa hipótese é que, uma vez que um estado pró-inflamatório pode piorar o prognóstico de Covid-19, a modulação da inflamação sistêmica por meio de modificações dietéticas pode ser eficaz em melhorar as sequelas clínicas da doença. As abordagens nutricionais e dietéticas atuais no contexto da inflamação, com foco específico em pacientes com câncer, sobreviventes com e sem Covid-19, incluem nutrição na inflamação e melhora da imunidade. Uma revisão sistemática da literatura nas bases de dados Google Scholar, Medline e PubMed foi realizada entre 22 de março de 2020 e 6 de maio de 2020 usando as palavras-chave "COVID-19," "coronavírus," "câncer", "inflamação", "probióticos", "vitamina D" e "prevenção nutricional". Conclui-se que hábitos alimentares saudáveis, dietas ricas em ômega-3, uso de probióticos e suplementação de vitamina D, bem como prevenção da obesidade, são provavelmente as abordagens preventivas mais eficazes para controlar a hiperinflamação, melhorar a função imunológica e diminuir a gravidade de doenças inflamatórias.[18]

Os sobreviventes do câncer de longo prazo representam uma porção considerável da população. Alimentos à base de plantas podem aumentar a prevenção de desfechos relacionados ao câncer nesses pacientes. As evidências atuais sobre o impacto dos padrões dietéticos baseados em plantas (PBDP) nos resultados relacionados ao câncer na população em geral e em sobreviventes do câncer apresentaram resultados que incluíram mortalidade geral por câncer, mortalidade específica do câncer e recorrência do câncer. Foi realizada uma revisão rápida em que 2.234 artigos originais relacionados ao tema foram identificados via PubMed/Medline. Selecionamos 26 artigos, que foram classificados em estudos sobre PBDP e desfechos de câncer no pré-diagnóstico: dieta vegana/vegetariana (n = 5), dieta provegetariana (n = 2), dieta mediterrânea (n = 13) e estudos que a consideram no pós-diagnóstico (n = 6). Estimativas agrupadas das associações entre os PBDP mencionados anteriormente e os diferentes desfechos de câncer foram obtidas pela aplicação de metanálise de efeitos aleatórios. Os poucos estudos disponíveis sobre a dieta vegetariana falharam em apoiar seu potencial de prevenção contra a mortalidade geral por câncer quando comparada com uma dieta não vegetariana (p. ex., taxa de risco combinada [HR] = 0,97; IC 95%: 0,88-1,06). O número insuficiente de estudos avaliando os escores dos índices progenitores em relação à mortalidade por câncer não permitiu uma avaliação abrangente dessa associação.

A associação entre adesão à dieta mediterrânea e mortalidade por câncer alcançou significância estatística (p. ex., HR combinado = 0,84; IC 95%: 0,79-0,89). No entanto, nenhum estudo considerou a influência dos fatores prognósticos nas associações. Em contraste, os estudos pós-diagnóstico foram responsáveis por fatores prognósticos ao avaliar o potencial de quimioprevenção de PBDP, mas também foram inconclusivos pelo número limitado de estudos sobre dietas baseadas em plantas bem definidas. Assim, a prevenção de resultados negativos relacionados ao câncer com dietas baseadas em plantas antes ou depois de um diagnóstico da doença precisa ser mais pesquisada, a fim de definir diretrizes dietéticas para sobreviventes de câncer.[19]

Basicamente todos as recomendações nacionais e internacionais preconizam atenção ao peso, alimentação, exercícios, cuidados com o sol, evitar fumo e álcool. Além disso, incluem cuidados com o rastreamento para vários tipos de câncer. As recomendações sempre devem ser ajustadas de acordo com a história familiar e pessoal do paciente. Deve-se adotar um estilo de vida mais saudável o mais cedo possível. Mesmo após o tratamento, os sobreviventes devem investir na prevenção não só de um novo câncer, mas também de várias outras doenças de caráter crônico, como diabetes, obesidade e as doenças cardiovasculares. A prevenção é o melhor investimento e proporciona uma vida mais longa e com qualidade.

REFERÊNCIAS BIBLIOGRÁFICAS

1. Silva CP, Santos ATC, Silva RP, Andrade JD, Almeida LM. Significado dos cuidados paliativos para a qualidade da sobrevivência do paciente oncológico. Rev Bras Cancerol. 2016;62(3):225-35.
2. National Coalition for Cancer Survivorship (NCFC). Our mission. Disponível em: https://canceradvocacy.org/about/our-mission/ (acesso 29 jun 2021).
3. Instituto Nacional de Cáncer (Inca). INCA apresenta estudo com o tema sobrevivência ao câncer no Dia Mundial do Câncer. Disponível em: https://www.inca.gov.br/es/node/3083 (acesso 29 jun 2021).
4. Armstrong GT, Kawashima T, Leisenring W, Stratton K, Stovall M, Hudson MM, et al. Aging and risk of severe, disabling, life-threatening, and fatal events in the childhood cancer survivor study. J Clin Oncol. 2014;32(12):1218-27.
5. Tao L, Schwab RB, San Miguel Y, Gomez SL, Canchola AJ, Gago-Dominguez M, et al. Breast cancer mortality in older and younger patients in California. Cancer Epidemiol Biomarkers Prev. 2019 Feb;28(2):303-10.
6. Zhang X, Yang J, Cai HY, Ye YF. Young age is an independent adverse prognostic factor in early stage breast cancer: A population-based study. Cancer Manag Res. 2018;10:4005-18.
7. Barr RD, Ladas EJ. The role of nutrition in pediatric oncology. Expert Rev Anticancer Ther. 2020 Feb;20(2):109-16.
8. Anders JC, Souza AIJD. Crianças e adolescentes sobreviventes ao câncer: desafios e possibilidades. Ciência Cuidado Saúde. 2009;8(1).

9. Christen S, Roser K, Mulder RL, Ilic A, Lie HC, Loonen JJ, et al. Recommendations for the surveillance of cancer-related fatigue in childhood, adolescent, and young adult cancer survivors: A report from the International Late Effects of Childhood Cancer Guideline Harmonization Group. J Cancer Surviv. 2020;14(6):923-38.
10. Smitherman AB, Wood WA, Mitin N, Miller VLA, Deal AM, Davis IJ, et al. Accelerated aging among childhood, adolescent, and young adult cancer survivors is evidenced by increased expression of p16INK4a and frailty. Cancer. 2020;126(22).
11. Berry-Stoelzle MA, Mark AC, Kim P, Daly JM. Anxiety-related issues in cancer survivorship. J Patient Cent Res Rev. 2020;7(1):31-8.
12. Liu ZZ, Doege D, Thong MSY, Arndt V. The relationship between posttraumatic growth and health-related quality of life in adult cancer survivors: A systematic review. J Affect Disord. 2020;276:159-68.
13. Seiler A, Jenewein J. Resilience in cancer patients. Front Psychiatry. 2019;10:35.
14. Rock CL, Thomson C, Gansler T, Gapstur SM, McCullough ML, Patel AV, et al. American Cancer Society guideline for diet and physical activity for cancer prevention. CA Cancer J Clin. 2020;70(4):245-71.
15. Greenlee H, Santiago-Torres M, McMillen KK, Ueland K, Haase AM. Helping patients eat better during and beyond cancer treatment. Cancer J. 2019;25(5):320-8.
16. Burden S, Jones DJ, Sremanakova J, Sowerbutts AM, Lal S, Pilling M, et al. Dietary interventions for adult cancer survivors. Cochrane Database of Systematic Reviews. 2019 (11):172.
17. Raber M, Costigan M, Chandra J, Basen-Engquist K. Cooking after cancer: The structure and implementation of a community-based cooking program for cancer survivors. J Cancer Educ. 2020;10.1007/s13187-020-01843-w.
18. Garofolo A, Qiao L, Maia-Lemos PD. Approach to nutrition in cancer patients in the context of the coronavirus disease 2019 (COVID-19) pandemic: Perspectives. Nutr Cancer. 2020;1-9.
19. Molina-Montes E, Salamanca-Fernández E, Garcia-Villanova B, Sánchez MJ. The impact of plant-based dietary patterns on cancer-related outcomes: A rapid review and meta-analysis. Nutrients. 2020;12(7):2010.

CAPÍTULO 11

Cuidados paliativos e integrativos

Kelly Farina da Silva Florence

CONCEITOS E PRINCÍPIOS DE CUIDADOS PALIATIVOS

Segundo dados do último levantamento realizado pelo Instituto Brasileiro de Geografia e Estatística (IBGE), a expectativa de vida no Brasil aumentou em 3 meses e 4 dias entre 2017 e 2018 e agora é de 76,3 anos, 30,8 anos a mais do que a estimativa nos anos 1940. O envelhecimento da população desafia os profissionais da área da saúde e a sociedade como um todo, afinal, é preciso buscar formas de garantir qualidade de vida aos cidadãos, independentemente da idade.[1]

O processo de adoecimento faz com que a vida das pessoas mude drasticamente. Elas experimentam uma grande variedade de questionamentos, incluindo as manifestações do processo de doença (p. ex., sintomas, mudanças funcionais e psicológicas) e o desafio de como se ajustarem e continuarem vivendo nessa nova circunstância. Uma doença geralmente leva a mudanças nos relacionamentos e nos papéis familiares e sociais.[2]

Segundo a definição da Organização Mundial da Saúde (OMS), criada em 1990 e atualizada em 2002, os cuidados paliativos consistem na assistência promovida por uma equipe multidisciplinar, que objetiva a melhoria da qualidade de vida do paciente e seus familiares, diante de uma doença que ameace a vida, por meio da prevenção e do alívio do sofrimento, da identificação precoce, da avaliação impecável e do tratamento da dor e dos demais sintomas físicos, sociais, psicológicos e espirituais.[3]

Originalmente, a atenção dos cuidados paliativos centrava-se em pacientes na fase final da vida. Hoje, considera-se que eles vão além dessa prática: devem estar disponíveis para pacientes e seus familiares durante todo o processo de doença ameaçadora à continuidade da vida e no transcurso do luto.[2]

Os cuidados paliativos devem incluir as investigações necessárias para o melhor entendimento e manejo de complicações e sintomas estressantes relacionados tanto ao tratamento quanto à evolução da doença. Apesar da conotação negativa ou passiva do termo, a abordagem e o tratamento paliativo devem ser eminentemente ativos, principalmente em pacientes portadores de câncer em fase avançada. Considerando a carga devastadora de sintomas físicos, emocionais e psicológicos que se avolumam no paciente com doença terminal, faz-se necessária a adoção precoce de condutas terapêuticas dinâmicas e ativas, respeitando-se os limites do próprio paciente diante de sua situação de incurabilidade. Para isso, devem ser observados os princípios gerais dos cuidados paliativos:[4]

1. Fornecer alívio para a dor e outros sintomas estressantes, como astenia, anorexia, dispneia e outras emergências oncológicas.
2. Reafirmar a vida e a morte como processos naturais.
3. Integrar os aspectos psicológicos, sociais e espirituais ao aspecto clínico de cuidado do paciente.
4. Não apressar ou adiar a morte.
5. Oferecer um sistema de apoio para ajudar a família a lidar com a doença do paciente, em seu próprio ambiente.
6. Oferecer um sistema de suporte para ajudar os pacientes a viverem o mais ativamente possível até sua morte.
7. Usar uma abordagem interdisciplinar para acessar necessidades clínicas e psicossociais dos pacientes e suas famílias, incluindo aconselhamento e suporte ao luto.

Já na pediatria, a OMS, em 1998, definiu algo mais específico em cuidados paliativos: cuidado ativo e total prestado à criança, no contexto de seu corpo, mente e espírito, bem como o suporte oferecido a toda sua família. A OMS diz que o cuidado paliativo deve ser iniciado quando a doença crônica é diagnosticada, devendo caminhar concomitantemente com o tratamento curativo.[5]

Tais especificidades geram a necessidade de cuidados completos e profissionais qualificados. Aos poucos, nota-se que os serviços estão avançando para equipes multidisciplinares e interdisciplinares com capacitação específica na faixa etária infantil, contando com o pediatra.[1]

Segundo Hilmelstein,[6] alguns princípios básicos para o cuidado paliativo infantil devem ser destacados: o cuidado é focado na criança, orientado a toda a família e construído com uma boa relação equipe-família. Cada criança deve ser avaliada individualmente, assim como sua respectiva família, respeitando suas crenças e valores e facilitando a comunicação. Todo esse cuidado deve se estender após a morte, durante o luto familiar. Toda criança que tenha o diagnóstico de uma doença crônica, que ameaça a vida, deve receber cuidados paliativos. O autor classifica essas condições em quatro grandes categorias:

1. Condições nas quais o tratamento curativo é possível, mas pode haver falha terapêutica, como pacientes com doenças oncológicas.
2. Condições que exigem tratamentos longos, com o objetivo de melhorar a qualidade de vida dos pacientes, como a fibrose cística.
3. Doenças sabidamente progressivas, com tratamentos apenas paliativos, como trissomias do 13 e do 18.
4. Condições graves, não reversíveis, mas que implicam muita vulnerabilidade, como as crianças com paralisia cerebral secundária decorrente de sofrimento fetal agudo.[5,6]

AVALIAÇÃO NUTRICIONAL

É importante lembrar que, no paciente oncológico, a qualidade de vida é diretamente influenciada por aspectos nutricionais e de composição corporal.[7]

A avaliação nutricional tem como objetivo classificar o indivíduo conforme o estado nutricional e é capaz de identificar o subconjunto de pacientes com deficiências isoladas ou globais de nutrientes que podem se beneficiar de intervenções nutricionais.[8]

Entre os métodos de avaliação nutricional, não há um considerado padrão-ouro, uma vez que todos possuem limitações e podem ser influenciados por fatores não nutricionais. Nesse caso, é importante que quem for aplicar a ferramenta de avaliação seja bem treinado para minimizar erros de seguimento.[7,9]

A antropometria, principalmente nos pacientes em cuidados paliativos, apresenta algumas desvantagens em razão de frequentes variações do estado de hidratação. Essas alterações podem ser decorrentes de desequilíbrios eletrolíticos, hipoalbuminemia, presença de edema, linfedema, ascite, uso de medicamentos como corticosteroides, ou ainda das alterações corporais provocadas pela presença de metástases e do crescimento tumoral extenso.[7]

No Consenso Nacional de Nutrição Oncológica do Instituto Nacional de Câncer (Inca), recomenda-se para os pacientes oncológicos em cuidados paliativos o uso da avaliação subjetiva global produzida pelo próprio paciente (ASG-PPP) no momento da admissão hospitalar, ambulatorial ou domiciliar. Para complementar a avaliação nutricional e monitorar o estado nutricional, preconiza-se a anamnese nutricional, compreendendo dados clínicos e dietéticos, e a avaliação dos sinais e sintomas apresentados.[7,9]

Salienta-se que a avaliação de pacientes com expectativa de vida maior que 90 dias também deve ser complementada por dados antropométricos e laboratoriais, como albumina e proteína C-reativa (dependendo das condições clínicas do paciente e da disponibilidade de equipamentos e exames). Já nos pacientes em cuidados ao fim da vida, a avaliação nutricional restringe-se à anamnese nutricional, com o objetivo de promover alívio dos sintomas e conforto. Qualquer instrumento que possa gerar desconforto físico ou emocional deve ser evitado nessa fase.[7,9]

Estima-se que a desnutrição energético-proteica na criança com câncer ocorra em de 8 a 60% dos pacientes. Em cuidados paliativos, a desnutrição também está presente, sendo associada a pior qualidade de vida.[7]

Na pediatria, a recomendação para o paciente em cuidado paliativo é para que seja avaliado diariamente, sempre que necessário, de acordo com o histórico da doença e o aparecimento ou agravamento dos sintomas. Para tanto, é importante conhecer sua condição clínica atual.[7]

A avaliação nutricional da criança e do adolescente no fim da vida é baseada na presença de sinais e sintomas gastrointestinais, no nível de consciência e no estado de hidratação. Esse parâmetro, por sua vez, deve servir como instrumento para adequação da dieta prescrita.[7,8]

CAQUEXIA

Estima-se que a caquexia esteja presente em cerca de 2% da população geral. Em pacientes com câncer, sua prevalência é de aproximadamente 80%, aparecendo mais frequentemente nos estágios avançados da doença.[8]

A caquexia é raramente identificada ou diagnosticada e, ainda com menor frequência, tratada. Trata-se nitidamente de uma síndrome sistêmica na qual a inflamação desempenha papel de grande relevância, afetando o metabolismo intermediário e o eixo neuroimunoendócrino.[9]

A caquexia cancerosa foi definida como uma síndrome multifatorial que tem uma perda contínua de massa muscular esquelética (com ou sem perda de massa gorda) que não pode ser totalmente revertida pelo suporte nutricional convencional e leva ao comprometimento funcional progressivo. O critério diagnóstico acordado para caquexia foi perda de peso maior que 5% ou perda de peso maior que 2% em indivíduos que já apresentavam depleção de acordo com o peso corporal atual e altura (índice de massa corporal [IMC] < 20 kg/m²) ou massa muscular esquelética (sarcopenia). A síndrome de caquexia pode se desenvolver progressivamente em vários estágios – pré-caquexia para caquexia e caquexia refratária.[10]

As manifestações clínicas da síndrome incluem: anorexia, alterações no paladar, astenia, fadiga, exacerbada perda de peso involuntária (massa gorda e magra), perda da imunocompetência, perda de habilidades motoras e físicas, apatia, desequilíbrio iônico, anemia, náuseas e grandes alterações no metabolismo de proteínas, carboidratos e lipídios.[9]

As ferramentas de avaliação nutricional devem ser sensíveis e específicas o suficiente para refletir fielmente o grau de desnutrição durante a doença desde o diagnóstico até a remissão ou cura. Essas devem ainda ser capazes de aferir a eficácia da terapia nutricional realizada. Devem ser combinadas à cuidadosa avaliação do estado funcional e da qualidade de vida, de modo que o manejo nutricional possa ser corretamente adaptado às reais necessidades do paciente. Também ainda não estão bem definidas quais dessas ferramentas são aplicáveis para pacientes com pré-caquexia ou com caquexia.[9]

O tratamento da pré-caquexia é a monitoração e intervenção preventiva, visando evitar a evolução para a caquexia. No segundo estágio, é necessário um tratamento multimodal, que envolve não só a terapia nutricional, mas também terapia medicamentosa, uma vez que as estratégias nutricionais isoladas não são suficientes para reverter a caquexia. Na caquexia refrataria, muitas vezes observadas em pacientes em cuidados paliativos em razão da evolução da doença, o tratamento prioriza o alívio dos sintomas e o suporte psicossocial, considerando uma discussão ética sobre a necessidade de terapia nutricional, já que tal estágio não é revertido.[11]

NECESSIDADES NUTRICIONAIS

A nutrição possui papel preventivo, buscando assegurar as necessidades nutricionais na tentativa de preservar o peso e a composição corporal e retardar o desenvolvimento da caquexia. Além disso, auxilia o controle de sintomas e a manutenção da hidratação satisfatória e atua ressignificando o alimento, possibilitando a redução da ansiedade e o aumento da autoestima e do prazer.[7]

Os objetivos do suporte nutricional em cuidados paliativos variam à medida que a doença evolui, devendo ser reavaliados periodicamente. As estratégias de tratamento e seus benefícios nesse estágio ainda são motivo de discussões entre os profissionais da equipe interdisciplinar, principalmente em razão da falta de consenso da literatura quanto ao uso do termo cuidado paliativo, empregado por alguns autores como sinônimo de cuidados terminais e por outros como cuidados de fim da vida.[7]

Nosso papel como nutricionistas é auxiliar na evolução favorável do paciente. Mesmo frequentemente nos deparando com verdadeiros impasses em relação à conduta dietoterápica, é uma discussão necessária que envolve comunicação com os familiares e o paciente, valores morais e ética profissional.[8]

Segundo Bosaeus,[7] aproximadamente 48% dos pacientes em cuidados paliativos são hipermetabólicos. Apesar disso, sugere-se que mesmo nesses pacientes o gasto energético total pode estar inalterado pela redução significativa da atividade física diária nessa fase da doença.[7]

É preconizado para os pacientes com câncer em cuidados paliativos de 25 a 35 kcal/kg ao dia e de 1 a 1,5 g de proteína/kg ao dia. Na fase de cuidados ao fim da vida, as necessidades calóricas e proteicas não estão estabelecidas, pois serão ofertadas de acordo com a aceitação e a tolerância do paciente, com foco prioritário na promoção de conforto.[7]

O planejamento nutricional realizado não garante a ingestão ou a administração de todo o aporte prescrito. É preciso respeitar a tolerância e a aceitação do paciente. Salienta-se que a presença de sintomas do trato gastrointestinal (TGI) é muito frequente, fato que geralmente dificulta a oferta das necessidades nutricionais. A necessidade hídrica basal no adulto é de 30 a 35 mL/kg ao dia e, no idoso, é de 25 mL/kg, considerando que pode variar de acordo com a sintomatologia apresentada e a tolerância do paciente. A maior parte dos pacientes em cuidados ao fim da vida requer quantidades mínimas de água e alimento para saciar a fome e a sede, sendo a indicação hídrica preconizada de 500 a 1.000 mL ao dia. Assim, a oferta de líquidos nessa fase deve restringir-se à aceitação e à sintomatologia do paciente.[7]

A quantidade ideal de calorias ou nutrientes e o volume adequado de líquidos para pacientes pediátricos em cuidados paliativos são questões em debate perene. Nesse contexto, a alimentação pode envolver carinho e afeto, acima do atendimento às recomendações nutricionais. As recomendações de calorias e proteínas adotadas para crianças e adolescentes em cuidados paliativos devem ser baseadas nas estabelecidas para pacientes pediátricos oncológicos, adaptando-as conforme a sintomatologia apresentada.[12]

A prescrição dietética, além de fornecer as necessidades nutricionais, deve, principalmente, oferecer prazer e conforto, melhorando a qualidade de vida dos pacientes em cuidados paliativos.[12]

TERAPIA NUTRICIONAL

A tomada de decisão para definir a terapia nutricional (TN) deve considerar estado nutricional, ingestão alimentar e expectativa de vida, além de envolver o paciente, a família e a equipe multiprofissional. A TN engloba suplemento nutricional oral, nutrição enteral e parenteral, e pode ser administrada em cuidado paliativo com potencial aumento de sobrevida e qualidade de vida em pacientes específicos. No final de vida, ela não deve ser utilizada, pela ausência de benefícios nesses pacientes. A decisão sobre a TN ainda considera os aspectos sociais, psicológicos, espirituais e culturais do paciente. Os objetivos da TN em cuidados paliativos mudam conforme a doença avança e a condição clínica do paciente se altera, devendo ser reavaliados periodicamente, de modo que a tomada de decisão deve ser baseada no prognóstico do paciente. No caso de expectativa de sobrevida maior que 6 meses, a terapia nutricional baseia-se em garantir ingestão calórico-proteica adequada, diminuição dos distúrbios metabólicos e manutenção de um estado adequado de desempenho e qualidade de vida.[13]

No fim da vida, além da ausência de benefícios no uso da TN, existem efeitos adversos que inviabilizam seu uso nesses pacientes. Os eventos adversos associados à nutrição enteral incluem dor e sangramento no local de inserção do tubo, obstrução de sonda, diarreia, constipação, aspiração de vias aéreas superiores, deficiências eletrolíticas, hiperglicemia, síndrome de realimentação e síndrome de *dumping*.[13]

Já a nutrição parenteral está associada a muitas complicações, como sepse, hipoglicemia, hiperglicemia, disfunção hepática, anormalidades eletrolíticas, sobrecarga de volume e colecistite. Na fase final da vida, em pacientes com câncer avançado, estado vegetativo permanente e mínima qualidade de vida, o recomendado seria priorizar a alimentação por via oral, dando conforto ao paciente.[13]

Na pediatria, da mesma forma que para adultos e idosos, faz-se necessária a avaliação constante dos riscos e benefícios individuais. Quando administrada, deve ser feita de forma segura e eficaz, tornando-se importante a presença da equipe multidisciplinar com consequente redução das deficiências nutricionais, de complicações e de custos.[12]

Em cuidados paliativos, a terapia nutricional deve ter como primeiro objetivo aumentar a qualidade de vida do paciente, minimizando os sintomas relacionados à nutrição, devendo interagir com as consequências psicológicas e sociais, resultantes dos problemas relacionados à alimentação, dos pacientes e seus familiares.[12]

A terapia nutricional está indicada na presença de inapetência e anorexia, com o intuito de complementar as necessidades nutricionais, promover melhora da condição clínica e nutricional e da qualidade de vida. Está contraindicada quando o potencial de risco é maior que o benefício ou quando gera algum tipo de desconforto. Em pacientes no fim da vida, raramente está indicada. Sempre que possível, a dieta via oral deve ser a preferencial, desde que o TGI esteja íntegro, o paciente apresente condição clínica para realizá-la e assim o deseje.[12]

Ainda se discute o uso da terapia nutricional parenteral em pacientes pediátricos em cuidados paliativos e não há evidências para sua recomendação, principalmente na fase do fim da vida, somente em algumas situações de obstruções intestinais irreversíveis, presença de fístulas intestinais, vômitos intratáveis, TGI não funcional e impossibilidade de ingestão por via oral, e, desde que contribua para melhor qualidade de vida e expectativa de sobrevida considerável, a nutrição parenteral pode ser considerada.[12]

BIOÉTICA E RESOLUÇÕES

Historicamente, os profissionais da saúde foram formados com a ideia de que havia necessidade de fazer todo esforço terapêutico pela cura de um paciente. Entretanto, o processo de morrer e a morte sempre estiveram presentes e havia muita confusão com os limites terapêuticos e objetivos da assistência nessa fase. Com o entendimento cada vez maior do fim de vida e dos diagnósticos instalados, como a terminalidade e o processo ativo de morte, estabeleceu-se o conceito de adequação do esforço terapêutico. A adequação do esforço terapêutico é definida pelo entendimento das necessidades de um paciente em relação ao momento em que ele se encontra na curva de determinada doença, permitindo intervenções proporcionais e que tenham o objetivo de melhora da qualidade de vida. Ou seja, não se trata de retirar terapêuticas úteis, mas de evitar a introdução e não permitir a manutenção de terapêuticas fúteis.[1]

Na fase terminal de enfermidades graves e incuráveis, é permitido ao médico limitar ou suspender procedimentos e tratamentos que prolonguem a vida do paciente, garantindo-lhe os cuidados necessários para aliviar os sintomas que levam ao sofrimento, na perspectiva de uma assistência integral, respeitada a vontade do paciente ou seu representante legal. A determinação foi publicada no *Diário Oficial da União* de 23 de novembro de 2018 e dispõe sobre as diretrizes para a organização dos cuidados paliativos no âmbito do Sistema Único de Saúde (SUS).[1]

Cuidados paliativos consistem na assistência promovida por uma equipe multidisciplinar, que objetiva a melhora da qualidade de vida do paciente e seus familiares, diante de uma doença que ameace a vida, por meio da prevenção e alívio do sofrimento, da identificação precoce, avaliação impecável e tratamento da dor e demais sintomas físicos, sociais, psicológicos e espirituais. Dessa maneira, o documento estabelece que é elegível para cuidados paliativos toda pessoa afetada por uma doença, aguda ou crônica, que ameace a vida, a partir do diagnóstico dessa condição.[1]

Enquanto a eutanásia é a atitude que tem o objetivo de promover a morte de uma pessoa em sofrimento, os cuidados paliativos compreendem a morte como parte da vida e visam a proporcionar qualidade de vida diante de doenças potencialmente fatais, por meio do alívio de sintomas desagradáveis. Nos cuidados paliativos, promove-se a ortotanásia e evita-se a distanásia. Cabe ressaltar ainda que a eutanásia não é permitida no Brasil.[1]

CUIDADOS DE FIM DE VIDA – HIDRATAÇÃO E ALIMENTAÇÃO

O câncer avançado está frequentemente associado às síndromes de anorexia e caquexia, redução da capacidade funcional e desequilíbrios, promovendo ainda mais anorexia, fadiga e catabolismo.[13]

Cuidados ao fim da vida são uma parte importante dos cuidados paliativos, e se referem à assistência que a pessoa deve receber durante a última etapa de sua vida, a partir do momento em que fica claro que ela se encontra em estado de declínio progressivo e inexorável, aproximando-se da morte. Esses cuidados objetivam propiciar:[2]

- Morte segura e confortável – promovendo qualidade de vida durante os últimos meses do paciente e garantindo que ele morra da melhor forma possível.
- Autodeterminação no gerenciamento do processo de morrer – facilitando a resolução de pendências.
- Luto eficaz – auxiliando pacientes e familiares a lidarem com perdas e sofrimento e ajudando as famílias a se reorganizarem após a morte do ente querido.

Diante de um paciente no fim de sua vida, devemos priorizar seu conforto e garantir a troca de afeto, por meio de pequenas porções de alimento, do toque, de uma palavra amiga ou de um silêncio acolhedor. Uma vez que alimento é vida, pessoas morrendo precisam cada vez menos dele. Nos dias finais, eles podem aceitar apenas líquidos e, por fim, recusar tudo. Essa fase é muito angustiante para os familiares. É necessário saber que a desidratação dessa fase não causa sofrimento. Estudos demonstram que a maioria dos pacientes terminais recebendo o mínimo de nutrição não apresenta sensações de fome ou sede. O desconforto ocorre, no entanto, quando os pacientes comem para agradar seus familiares.[9]

Sensações de sede ou fome podem ser aliviadas com pequenas quantidades de sucos, alimentos ou até mesmo higiene oral. Caso haja sintomas relacionados à desidratação (xerostomia, confusão mental), o uso da hidratação subcutânea pode oferecer alívio do sintoma com o mínimo de desconforto.[9]

No paciente em fim de vida, a sensação de xerostomia está associada a vários fatores, como efeitos colaterais de medicações, oxigenioterapia, ansiedade, depressão e respiração oral. Em decorrência disso, medidas locais de higiene e umidificação oral podem ser tomadas. Como no cuidado nutricional, a hidratação não apresenta evidências de melhora da qualidade de vida e sobrevida nesses casos.[13]

A ingestão de alimentos e de líquidos normalmente diminui no estágio terminal de uma doença, e o paciente não deve ser forçado a receber alimentação e hidratação. A terapia de hidratação intravenosa em pacientes terminais aumenta os fluidos gastrointestinais, levando a vômitos e à necessidade de sonda nasogástrica de alívio, distúrbios respiratórios com sufocamento e sensação de afogamento, resultado da retenção de fluidos nos pulmões, edema periférico e aumento da produção urinária, com necessidade de cateterização. Todos esses fatores causam desconforto agudo em pacientes próximos da morte e estresse nos familiares que estão acompanhando esse processo.[8]

Sintomas como sede e fome geralmente não são experimentados por pacientes terminais e, se existirem, podem se resolver em curto período ou podem ser manejados de maneira efetiva, molhando os lábios com água ou lascas de gelo, não havendo necessidade de administrar dieta. A desidratação pode causar problemas que exacerbam o sofrimento dos pacientes, como confusão e insuficiência renal, resultando em acúmulo de metabólitos ativos das drogas em uso.[8]

Entretanto, particularmente em pacientes próximos da morte, a desidratação resulta em um alívio da sensação de afogamento e de sufocamento, diminuindo a tosse, além de reduzir a necessidade de cateterização pela menor produção urinária e da quantidade de secreções gastrointestinais.[8]

Em estudo observacional prospectivo multicêntrico que acompanhou 371 pacientes com expectativa de morte observando a ingestão de líquidos e uso de opioides, concluiu-se que a maior quantidade de ingestão de líquidos entre 25 e 48 horas antes da morte pode estar associada à ocorrência de inquietação terminal durante as últimas 24 horas de vida. Esses resultados sugerem que fornecer fluido artificial para pacientes terminais pode não ser benéfico.[14]

Já os pacientes pediátricos em terminalidade necessitam, para adequada hidratação, de quantidades muito menores de água que indivíduos saudáveis. Em geral, não apresentam sensação de fome ou sede e sentem-se satisfeitos com pequenas quantidades de alimento e fluidos ou até mesmo com os cuidados de higienização e umidificação da cavidade oral.[7,8]

REFERÊNCIAS BIBLIOGRÁFICAS

1. Academia Nacional de Cuidados Paliativos (ANCP). Atlas dos cuidados paliativos no Brasil 2019. São Paulo: ANCP; 2020.
2. Sociedade Brasileira de Geriatria e Gerontologia (SBGG). Vamos falar de cuidados paliativos. Rio de Janeiro: SBGG; 2015.
3. World Health Organization (WHO). National cancer control programmes: Policies and managerial guidelines. 2 ed. Geneva: WHO; 2002.
4. Instituto Nacional de Câncer José Alencar Gomes da Silva (Inca). Cuidados paliativos. 2020. Disponível em: https://www.inca.gov.br/controle-do-cancer-do-colo-do-utero/acoes-de-controle/cuidados-paliativos (acesso 5 ago 2020).
5. Valadares, MTM, Mota JAC, Oliveira BM. Cuidados paliativos em pediatria: uma revisão. Rev Bioétic. 2013;21(3):486-93.
6. Himelstein BP. Palliative care for infants, children, adolescents and their families. J Palliat Med. 2006;9(1):163-81.
7. Instituto Nacional de Câncer José Alencar Gomes da Silva (Inca). Consenso Nacional de Nutrição Oncológica. 2 ed. Rio de Janeiro: Inca; 2015.
8. Academia Nacional de Cuidados Paliativos (ANCP). Manual de cuidados paliativos. 2 ed. São Paulo: ANCP; 2012.
9. Associação Brasileira de Cuidados Paliativos. Consenso Brasileiro de Caquexia e Anorexia em Cuidados Paliativos. Rev Bras Cuidados Paliativos. 2011;3(Supl.1):3-42.
10. Fearon K, Strasser F, Anker SD, Bosaeus I, Bruera E, Fainsinger RL, et al. Definition and classification of cancer cachexia: An international consensus. Lancet Oncol. 2011;12(5):489-95.
11. Silva ACL, Hirose EY, Kikuchi ST. Nutrionco – Manual prático de assistência nutricional ao paciente oncológico adulto e pediátrico: Rio de Janeiro: Atheneu; 2020.
12. Instituto Nacional de Câncer José Alencar Gomes da Silva (Inca). Consenso Nacional de Nutrição Oncológica. Paciente Pediátrico Oncológico. Rio de Janeiro: Inca; 2014.
13. Sociedade Brasileira de Nutrição Parenteral e Enteral (SBNPE). Diretriz Braspen de Terapia Nutricional no Paciente com Câncer e Braspen recomenda: Indicadores de Qualidade em Terapia Nutricional. Suplemento Diretrizes. São Paulo: SBNPE; 2019.
14. Lokker ME, van der Heide A, Oldenmenger WH, van der Rijt CCD, van Zuylen L. Hydration and symptoms in the last days of life. BMJ Support Palliat Care. 2019;0:1-9.

CAPÍTULO 12

Gastronomia em oncologia

Vivian Cristina de Menezes Augustini
Camila Dias Barbosa

INTRODUÇÃO

Alimentos e bebidas possuem papel importante na definição da identidade de grupos e sociedade, bem como no relacionamento entre os indivíduos e o contexto social.[1]

A alimentação satisfaz aspectos emocionais, psicológicos e motivacionais e a experiência pode ser positiva ou não, dependendo de como se desenvolve. A associação entre alimentação, dietética e saúde é descrita como recurso terapêutico desde a Antiguidade.[2]

Sabor e odor são características importantes que motivam pessoas a comer. Esse ato tão natural pode ser abalado em determinadas condições. Algumas doenças podem fazer com que hábitos e preferências alimentares precisem ser adaptados, o que torna o momento de se alimentar difícil, constrangedor e até mesmo doloroso.[3]

Com frequência relata-se baixa aceitação da dieta por pacientes internados, podendo estar relacionada à doença atual, hábitos alimentares ou insatisfação com as preparações oferecidas.[4]

A desnutrição é frequentemente observada em indivíduos com câncer. No paciente adulto normalmente ocorre por contínua e inadequada ingestão, aumento das necessidades e por prejuízos na absorção e/ou utilização de nutrientes,[5] em decorrência, por exemplo, de vômitos e diarreia.

O comprometimento do estado nutricional associa-se à diminuição da resposta ao tratamento específico e à qualidade de vida, com maiores riscos de infecção pós-operatória e aumento na morbidade e mortalidade.[6]

A avaliação nutricional e a prescrição dietética adequadas e individualizadas são indispensáveis para um tratamento clínico bem-sucedido.

O profissional nutricionista tem um papel importante, pois pode interferir no tratamento da doença e seus efeitos colaterais de maneira simples, possibilitando a educação nutricional aos pacientes a fim de melhorar a qualidade de vida.[3]

Os hospitais vêm percebendo a necessidade de expandir seus serviços a fim de que os pacientes sintam-se cada vez menos pacientes e mais clientes.[2]

Dessa forma, estão ampliando a oferta de produtos e introduzindo novos conceitos à alimentação hospitalar no que diz respeito às características sensoriais (cor, sabor, textura, aroma), respeitando intolerâncias, alergias e preferências alimentares (origem, cultura, hábitos e costumes) e inovando no cardápio. Assim, proporciona-se um diferencial no atendimento e o encantamento do cliente por intermédio da gastronomia.[7]

A gastronomia é o conhecimento fundamentado de tudo o que se refere ao homem, na medida em que se alimenta, com o intuito de mantê-lo saudável por meio da melhor alimentação possível, qualitativa e quantitativamente.[8]

Enquanto o nutricionista cuida da adequação da prescrição dietética, que deve ser feita com base nas restrições relacionadas a cada doença, a gastronomia cuida da forma como o alimento é preparado, buscando dar refinamento à alimentação.[9]

Gastronomia e nutrição são conceitos diferentes, embora complementares. Além disso, entende-se que a nutrição hospitalar necessita da gastronomia e é por meio dessa união que nasce a gastronomia hospitalar.[10]

GASTRONOMIA HOSPITALAR

Há algum tempo, o conceito de "comida de hospital" vem mudando e isso deve-se à introdução da gastronomia no ambiente hospitalar. Dessa forma, é possível oferecer não só uma refeição que atenda às necessidades nutricionais do paciente, mas também alimentos mais saborosos e atrativos que favorecem a aceitação e colaboram para a manutenção ou recuperação do estado nutricional.[2]

A dieta hospitalar também é importante por atenuar o sofrimento gerado durante a internação, quando o indivíduo está separado de suas atividades e papéis desempenhados na família, na comunidade e nas relações de trabalho, além de encontrar-se ansioso em decorrência do adoecimento e dos procedimentos hospitalares.[8]

Torna-se necessário buscar formas de adequar o serviço de nutrição ao paciente e, dessa maneira, atender às individualidades e conduzir as rotinas hospitalares o mais próximo possível do cotidiano doméstico.[10]

A individualização do cuidado nutricional e o atendimento a pedidos especiais, de acordo com o desejo do paciente, seja durante a internação ou durante um atendimento ambulatorial, é de extrema importância para que o paciente se sinta acolhido e tenha uma boa experiência com a alimentação, que acaba sendo bastante dificultada pelos efeitos colaterais do tratamento.

Não basta adequar a composição nutricional da dieta; para que a terapia nutricional tenha sucesso, é necessário que o paciente seja nutrido, ou seja, o alimento precisa ser ingerido. A utilização de bases gastronômicas garante boa apresentação por meio de cortes e finalização, além de preparações mais saborosas e aromáticas.[6] Dentre elas estão os fundos e caldos, os cortes diferenciados e as combinações de ervas utilizadas para a aromatização das preparações.

Os fundos e caldos são preparações líquidas, aromáticas, que podem ser claras ou escuras e ligeiramente concentradas, produzidas a partir de ingredientes que darão característica básica ao molho, como carnes, aves, peixes e hortaliças e por ingredientes que compõem a guarnição aromática, como é o caso das ervas, cebola e alho.

Após o cozimento prolongado, o caldo absorve as partes solúveis dos ingredientes utilizados e, após coados, podem ser usados como base para sopas, molhos e risotos para agregarem sabor à preparação.

Para a produção de molhos, os caldos podem ser usados como base e para engrossá-los existem vários tipos de espessantes, sendo os mais comuns o amido de milho ou uma mistura feita de farinha de trigo e manteiga, denominada *roux*.

Os molhos são líquidos servidos frios, quentes, com ou sem pedaços e usados para dar sabor, umidade, melhorar a textura e complementar a apresentação das preparações.

Os cortes também são coadjuvantes na apresentação. Existem diversos tipos de cortes, que, se realizados de forma adequada e variada, podem dar um toque especial ao prato, evitando que todas as preparações tenham a mesma aparência.

As ervas temperam e aromatizam os caldos e fundos e também são usadas como decoração. Possuem sabor peculiar e devem ser usadas com cautela.

A mistura de alguns ingredientes como legumes, ervas e especiarias recebe o nome de agente aromático. As combinações clássicas são *mirepoix*, *bouquet garni*, *sachet d'épices*, cebola *piquée*, cebola *brûlée* e *martignon*. Podem ser usados durante o cozimento e retirados após liberarem o sabor desejado às preparações.

A utilização adequada dos aromatizantes é uma opção para melhorar a ingestão de pacientes com inapetência ou alteração de paladar.[6]

Apesar de as ervas melhorarem a palatabilidade das preparações, alguns pacientes ficam intolerantes a esses temperos, assim como ao alho e ao sal, sendo necessário produzir as refeições separadamente.

Pacientes submetidos a tratamentos como quimioterapia e radioterapia relatam alteração na percepção do sabor. As estimativas de prevalência variam de 16 a 70% no primeiro ciclo e 50 a 70% no último ciclo.[10]

Os efeitos adversos relatados com maior frequência no tratamento oncológico são as alterações de paladar com gosto metálico e aumento da percepção do sabor doce dos alimentos.[6] O uso de ervas e especiarias nas preparações, a utilização de utensílios plásticos e a ingestão de alimentos frios ou congelados, doces e azedos auxiliam na amenização do gosto metálico.[10]

A percepção do paladar é mediada por células receptoras nas papilas gustativas e a saliva desempenha um papel fundamental. A percepção do cheiro também é estimulada por sinalização química, em que a combinação de cheiro e paladar cria a percepção do sabor. As modalidades básicas de sabor incluem doce, azedo, salgado, amargo e umami (o sabor de alimentos ricos em proteínas) e, possivelmente, sabores gordurosos e metálicos.[10]

O umami, ou quinto gosto, foi reconhecido cientificamente no ano 2000 e as principais substâncias responsáveis por esse sabor são o aminoácido ácido glutâmico e os nucleotídeos iosinato e guanilato.[11]

O ácido glutâmico está presente naturalmente em alguns alimentos como as carnes, aves, frutos do mar, leite e vegetais, como o cogumelo.[12]

O glutamato monossódico é um aditivo alimentar derivado do ácido glutâmico, cujo uso é amplamente discutido. Pode ser usado nas preparações, porém para conferir o sabor umami não precisamos usá-lo na forma isolada. As bases gastronômicas podem auxiliar com a utilização de caldos de carnes e aves ou com o próprio cogumelo sendo capaz de oferecer a mesma sensação de sabor.

Os alimentos umamis podem ser combinados entre si. Como exemplo podemos citar o tomate e a carne do molho à bolonhesa, servido com o queijo parmesão na macarronada, a fim de intensificar o quinto gosto.

O umami dura mais tempo na boca que qualquer outro sabor básico e, como resultado, estimula a produção de uma quantidade maior de saliva,[11] que é muito importante para a percepção do paladar e pode melhorar a ingestão alimentar do paciente oncológico.

A apresentação da refeição também pode influenciar na aceitação do paciente. A escolha de um prato de louça impacta muito mais que uma refeição servida em uma embalagem descartável,[8] embora a utilização desta seja necessária em algumas situações.

A fita filme para vedação do prato, além de prejudicar a apresentação, concentra os aromas dos alimentos, piorando sintomas como enjoo e náusea quando o mesmo é destampado, sendo mais indicado o uso de cloches com furo central.[10]

Muitas vezes o paciente encontra-se extremamente inapetente durante a internação ou atendimento ambulatorial e, em um dado momento, recebe uma preparação com a qual consegue se alimentar e o sabor ainda o surpreende. Além de haver a possibilidade de se tornar um item fixo em algumas refeições, o serviço de alimentação pode disponilbilizar a receita para que ele possa repetir a experiência e melhorar seu consumo alimentar em casa, onde também pode estar tendo dificuldades para se alimentar.

Alguns pacientes podem recusar a alimentação por acharem exagerada a quantidade de comida oferecida. Nesses casos, pode-se utilizar uma técnica de gastronomia chamada de *finger food*, em que as preparações são oferecidas em porções menores, dando a sensação ao paciente de que é possível tentar se alimentar.[6]

O conceito da gastronomia é desfrutar o melhor do alimento, desde a preparação até a entrega, utilizando sempre produtos frescos e muitas vezes receitas simples, mas de grande valor e significado. Esse foi o tempero que mudou a dietoterapia hospitalar, enchendo de vida o momento da alimentação dos pacientes.[4]

CARDÁPIOS DE ESCOLHA E *COMFORT FOOD*

O objetivo da implantação da gastronomia hospitalar é proporcionar refeições que atendam às dificuldades clínicas que podem influenciar negativamente na alimentação dos pacientes, assim como suas preferências alimentares, que são definidas por situações culturais, financeiras, religiosas e até mesmo pela faixa etária dos indivíduos. Para isso, não há necessidade de servir pratos caros e glamurosos; o cardápio é o ponto de partida de um processo que poderá ser ou não bem-sucedido.[6]

Dessa forma, para que a gastronomia hospitalar consiga contribuir para a melhora da aceitação alimentar de pacientes, é necessário programar um cardápio por meio do qual se consiga atender à maioria das preferências e hábitos dos pacientes.

O cardápio de opções é uma ótima alternativa nesse sentido, pois é possível que o paciente escolha as preparações que mais o agradam entre todas as disponíveis no dia. Isso também facilita muito para o planejamento da cozinha do serviço de alimentação, pois canaliza seus esforços para a produção e apresentação dos itens do cardápio do dia.

Durante a implantação de um cardápio, são elaboradas fichas técnicas para padronizar ingredientes, modo de preparo, equipamentos e utensílios utilizados para cada receita e, após a finalização, as preparações são degustadas por uma equipe técnica. Esses processos garantem uma padronização da refeição servida ao paciente.

Os resultados de um estudo de 2019 sobre os hábitos alimentares durante o tratamento do câncer infantil concluíram sobre a importância crucial de considerar os múltiplos aspectos do paciente ao desenvolver a avaliação e a intervenção nutricional incluindo a doença, fase de tratamento e preferências alimentares. Portanto, os pacientes poderiam se beneficiar de uma orientação nutricional simples para melhorar seus hábitos alimentares, o que poderia contribuir para uma redução do risco de ganho de peso não saudável e mortalidade prematura durante o tratamento. Uma melhor compreensão das percepções dos pais e responsáveis poderia ajudar os profissionais de saúde a personalizar sua abordagem em oncologia pediátrica.[13]

Tendo em vista as preferências de algumas preparações específicas, como lanches, outra opção é oferecer um cardápio diferenciado, com variadas opções de sanduiches, salgados, frutas, sobremesas e sucos para atender aos paladares mais afetados e garantir o consumo de algum alimento.

Apesar de o cardápio de opções oferecer uma maior variedade de preparações, ainda podem ser insuficientes quando se fala de hábitos culturais, principalmente tratando-se de hospitais que recebem pacientes de diversas regiões do Brasil.

É muito comum pacientes oncológicos com inapetência sentirem desejos repentinos de determinadas preparações que fogem completamente do padrão de cardápio.

Nos dois casos citados, o acolhimento dos chamados pedidos especiais é de extrema importância. Alguns alimentos podem trazer conforto aos pacientes; são chamados de *comfort food,* pois trazem memórias de lugares, pessoas e épocas felizes, garantindo maior qualidade de vida por meio da alimentação.

Mesmo diante de todas essas possibilidades, é possível que o paciente ainda não consiga aceitar a alimentação do hospital; nesses casos, após todas as tentativas de resgatar a aceitação do paciente, libera-se a autorização para o consumo de alimentos externos, quando algum familiar traz de casa a refeição que será oferecida, trazendo o conceito de *comfort food.* Esse é o último recurso, pois é muito importante oferecer uma refeição segura, principalmente quando se trata de pacientes oncológicos que podem estar imunossuprimidos.

A aquisição de equipamentos modernos, reformulação de processos e espaços para a produção de alimentos são importantes para garantir a qualidade e a segurança dos alimentos oferecidos. Porém, quando se fala em *comfort food,* não há um padrão a ser seguido: serão despertadas sensações diferentes em cada indivíduo, pois estarão relacionadas às experiências de vida.[6]

OFICINAS CULINÁRIAS

As oficinas culinárias são utilizadas como estratégia para tratamento e terapia nutricional de pacientes oncológicos, no qual estudos têm mostrado diversos benefícios de uma dieta equilibrada e variada em nutrientes para esses pacientes. Essa dinâmica tem como objetivos auxiliar na melhora da alimentação desses pacientes e incentivar o consumo de alimentos nutritivos e funcionais, o que permite ensinar práticas alimentares saudáveis de forma didática e prazerosa.[14]

A gastronomia hospitalar participa da terapêutica agregando prazer ao valor nutricional do alimento. O foco no preparo, montagem e finalização do produto (sabor) é primordial, assim como a utilização de ingredientes que harmonizam beleza e sabor com objetivo de trazer e melhorar empatia, contando com preparações atraentes aos olhos, não esquecendo da estratégia para a educação alimentar e nutricional desse público-alvo.[15]

As oficinas são planejadas e executadas pela apresentação de receitas que podem ser replicadas no cotidiano, com a utilização de alimentos funcionais ou não, em ações dinâmicas e interativas.[15]

Sendo assim, as propostas educativas na área de alimentação e nutrição vêm para estimular ainda mais o consumo de alimentos nutritivos. A educação nutricional cada vez mais vem ocupando papel de destaque nas políticas e programas de educação em saúde.[16]

As oficinas também promovem conhecimento e permitem a troca de experiências sobre alimentação e nutrição entre profissionais da saúde e pacientes, auxiliando na desmistificação de crenças e tabus e aumentando a palatabilidade dos alimentos ou preparações.[14]

Uma vez definidos o público-alvo e os locais das oficinas, é necessário verificar as receitas e sua funcionalidade. Em sua grande maioria são utilizadas receitas simples, mas que são de grande valor e significado.

As oficinas podem ser realizadas por demonstração prática, com a participação de pacientes, ou apenas na forma de apresentação de preparações já prontas acompanhadas da receita.

Ambos os tipos de oficinas precisam de um planejamento antecipado para a compra dos ingredientes, assim como uma organização para o preparo das receitas em que toda a equipe do serviço de alimentação está envolvida.

As receitas escolhidas são testadas e degustadas para avaliação do sabor e apresentação. Avalia-se também a viabilidade da receita por definições do processo produtivo, prazo de validade e forma de porcionamento e distribuição.

No caso das oficinas em que são apresentadas as receitas já prontas, as embalagens das preparações são decoradas de acordo com o tema da oficina e utilizadas filipetas com os ingredientes, modo de preparo da receita e orientações sobre o tema. São exemplos delas as oficinas do Outubro Rosa e Novembro Azul, que têm por objetivo abordar a importância sobre a prevenção do câncer de mama e de próstata.

No dia do evento, a entrega é feita em alguma refeição do paciente ou por meio de abordagens dos nutricionistas em salas de espera, onde explicam o objetivo da oficina, as características da receita e seus benefícios.

Ao longo do ano há diversas possibilidades de realização de oficinas, cada uma com um foco diferente, mas todas com o objetivo de promover a saúde de forma diferenciada, simples e criativa.

REFERÊNCIAS BIBLIOGRÁFICAS

1. Cabral JV, Oliveira FH, Shinohara NK. A gastronomia hospitalar como ferramenta de bem-estar ao paciente. Hig Aliment. 2015; 29(250/251):167-71.
2. Jorge AL. História e evolução da gastronomia hospitalar. Nutrição em Pauta. 2005;70:6-14.
3. Paiva DC, Nascimento JC, Cabral BE, Félix AC, Lopes MS. A gastronomia como alívio dos sintomas do tratamento do câncer. Revista Científica da Faminas. 2013;9(2):11-26.
4. Saito FC, Uzelin L, Quaresma S, Souza SR, Lima TE. Estratégias para melhorar a aceitação alimentar no hospital. In: Barrére AP, Pereira A, Hamerschlak N, Piovacari SM. Guia nutricional de oncologia. São Paulo: Atheneu; 2017. p.211-5.
5. Brasil. Ministério da Saúde. Instituto Nacional de Câncer José Alencar (Inca). Consenso Nacional de Nutrição Oncológica. Rio de Janeiro: Inca; 2016.
6. Alves FR, Lins S, Barrios WD. Gastronomia no contexto oncológico. In: Garofolo A. Nutrição clínica, funcional e preventiva aplicada à oncologia. Rio de Janeiro: Rubio; 2012. p.82-8.
7. Pinto CC, Alves EA. A gastronomia no contexto da hotelaria hospitalar: um estudo de caso na cidade do Rio de Janeiro, RJ. RAHIS. 2017;14(2):1-13.
8. Souza MD, Nakasato M. A gastronomia hospitalar auxiliando na redução dos índices de desnutrição entre pacientes hospitalizados. O Mundo da Saúde. 2011;35(2):208-14.
9. Castro AC, Zanella CP. Conhecimentos e práticas de nutricionistas em gastronomia hospitalar. Nutrivisa. 2017;4(1):32-8.
10. Alves FR, Pescuma JM, Tiburcio MC, Cheung PP. Gastronomia hospitalar. In: Silva AC, Hirose EY, Kikuchi ST. Manual prático de assistência nutricional ao paciente oncológico adulto e pediátrico. São Paulo: Atheneu; 2020 p.199-210.
11. Rosa MS. Gosto umami: uma alternativa para a redução de sódio no preparo das refeições (dissertação de mestrado). São Paulo: Universidade de São Paulo; 2018.
12. Yamaguchi S, Ninomiya K. Umami and food palatability. J Nutr. 2000;130(4):921S-926S.
13. Beaulieu-Gagnon S, Bélanger V, Marcil V. Food habits during treatment of childhood cancer: a critical review. Nutr Res Rev. 2019;32(2):265-81.
14. Rigo N, Cobayashi F. Oficinas culinárias para promoção da alimentação saudável: uma experiência na Amazônia Ocidental Brasileira. Disponível em: https://edisciplinas.usp.br/pluginfile.php/4471901/mod_resource/content/1/NutricaoSaudColetiva-OficinasCulinarias.pdf (acesso 14 ago 2020).
15. Castro IR, Souza TS, Maldonado LA, Caniné ES, Rotenberg S, Gugelmin SA. A culinária na promoção da alimentação saudável: delineamento e experimentação de método educativo dirigido a adolescentes e a profissionais das redes de saúde e de educação Rev Nutr. 2007;20(6):571-88.
16. Capobiango M, Ribeiro RC, Silva AR, Assunção IB, Porto PB. Oficinas culinárias como estratégia para a promoção de práticas alimentares saudáveis. Percurso Acadêmico. 2014;4(8):253-67.

Seção IV

Abordagem nutricional

CAPÍTULO 13

Pacientes vegetarianos

Erika Yuri Hirose Murahara

INTRODUÇÃO

Nas décadas de 1940 e 1950, assumia-se que evitar o consumo de carnes tinha como motivação alguma crença religiosa. Nas décadas de 1960 e 1970, aqueles que não consumiam carne eram considerados parte do fenômeno cultural *antiestablishment*. Desde a década de 1980, esse padrão alimentar é considerado parte de um estilo de vida saudável. Embora cada vez mais pessoas evitem o consumo de carnes, o rótulo de vegetariano carrega consigo variadas conotações sobre crenças e práticas que não estão relacionadas com dieta e saúde e que parecem ser baseadas em parte nas normas e expectativas da sociedade. Por isso, Roland Weinsier sugere que o termo vegetariano seja removido da literatura científica, pois possui muitas conotações não nutricionais e pouca especificidade sobre o padrão alimentar de uma pessoa.[1]

A dieta vegetariana exclui alimentos de origem animal, como carnes vermelhas, aves, peixes, animais selvagens, frutos do mar e seus derivados,[2,3] sendo classificada, conforme o consumo de subprodutos animais, como ovos e laticínios, em:[2,3]

- Ovolactovegetariana: há consumo de ovo, leite e derivados.
- Lactovegetariana: há consumo de leite e derivados, mas não de ovo.
- Ovovegetariana: há consumo de ovo e derivados, mas não de leite.
- Vegetariana estrita: não há consumo de nenhum alimento de origem animal.

Porém, existem subtipos que excluem ou incluem certos alimentos, como o crudivorismo, que inclui apenas frutas, oleaginosas, sementes e vegetais frescos e crus; o frutarianismo, que consiste em uma dieta total ou principalmente composta de frutas e possivelmente nozes e sementes, colhidas sem prejudicar as plantas; e o su vegetarianismo (como o budismo na China), que exclui todos os alimentos de origem animal (mas não seus subprodutos) e vegetais da família *Allium*, como cebola, cebolinha, alho, nirá e alho-poró.[4]

Vegetarianos estritos e su vegetarianos também evitam produtos que possam conter ingredientes de origem animal não incluídos em seus rótulos ou que utilizam produtos de origem animal em sua fabricação, como queijos que utilizam coalho animal (enzimas do revestimento do estômago de animais), gelatina (de pele animal, ossos e tecido conjuntivo), alguns açúcares que são clareados com char de ossos (ossos carbonizados moídos) (p. ex., açúcar de cana, mas não açúcar de beterraba) e álcool clarificado com gelatina ou marisco triturado e esturjão[4] e corantes como a cochonilha.

Em uma tentativa de adicionar mais especificidade à literatura científica, vários termos de qualificação têm sido usados, com algumas terminologias inespecíficas, como semivegetariano e quase vegetariano,[1] que são questionadas pela maioria dos grupos vegetarianos porque contemplam o consumo de peixes e outros frutos do mar ou às vezes incluem aves, uma vez que é afirmado que os vegetarianos devem excluir toda a carne animal.[4]

BIODISPONIBILIDADE DE NUTRIENTES

Em geral, em comparação com a dieta onívora, as dietas vegetarianas são ricas em fibras, magnésio, ferro não heme (Fe^{3+}), ácido fólico, vitaminas A, C e E, ácidos graxos poli-insaturados ômega-6 (PUFA), fitoquímicos e antioxidantes, e possuem menor teor de gordura total, ácido graxo saturado (SFA), colesterol, sódio, zinco, ferro heme (Fe^{2+}), vitaminas B12 e D, e especialmente ômega-3 PUFA, por isso, existe a preocupação quanto a possíveis déficits nutricionais,[4] principalmente em situações específicas de saúde, como no câncer.

Proteínas

A menor quantidade de proteínas em dietas vegetarianas significa que aqueles que a adotam não têm suas necessidades supridas? Em geral, a ingestão de proteínas é alta na população geral. Nos países ocidentais com nível de renda mais alto, a ingestão proteica aumentou acentuadamente ao longo do século passado, simultaneamente ao aumento do consumo de produtos de origem animal. A ingestão total de proteínas na Espanha aumentou de 79 g em 1961 para 106 g em 2009, enquanto a proporção de proteínas animais aumentou de 33 para 61%, de acordo com a Organização das Nações Unidas para Alimentação e Agricultura (FAO). Na maioria dos países industrializados, a ingestão proteica da população adulta em geral chega a aproximadamente 100 g/dia, ou seja, 1,3-1,4 g/kg/dia, correspondendo a uma ingestão total de energia de 16%. Neste contexto, espera-se que, embora com a ingestão de proteínas frequentemente menor na dieta vegetariana, ela ainda seja suficiente.[5]

A adequação da ingestão proteica nas dietas vegetarianas é controversa há muito tempo, pois exclui os produtos de origem animal, fontes mais bem reconhecidas de proteínas.[6] Ovolactovegetarianos têm uma ingestão proteica de aproximadamente 14% da ingestão de energia, segundo os estudos *EPIC-Oxford e Nutrinet*, o que se traduz em 1,04 g/kg de peso corporal, ou seja, 70 g/dia.[5]

No *Adventist Health Study 2* (AHS-2), a ingestão de proteína de ovolactovegetarianos e vegetarianos estritos foi surpreendentemente semelhante à de pescovegetarianos, semivegetarianos e onívoros (Figura 1), resultado que pode ser explicado por dois motivos. Primeiro, a ingestão proteica dos adventistas onívoros foi predominantemente baseada em vegetais (60%), em nítido contraste com padrões de dietas ocidentais (30%). A ingestão média de proteína animal foi de 29 g/dia e a de fibra foi de 30 g/dia, enquanto na França é de 70 g/dia e 20 g/dia, respectivamente, conforme o estudo Nutrinet. Segundo, os vegetarianos adventistas, inclusive os estritos, demonstraram possuir uma ingestão relativamente alta de proteínas, e a adequação foi amplamente atribuída à ingestão clássica de alimentos ricos em proteínas, como leguminosas, cereais integrais, oleaginosas, sementes e seus derivados.[5]

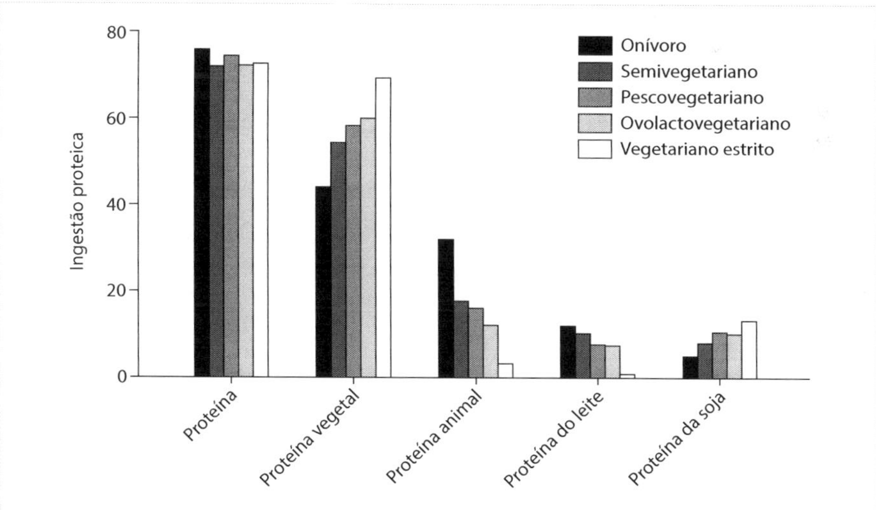

FIGURA 1 Ingestão de proteína (g/dia) no *Adventist Health Study 2*.
Fonte: adaptado de Mariotti e Gardner[5] e Rizzo et al.[7]

Em dietas que possuem pelo menos uma modesta quantidade e variedade de alimentos, não foram relatados déficits de quaisquer aminoácidos essenciais, incluindo a lisina, na população geral. Em idosos, pode-se argumentar que algumas dietas vegetarianas podem fornecer quantidades insuficientes de proteínas para garantir o balanço nitrogenado a longo prazo, além de proteína e leucina suficientes para favorecer o anabolismo pós-prandial, no entanto, não existem evidências de um impacto funcional e maior risco de sarcopenia. Por outro lado, as crianças que consomem energia suficiente para cobrir suas necessidades de crescimento conseguem obter automaticamente ingestão de proteína suficiente de dietas vegetarianas.[5]

Como o Ministério da Saúde brasileiro aponta que o consumo máximo de carne não deve ultrapassar 100 g por dia, o que corresponde, para alguns cortes, a 190 kcal de carne, a Tabela 1 mostra a comparação de 190 kcal de carne com 190 kcal de alimentos do grupo das leguminosas, o que corresponde a 5-7 colheres (sopa) desses grãos cozidos, quanto ao teor de proteínas e aminoácidos essenciais. Como não existem dados de aminoácidos em tabelas brasileiras, tanto os dados das proteínas como os dos aminoácidos foram retirados da tabela do Departamento de Agricultura dos Estados Unidos. É possível observar que não falta um único aminoácido essencial no grupo vegetal ou risco para déficit proteico.[8]

TABELA 1 Teor de aminoácidos em 190 kcal de leguminosas e carnes

Nutriente (mg)	Bife de boi (190 kcal)	Leguminosas (190 kcal)	Tofu (190 kcal)	Feijão-branco (190 kcal)	Soja em grão (190 kcal)
Triptofano	126,7	133,9	294,0	158,0	251,8
Treonina	431,7	476,9	824,4	560,9	752,3
Isoleucina	441,5	530,0	966,7	588,3	839,7
Leucina	825,2	949,9	1.511,3	1.064,1	1.409,7
Lisina	859,6	861,1	1.205,6	914,6	1.152,8
Metionina + citeína	339,4	298,8	458,0	345,2	512,1
Fenilalanina + tirosina	712,0	978,7	1.644,4	1.096,1	1.559,6
Valina	499,3	613,8	968,5	697,2	864,4
Histidina	327,7	335,6	545,9	370,9	467,3
Total de proteína (g)	10,1	12,4	19,0	13,3	15,5

Fonte: Slywitch.[8]

Ainda pode existir o argumento de que a quantidade de aminoácido não foi corretamente comparada pois, em 190 kcal, cada alimento terá um teor diferente de proteína e como a proteína é um conjunto de aminoácidos, quem tem mais proteína terá mais aminoácidos. Por exemplo, em 190 kcal de bife de boi há 10,1 g de proteína; já no tofu, há 19 g. O fato é que trocando as quilocalorias da carne pelas leguminosas, ingeriremos mais aminoácidos. Mas outra forma de comparar os aminoácidos é observando em que quantidade eles existem em 1 g de proteína (Tabela 2). Mesmo nessa forma comparativa as leguminosas são equivalentes, não existindo risco de déficits ao optar por esse tipo de proteína.[8]

TABELA 2 Teor de aminoácidos em 1 g de proteína de leguminosas e carnes

Nutriente (mg)	Bife de boi	Leguminosas em geral	Tofu	Feijão-branco	Soja em grão
Triptofano	12,5	10,8	23,7	12,7	20,3
Treonina	42,7	38,5	66,5	45,2	60,7
Isoleucina	43,7	42,7	78,0	47,4	67,7
Leucina	81,7	76,6	121,9	85,8	113,7
Lisina	85,1	69,4	97,2	73,8	93,0
Metionina + citeína	33,6	24,1	36,9	27,8	41,3
Fenilalanina + tirosina	70,5	78,9	132,6	88,4	125,8
Valina	49,4	49,5	79,6	56,2	69,7
Histidina	32,4	27,1	44,0	29,9	37,7
Total de proteína (g)	1	1	1	1	1

Fonte: Slywitch.[8]

No entanto, um histórico nutricional detalhado deve ser obtido para garantir o consumo de todos os aminoácidos essenciais. Por exemplo, uma dieta rica em milho, nozes e cereais e pobre em leguminosas pode resultar em deficiência de lisina. Isso pode ser facilmente superado, no entanto, com o aumento do consumo de feijão, ervilha ou lentilha. Exemplos de proteínas complementares na dieta vegetariana incluem combinações de vegetais e cereais integrais, sementes e cereais integrais, sementes e oleaginosas, leguminosas e cereais integrais, leguminosas e nozes, leguminosas e sementes, leguminosas e laticínios, laticínios e oleaginosas, laticínios e sementes ou laticínios e cereais integrais.[6]

A ingestão se torna insuficiente apenas se a dieta não for adequadamente planejada, não incluir os alimentos nas quantidades devidas[5] ou se o paciente não os tolerar por quaisquer motivos, como na vigência de distensão e dor abdominal, diarreia e saciedade precoce, sintomas comuns no tratamento oncológico. Nesse caso, com baseada nas estimativas simples descritas previamente, apesar de o suporte proteico ser mais alto em relação à ingestão dietética recomendada, 0,8 g/kg de peso corporal,[5] estas podem não ser suficientes no contexto oncológico.

Por outro lado, na prática clínica, a adequação proteica, considerando as recomendações mais atuais, dificilmente são atingidas e, uma vez atendidas,

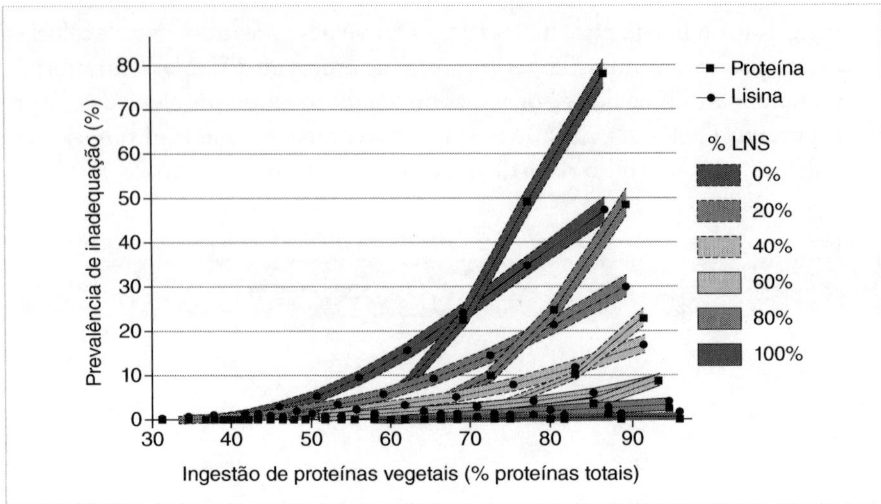

FIGURA 2 Prevalência de adequação proteica e de lisina (% da população do estudo, n = 1.678) em simulações de redução na ingestão de proteína animal por meio do equilíbrio gradual pela combinação de alimentos vegetais já consumidos por indivíduos e uma mistura de leguminosas, nozes e sementes mantendo a mesma quantidade de energia. A área preenchida representa o intervalo de confiança de 95%.

LNS: leguminosas, nozes e sementes.

Fonte: adaptado de Mariotti e Gardner.[5]

existe a dificuldade de perdurarem, até mesmo para os onívoros. As carnes em geral, principalmente a carne vermelha, são os primeiros alimentos a serem rejeitados pelos pacientes oncológicos onívoros por razões diversas como ojeriza, disgeusia pelo paladar metálico ou indigestão como consequência do tratamento clínico e cirúrgico. Além disso, os idosos e viúvos naturalmente passam a substituir o jantar por uma refeição semelhante ao desjejum, pelo processo de senescência ou problema na logística do preparo.

No caso dos vegetarianos, a dificuldade consiste no volume necessário de alimento para atingir a recomendação nutricional, conforme descrito na Tabela 3.

Nesta linha, é muito comum a orientação de receitas vegetarianas para pacientes oncológicos onívoros e vice-versa, ou seja, existem vegetarianos que abdicam da escolha alimentar diante das dificuldades do tratamento, por medo da inadequação nutricional ou imposição de terceiros, o que é mais infrequente quando o padrão alimentar advém de um propósito ético, religioso ou espiritual.

Não existem trabalhos que avaliem a adequação do aporte proteico ou de aminoácidos entre pacientes oncológicos vegetarianos, mas vale lembrar que onívoros e vegetarianos (não somente os vegetarianos) podem enfrentar um cenário de maior demanda proteica relacionada ao risco de desnutrição relacionada ao câncer e, simultaneamente, menor consumo de suas fontes, sendo necessário orientar estratégias nutricionais para o manejo de toxicidades e terapia nutricional, não sendo necessário abdicar de suas crenças e escolhas alimentares.

TABELA 3 Substitutos da carne

Carne	Quantidade (190 kcal)	Leguminosas	Quantidade (190 kcal)
Bife grelhado	64 g 1 unidade	Lentilha cozida	168 g 7 colheres de sopa
Carne cozida	80 g 4 pedaços pequenos	Grão-de-bico cozido	126 g 5¼ colheres de sopa
Carne moída refogada	63 g 3½ colher de sopa	Soja cozida (grãos)	150,5 g 5¼ colheres de sopa
Espetinho de carne	92 g 2 unidades	Feijão cozido (apenas grãos)	175 g 7 colheres de sopa
Filé de frango grelhado	100 g 1 unidade	Ervilha seca cozida	253,7 g 8¾ colheres de sopa

Fonte: Slywitch.[8]

Ferro

Em 26 de outubro de 2015, a International Agency for Research on Cancer (IARC) citou em seu resumo evidências mecanicistas sobre a associação do câncer para os vários componentes da carne, incluindo aqueles formados a partir de seu processamento, como compostos N-nitroso (NOC) e aminas aromáticas heterocíclicas, e o composto endógeno Fe^{2+}. O mecanismo de ação de cada um é diferente e, portanto, é fundamental avaliá-los separadamente.[9]

Kruger e Zhou conduziram uma revisão dos estudos que investigaram as evidências mecanicistas associadas ao Fe^{2+} e concluíram que as metodologias empregadas não forneceram documentação suficiente para correlacioná-lo a um maior risco de pré-neoplasia ou câncer colorretal (CRC). Os estudos *in vitro* e em animais não conseguiram representar a realidade. Estudos clínicos sugeriram que o tipo de NOC encontrado após a ingestão de carne vermelha em humanos consiste principalmente em ferro nitrosil e nitrosotióis, produtos que têm químicas profundamente diferentes de certas espécies N-nitroso e que se mostraram tumorigênicas pela formação do aduto de DNA.[9]

O ferro é um oligoelemento essencial na homeostase celular, síntese de hemoglobina e transporte de oxigênio, metabolismo energético e na cadeia respiratória mitocondrial, sendo a maior parte do ferro encontrada na hemoglobina e mioglobina ou na via de produção de energia como parte de enzimas.[4] A catalase é uma enzima antioxidante que atua no processo de eliminação das toxinas ou detoxificação, e necessita de ferro e de cobre para desempenhar sua função. Pacientes com CRC apresentam atividade reduzida dessa enzima e da superóxido dismutase, sugerindo que a barreira antioxidante e de detoxificação desses pacientes esteja prejudicada; nesse caso, aumentar o consumo de alimentos fontes ou a suplementação pode ser eficaz no tratamento.[10]

A deficiência de ferro fisiológica ou primária se desenvolve quando a necessidade corporal não é contemplada pela absorção da dieta. A ferritina sérica é o parâmetro mais eficaz no diagnóstico da deficiência de ferro, bem como de sua sobrecarga. Uma pequena quantidade de ferritina circula no plasma, principalmente como apoferritina sem ferro. A ferritina circulante está em equilíbrio com os estoques de ferro nos tecidos e, na maioria das circunstâncias, a concentração de ferritina sérica reflete com precisão os níveis de ferro nos tecidos. No entanto, a ferritina é uma proteína de fase aguda e encontra-se aumentada em doenças inflamatórias e malignas, o que possivelmente mascara a deficiência de ferro,[11] por isso, sugere-se a coleta simultânea da proteína C-reativa ultrassensível.

Aproximadamente 25% da população mundial sofre com a diminuição dos estoques de ferro e é a deficiência nutricional mineral mais frequente independentemente das escolhas alimentares.[4,11]

Os vegetarianos, ao contrário dos onívoros, obtêm a maior parte do ferro de cereais, leguminosas, nozes, sementes, vegetais de folhas verde-escuras e produtos de panificação, que são fontes de ferro não heme. Portanto, é possível consumir uma dieta vegetariana com um teor de ferro semelhante a dietas que contêm carne. Grandes estudos de coorte descrevem até mesmo uma ingestão maior na população vegetariana e especialmente vegetariana estrita.[4,11]

A maioria do ferro não heme das dietas vegetarianas está no estado férrico (Fe^{3+}), que é solúvel no pH ácido do estômago, mas se torna insolúvel no pH mais alcalino do duodeno. O ácido gástrico converte Fe^{3+} na forma Fe^{2+} quando os estoques de ferro do corpo são baixos e pela ingestão concomitante de alguns componentes da dieta, como ácido ascórbico, açúcares e aminoácidos que formam quelatos de ferro para aumentar a absorção de ferro.[4,11]

No entanto, a biodisponibilidade do ferro de alimentos sem carne é substancialmente menor do que a de dietas incluindo carne, levando a uma menor quantidade de ferro absorvido. Isso se deve a certos constituintes dietéticos que são abundantes em algumas dietas vegetarianas, como oxalatos em vegetais e fitatos em cereais e legumes, polifenóis, como o ácido tânico e o ácido clorogênico em vegetais, frutas, alguns cereais e legumes, chá, café e vinho tinto e possivelmente proteína de soja. Por outro lado, os ácidos orgânicos, como o ácido ascórbico, aumentam a biodisponibilidade do Fe^{3+} até certo ponto. Foi relatado, por exemplo, que a absorção média de ferro em uma dieta vegetariana é de 10% em comparação com 18% em uma dieta contendo carne. O Fe^{2+} é absorvido intacto pela célula da mucosa, onde o anel da porfirina é dividido e o ferro é liberado, sendo absorvido de maneira mais eficiente do que o Fe^{3+} e é minimamente afetado por fatores dietéticos.[4,11] Em números, 100 g de carne bovina contêm em média 2 mg de ferro, sendo apenas 18% absorvidos, portanto, 0,36 mg. Em comparação, 1 concha de feijão contém 4,2 mg de ferro, dos quais 10% são absorvidos, portanto, 0,42 mg.

A revisão sistemática conduzida por Haider et al. mostrou que os níveis de ferritina são significativamente mais baixos em vegetarianos, bem como em consumidores de pouca carne, em comparação com os onívoros. Curiosamente, as diferenças nos níveis de ferritina entre vegetarianos e onívoros foram mais distintas entre os homens. Isso pode ser atribuído ao fato de que os estoques básicos de ferro dos homens onívoros são em geral maiores do que os das mulheres onívoras, levando a uma queda maior nos estoques de ferro após a mudança para uma dieta vegetariana. Além disso, os autores também investigaram se existe diferença nos níveis de ferritina entre os vegetarianos que consomem produtos lácteos em comparação àqueles que o excluem. No entanto, como não havia estudo disponível que comparasse os ovolactovegetarianos ou lactovegetarianos com os ovovegetarianos ou vegetarianos estritos, não foi possível confirmar se há efeito do leite ou produtos lácteos nos níveis de ferritina.[11]

Situações como gestação, crescimento e especialmente em casos de perdas de sangue crônicas ou agudas, como sangramento gastrointestinal, lesões graves e após cirurgias oncológicas, a demanda de ferro pode estar aumentada.[11]

Embora as dietas vegetarianas estejam associadas a menores reservas de ferro, que podem aumentar o risco de anemia ferropriva, também deve ser mencionado que, por outro lado, as reservas elevadas de ferro também podem ser prejudiciais para os seres humanos. Metanálises recentes, por exemplo, mostraram que níveis elevados de ferritina estavam relacionados a um risco aumentado de diabetes tipo 2 e síndrome metabólica. O principal mecanismo discutido é o estresse oxidativo induzido pelo ferro sérico, resultando em dano celular. Portanto, em casos de altos estoques de ferro, principalmente em homens, que não apresentam perdas adicionais de ferro pela menstruação, uma dieta vegetariana pode ser uma opção para reduzir fisiologicamente os estoques de ferro a fim de obter benefícios à saúde,[3] como os pacientes onco-hematológicos dependentes transfusionais. Uma menor biodisponibilidade de ferro e menores níveis de ferritina podem estar envolvidos nos efeitos protetores de dietas *plant-based* e vegetarianas estritas em doenças não transmissíveis.[11]

Portanto, não apenas vegetarianos, mas também não vegetarianos são aconselhados a controlar regularmente seu estado de ferro e melhorar sua dieta em relação ao conteúdo e à biodisponibilidade de ferro.

Zinco

O zinco é um oligoelemento essencial para a ativação ou estabilização de um grande número de enzimas e fatores de transcrição, bem como do sistema imunológico e resposta antioxidante, apoptose e saúde mental.[12]

O corpo humano não pode armazenar as reservas de zinco, então uma deficiência pode surgir de forma relativamente rápida, por exemplo, por meio de uma dieta inadequada,[12] ou na diarreia, comum no contexto oncológico. Quando o zinco dietético é insuficiente, uma mobilização endógena de zinco ocorre imediatamente do pequeno *pool* corporal para reestabelecer o equilíbrio. A localização desse *pool* não é conhecida, mas todas as células provavelmente têm uma pequena reserva que inclui o zinco ligado à metalotioneína ou o zinco armazenado no Golgi ou em outras organelas. O plasma também faz parte desse pequeno reservatório de zinco que é vulnerável à ingestão insuficiente. As concentrações plasmáticas de zinco também diminuem com uma série de condições, por exemplo, infecção, trauma, estresse, uso de esteroides, após uma refeição em decorrência de uma redistribuição metabólica de zinco do plasma para os tecidos. Essa redistribuição confunde a interpretação de baixas concentrações de zinco no plasma. Biomarcadores de redistribuição metabólica de zinco são necessários para determinar se essa redistribuição é a causa de um baixo nível de zinco no plasma, em vez de má nutrição. Medidas de metalotioneína ou transportadores celulares de zinco podem cumprir essa função.[13]

A deficiência grave de zinco é rara, mas deficiências leves são comuns ao redor do mundo[12] e podem ser confundidas com sintomas do tratamento oncológico: diarreia, *rash* cutâneo, falha de crescimento, dermatite pustular bolhosa, perda de peso, infecções recorrentes, dificuldade de cicatrização, redução de massa magra, hipogeusia, disgeusia, redução da acuidade visual noturna, entre outros.[14]

Suplementação e ingestão ideal de zinco restauram a resposta imunológica normal e reduzem o risco de infecção. No entanto, a dose ideal imunoestimulatória de zinco não foi determinada. Ao mesmo tempo, foi demonstrado que uma quantidade excessiva de zinco pode ser perigosa por seu efeito imunossupressor. É necessário conhecer o duplo efeito do zinco para avaliar seus efeitos benéficos e negativos na prevenção e no tratamento de câncer.[12]

O zinco é encontrado em uma ampla variedade de alimentos, incluindo alimentos ricos em proteínas e legumes, cereais integrais, nozes e sementes. O zinco de origem animal é mais biodisponível do que o zinco de alimentos vegetais. Proteína, fibra insolúvel, fitato e alguns minerais como ferro, cálcio e fósforo podem reduzir a absorção de zinco. Dietas de baixa biodisponibilidade de zinco (15% de absorção) foram listadas com maiores razões fitato/zinco, como sorgo, amendoim, feijão-nhemba (ou feijão-fradinho ou feijão-de-corda), pão não fermentado e proteína de soja isolada não processada. Algumas técnicas de preparação de alimentos, como fermentar o pão, embeber e germinar grãos e sementes, podem reduzir a ligação do zinco pelo fitato e aumentar a biodisponibilidade do zinco.[4]

Apesar dos níveis séricos ou plasmáticos, capilares e salivares de zinco serem usados para avaliar seu *status*, todos apresentam falhas, não existindo consenso sobre o melhor método. Nenhuma diferença significativa foi observada entre vegetarianos e onívoros nas concentrações de zinco sérico/plasmático.[4]

Pacientes em tratamento quimioterápico relatam gosto metálico ou amargo na boca ao consumirem carne vermelha, podendo estar associado à utilização de medicamentos antineoplásicos, radioterapia local e deficiência de zinco relacionada ao aumento do catabolismo, desnutrição e/ou caquexia. Alguns estudos sustentam a hipótese da contribuição desse mineral na percepção do paladar por ser cofator da fosfatase alcalina presente nas papilas gustativas e na conformação de proteínas reguladoras dos poros nas microvilosidades das papilas.[15] Pacientes com câncer de cabeça e pescoço em tratamento com radioterapia apresentam disgeusia induzida por radioterapia, o que não possui tratamento padrão. O zinco é o único suplemento estudado em ensaios clínicos controlados para o tratamento da disgeusia, no entanto, os resultados são inconsistentes, sendo necessárias pesquisas adicionais.[15]

Vitamina B12

A vitamina B12 é o cofator de apenas duas enzimas: metionina sintase e L-metilmalonil-coenzima A mutase. Ela é necessária para desenvolvimento e início da mielinização do sistema nervoso central,[14] síntese de novas células e hematopoiese. Das vitaminas, a B12 é a única que contém um mineral (cobalto); também conhecida como vitamina vermelha.[4,6]

De acordo com o National Institutes of Health (NIH), os adultos devem consumir uma média de 2,4 mcg de vitamina B12 por dia. Para absorção, primeiro ela se fixa à proteína R no estômago e depois se liga ao fator intrínseco para ser absorvida no íleo, sendo a presença do ácido clorídrico essencial para esse processo.[6]

A deficiência de vitamina B12 pode causar anemia megaloblástica, disfunção neurológica, glossite, má absorção, infertilidade e trombose.[14] Sua deficiência é mais comumente diagnosticada em pessoas com gastrite atrófica, anemia perniciosa ou condições que afetam a absorção do intestino delgado, como doença inflamatória intestinal, doença celíaca, síndrome do intestino curto ou uso de medicamentos inibidores da bomba de prótons por um longo prazo.[6] Pelo racional, cirurgias oncológicas, doença do enxerto contra o hospedeiro e terapias antineoplásicas com gastro e enterotoxicidades merecem atenção. Os sintomas comuns incluem fraqueza, palpitações cardíacas, falta de ar, pele pálida, língua lisa, dormência ou formigamento nas extremidades ou comprometimento cognitivo.[6]

A vitamina é produzida por certas bactérias e arqueas que residem no solo ao redor das gramíneas e nos cólons dos animais, embora seja absorvida no íleo e depois armazenada no fígado e nos músculos. Frutos do mar, carnes, ovos e fígado de animais são boas fontes de vitamina B12. Ovolactovegetarianos podem obter vitamina B12 de ovos e laticínios.[6]

A vitamina B12 não é encontrada em alimentos vegetais. Os vegetarianos estritos apresentam risco de deficiência e devem confiar no consumo de cereais enriquecidos com vitamina B12 que contêm 6 mcg por xícara, plantas ou algas fontes dessa vitamina, incluindo soja fermentada e algas vermelhas comestíveis,[6] fungos comestíveis (como os cogumelos), pela contaminação cruzada de bactérias do solo, entretanto, as algas marinhas podem conter análogos da vitamina B12, que podem ser considerados fontes confiáveis dessa vitamina ativa.[4] Sua deficiência é incomum nos EUA, em parte pela fortificação obrigatória dos alimentos com essa vitamina.[6]

Felizmente, os seres humanos requerem apenas pequenas quantidades de vitamina B12. Como o corpo humano a conserva, reutiliza e sintetiza através das bactérias intestinais, a evidência clínica de sua deficiência é incomum,[4] porém os parâmetros de normalidade ainda são controversos.

A suplementação de vitamina B12 pode ser por via oral, intramuscular, intranasal e sublingual. A forma intramuscular é tipicamente administrada uma vez por mês, enquanto os agentes orais e sublinguais são administrados diariamente. A administração oral ou sublingual traz consigo a preocupação de que possa não ser bem absorvida. Isso se deve ao fato de que a absorção depende do fator intrínseco e apenas cerca de 1% da vitamina B12 administrada por via oral é absorvida. Uma revisão Cochrane de três estudos incluindo 153 pacientes não encontrou nenhuma diferença relevante no aumento dos níveis de vitamina B12 no sangue entre as vias de administração oral e intramuscular.[6]

Vitamina B12, vitamina B2, vitamina B6, folato, colina e betaína são nutrientes envolvidos no ciclo do carbono-1 que podem alterar os níveis de metilação do ácido desoxirribonucleico (DNA) que está relacionada com o controle da expressão gênica e manutenção da conformação e integridade dos cromossomos. As reações de metilação também são vitais para prevenir o aumento das concentrações plasmáticas da homocisteína, quadro denominado hiper-homocisteinemia, considerado um marcador das doenças cardiovasculares e câncer. O ciclo do carbono-1 é um processo dinâmico no qual a diminuição ou o acúmulo de um componente pode afetar a metilação do DNA e a integridade genômica, resultando em modificação epigenética, desequilíbrio de genes supressores de tumor e oncogene e transformação maligna induzida. Na revisão sistemática conduzida por Yang et al., concluiu-se que, entre os fatores associados ao metabolismo do carbono-1, o folato sérico e a vitamina B6 foram considerados protetores contra câncer de pulmão e a homocisteína foi considerada um fator de risco.[16]

Contudo, é importante destacar que a vitamina B12 e o zinco atuam como cofatores da enzima metionina sintase que participa da remetilação da homocisteína em metionina. Outra via de remetilação da homocisteína está destinada ao fígado e é catalisada pela enzima betaína-homocisteína metiltransferase, que é dependente de zinco. As enzimas cistationina-beta-sintase (CBS) e gamacistationase, ambas envolvidas na excreção de homocisteína, são dependentes das vitaminas B6 e B12, respectivamente. A vitamina B2 é requerida pela enzima metilenotetra-hidrofolato-redutase (MTHFR), que converte o 5,10 metileno-tetra-hidrofolato em 5-metil tetra-hidrofolato, o doador do grupo metil para a reação de remetilação da homocisteína em metionina.[17]

O estresse oxidativo e o acúmulo de radicais livres estão relacionados com os distúrbios neurodegenerativos, uma vez que promovem peroxidação lipídica excessiva, resultando na degeneração neuronal. Adicionalmente, o estresse oxidativo tem sido associado com resistência à insulina (contribuindo para o desenvolvimento de síndrome metabólica e do diabete melito tipo 2), lesões no DNA (resultando em mutação gênica), processos inflamatórios, disfunção endotelial que precede o desenvolvimento da aterosclerose e infertilidades masculina e feminina. Existe uma relação entre a deficiência de ácido fólico, a hiper-homocisteinemia e o estresse oxidativo. Concentrações elevadas de homocisteína podem ter um efeito pró-oxidante, pois reduzem a expressão da glutationa peroxidase e favorecem a produção de espécies reativas de oxigênio (ERO). No plasma, a homocisteína é rapidamente oxidada, originando as ERO, como homocistina e homocisteína tiolactona. Embora as ERO estejam associadas com efeitos negativos à saúde, elas são necessárias para a ocorrência de várias reações do organismo, como apoptose, fagocitose e reações de detoxificação. O sistema antioxidante remove apenas o excesso de ERO, mantendo as concentrações necessárias para as reações citadas anteriormente. O equilíbrio entre os antioxidantes e as ERO é importante para o adequado funcionamento celular e o excesso pode inibir a apoptose e prejudicar a ação de fármacos empregados no tratamento do câncer.[17]

Vitamina D

A vitamina D é rara em dietas vegetarianas; no entanto, não parece que os ovolactovegetarianos ou vegetarianos estritos sejam mais propensos a serem deficientes do que os onívoros porque os seres humanos podem sintetizá-la. O colesterol do corpo pode ser convertido em vitamina D por irradiação ultravioleta do sol. Quinze minutos de exposição da pele por dia durante os horários de pico deve ser suficiente para indivíduos de pele clara, mas aqueles que têm pele mais escura, ou mais velhos, ou quem vive em latitudes mais ao norte pode não ter exposição suficiente, especialmente no inverno.[4]

Pacientes oncológicos, principalmente os submetidos a transplante de células progenitoras hematopoéticas, necessitam de suplementação, pela contraindicação ou pouca exposição ao sol. Nesses casos, a suplementação de vitamina D deve ser prescrita em cápsulas vegetais ou diluída em óleo de oliva.

Ômega-3

O 18:3n-3 (ácido alfalinolênico, ALA), de cadeia curta, é encontrado em fontes vegetais, como sementes de linhaça e chia. É precursor dos ácidos graxos poli-insaturados ômega-3 de cadeia longa (PUFA n-3 LC) C20 (ácido eicosapentaenoico, EPA) e C22 (ácido docosa-hexaenoico, DHA). Os onívoros podem obter EPA e DHA na dieta a partir do ALA ou diretamente do consumo de peixes, ovos ou produtos animais. Ovolactovegetarianos podem obter uma quantidade limitada de EPA e DHA do leite, laticínios e ovos. Como os animais podem converter ALA em EPA e DHA, e as plantas não, não há EPA e DHA em dietas vegetarianas estritas e, por isso, devem confiar totalmente em sua conversão endógena por dessaturação e alongamento. Entretanto, a conversão possui eficiência relativamente baixa porque uma proporção substancial de ALA é desviada para a betaoxidação.[4]

O DHA dietético adicionado ao ALA dietético aumenta a síntese de EPA, porém não se sabe em qual proporção. Miles et al., no *Adventist Health Study-2* (AHS-2), observaram que os vegetarianos estritos, em comparação com os onívoros, tinham concentrações plasmáticas mais altas de 18:2n-6 (ácido linoleico), uma proporção maior de ácidos graxos ômega-3 totais e menor de ácidos graxos saturados.[6,18] Sugere-se que os vegetarianos, especialmente os estritos, poderiam se beneficiar do aumento da ingestão dietética de PUFA n-3, através da suplementação, e melhorar a proporção de PUFA n-3 para n-6, o que pode reduzir qualquer tendência trombótica,[4] sendo ideal buscar a proporção de três partes de ômega-6 para cada parte de ômega-3 (Tabela 4).

TABELA 4 Relação entre ômega-6 e ômega-3 de diversos alimentos

Alimentos com a melhor relação entre ômega-6 e ômega-3			
Alimento (100 g)	Teor de ômega-6 (g)	Teor de ômega-3 (g)	Relação ômega-6:ômega-3
Óleo de linhaça	12,7	53,3	1:4
Óleo de canola	18,8	6,3	3:1
Azeite de oliva	9,7	0,7	13,7:1
Óleo de soja	51,0	6,8	7,5:1
Linhaça (semente)	5,4	19,8	1:3,6
Chia (semente)	5,8	17,5	1:3
Nozes (cruas)	35,3	8,8	4:1
Alimentos com a pior relação entre ômega-6 e ômega-3			
Alimento (100 g)	**Teor de ômega-6 (g)**	**Teor de ômega-3 (g)**	**Relação ômega-6:ômega-3**
Óleo de girassol	3,6	0,12	30:1
Óleo de milho	53,5	1,16	46:1
Óleo de gergelim	41,3	0,3	137:1
Óleo de coco	1,8	0	---

Fonte: Slywitch.[8]

Apesar de a relação entre ômega-6 e ômega-3 ser muito importante, para pacientes com consumo alimentar acima do necessário seria mais interessante reduzir o teor de ômega-6 em vez de aumentar o de ômega-3 a fim de aumentar a conversão do ômega-3 na sua forma ativa.[8]

Cálcio

O consumo inadequado de cálcio pode impedir a obtenção de pico de massa óssea ideal e pode contribuir para a perda óssea acelerada após o pico de massa óssea ser alcançado, resultando em osteopenia ou osteoporose. Os sintomas de baixo cálcio sérico decorrente da deficiência de cálcio incluem dormência e formigamento nas extremidades distais, cãibras musculares, convulsões, letargia, falta de apetite e ritmos cardíacos anormais. A dose diária recomendada de cálcio é de 1.000 mg/dia para homens e mulheres com idade entre 19 e 50 anos. A dose diária aumenta para 1.200 mg/dia para mulheres com mais de 50 anos e para homens com mais de 70 anos.[6]

Para vegetarianos que não consumem laticínios, as fontes dietéticas alternativas de cálcio incluem couve, brócolis, acelga chinesa, repolho, mostarda, folhas de nabo, agrião, espinafre, ruibarbo, tofu, nozes, feijão, tahine e bebidas vegetais fortificadas. Esses indivíduos devem estar cientes de que a biodisponibilidade do cálcio de plantas ricas em cálcio pode variar (Tabela 5). Por exemplo, o cálcio da couve, brócolis, acelga chinesa, repolho, mostarda e folhas de nabo é tão biodisponível quanto o leite, entretanto, o cálcio no espinafre e no ruibarbo é muito menos biodisponível em razão do rico conteúdo de oxalato nessas plantas. O ácido oxálico é um inibidor potente da absorção de cálcio e é encontrado em concentrações mais baixas na batata-doce e no feijão seco. O ácido fítico é um inibidor menos potente da absorção de cálcio que pode ser decomposto pela enzima fitase na levedura durante a fermentação. O fitato é encontrado no farelo de trigo e no feijão seco.[6]

TABELA 5 Conteúdo e fração de absorção de cálcio em alimentos

Alimento – porção de 100 g	Conteúdo de cálcio	Fração de absorção (%)	Conteúdo de cálcio estimado absorvido (mg)
Couve*	131,00	49,3	64,58
Tofu***	204,76	31,0	63,48
Acelga chinesa**	105,00	53,8	56,49
Brócolis*	86,00	61,3	52,72
Feijão-branco**	240,00	21,8	53,32
Iogurte natural**	143,00	32,1	45,90
Leite integral*	123,00	32,1	39,48
Mostarda chinesa*	68,00	40,2	27,34
Nabo*	42,00	61,4	25,79
Repolho*	35,00	52,7	18,45
Feijão-azuki**	66,00	24,4	16,10

Fonte: *TACO;[19] **USDA;[20] ***Weaver et al.[21]

A recomendação atual de três ou mais porções por dia de alimentos lácteos não parece ser justificada. A ingestão ideal de leite para uma pessoa dependerá da qualidade geral da dieta. Se a qualidade da dieta for baixa, especialmente para crianças em ambientes de baixa renda, os laticínios podem melhorar a nutrição, ao passo que, se a qualidade da dieta for alta, é improvável que o aumento da ingestão proporcione benefícios substanciais e inclusive é possível que ocorram danos. Quando o consumo de leite é baixo, os dois nutrientes de preocupação primária, cálcio e vitamina D (que é de interesse particular em latitudes mais altas) podem ser obtidos de outros alimentos ou suplementos sem as consequências negativas potenciais dos alimentos lácteos.[22]

REFERÊNCIAS BIBLIOGRÁFICAS

1. Weinsier R. Use of the term vegetarian. Am J Clin Nutr. 2000;71(5):1211-3.
2. Molina-Montes E, Salamanca-Fernández E, Garcia-Villanova B, Sánchez MJ. The impact of plant-based dietary patterns on cancer-related outcomes: A rapid review and meta-analysis. Nutrients. 2020;12:1-29.
3. Dinu M, Abbate R, Gensini GF, Casini A, Dinu M, Abbate R, et al. Vegetarian, vegan diets and multiple health outcomes: A systematic review with meta-analysis of observational studies. Crit Rev Food Sci Nutr. 2017;57(17):3640-9.
4. Li D. Chemistry behind vegetarianism. J Agric Food Chem. 2011;59:777-84.
5. Mariotti F, Gardner CD. Dietary Protein and amino acids in vegetarian – A Review. Nutrients. 2019;11(2):1-19.
6. Rocha JP, Laster J, Parag B, Shah NU. Multiple health benefits and minimal risks associated with vegetarian diets. Curr Nutr Rep. 2019;8(4):374-81.
7. Rizzo NS, Jaceldo-Siegl K, Sabate J, Fraser GE. Nutrient profiles of vegetarian and nonvegetarian dietary patterns. J Acad Nutr Diet. 2013;113(12):1610-9.
8. Slywitch E. Emagreça sem dúvida. São Paulo: Alaúde; 2014. 431 p.
9. Kruger C, Zhou Y. Red meat and colon cancer: A review of mechanistic evidence for heme in the context of risk assessment methodology. Food Chem Toxicol. 2018;118:131-53.
10. Kubiak K, Malinowska K, Langer E, Dziki A, Majsterek I. Effect of Cu(II) coordination compounds on the activity of antioxidant enzymes catalase and superoxide dismutase in patients with colorectal cancer. Pol Przegl Chir. 2011;(Ii):155-60.
11. Haider LM, Schwingshackl L, Hoffmann G, Ekmekcioglu C, Haider LM, Schwingshackl L, et al. The effect of vegetarian diets on iron status in adults: A systematic review and meta-analysis. Crit Rev Food Sci Nutr. 2018;58(8):1359-74.
12. Skrajnowska D, Bobrowska-Korczak B. Role of zinc in immune system and anti-cancer. Nutrients. 2019;11(10):1-28.
13. King JC. Zinc: An essential but elusive nutrient 1 – 3. Am J Clin Nutr. 2011;94:679-84.
14. Barban JB, Simões BP, Del B, Carvalho G De, Rehem C, Santos C, et al. Consenso Brasileiro de Nutrição em Transplante de Células-Tronco Hematopoiéticas: Adultos. Einstein. 2020;18:1-50.
15. Chi WJ, Myers JN, Frank SJ, Aponte-Wesson RA, Otun AO, Nogueras-González GM, et al. The effects of zinc on radiation-induced dysgeusia: A systematic review and meta-analysis. Support Care Cancer. 2020;28(12):1-12.
16. Yang J, Li H, Deng H, Wang Z. Association of one-carbon metabolism-related vitamins (Folate, B6, B12), homocysteine and methionine with the risk of lung cancer: Systematic review and meta-analysis. Front Oncol. 2018;8(493):1-11.
17. Uehara SK, Rosa G. Association between folic acid deficiency and disease and prevention strategies: A critical view. Rev Nutr. 2010;23(5):881-94.
18. Erickson T. Comment on "Plasma, Urine, and Adipose Tissue Biomarkers of Dietary Intake Differ between Vegetarian and Non-Vegetarian Diet Groups in the Adventist Health Study-2". J Nutr. 2019;149(10):1869.
19. Tabela Brasileira de Composição de Alimentos - TACO. 4. ed. Campinas: Núcleo de Estudos e Pesquisas em Alimentação (NEPA)/Universidade Estadual de Campinas (Unicamp); 2011. p. 1-161.
20. USDA. National Nutrient Database for Standard Reference. Disponível em: https://data.nal.usda.gov/dataset/usda-national-nutrient-database-standard-reference-legacy-release.
21. Weaver CM, Proulx WR, Heaney R. Choices for achieving adequate dietary calcium with a vegetarian diet. Am J Clin Nutr. 1999;70(3 Suppl.):1-6.
22. Willett WC, Ludwig DS. Milk and Health. N Engl J Med. 2020;13:644-54.

CAPÍTULO 14

Dieta *plant-based*

Erika Yuri Hirose Murahara

INTRODUÇÃO

Nas últimas décadas, paralelamente ao aumento do número de novos casos de câncer, o número de sobreviventes cresceu. Esse aumento da sobrevida pode ser parcialmente atribuído a melhoras nos tratamentos, maior acesso a serviços de alta qualidade e diagnóstico precoce. No entanto, vários fatores podem levar a um pior prognóstico do câncer, entre os quais escolhas alimentares pouco saudáveis merecem consideração especial.[1]

CARCINOGENICIDADE DO CONSUMO DE CARNE VERMELHA E CARNE PROCESSADA

Em 26 de outubro de 2015, a International Agency for Research on Cancer (IARC), uma agência da Organização Mundial da Saúde (OMS), divulgou o comunicado de imprensa n. 240, que resume os resultados de uma avaliação sobre o potencial de carcinogenicidade do consumo de carnes vermelhas e processadas.[2]

Carne vermelha refere-se a carne de vaca, vitela, porco, cordeiro, cavalo, cabra e carneiro. Por sua vez, a carne processada geralmente é feita da carne vermelha curada, salgada ou defumada (p. ex., bacon ou presunto), muitas vezes contendo grandes quantidades de tecido adiposo picado (p. ex., salsichas). Com base em dados da literatura científica, o consumo de carne vermelha foi classificado como "provavelmente carcinogênico para humanos" (grupo 2A), enquanto a carne processada foi classificada como "carcinogênica para humanos" (grupo 1). Detalhes sobre essa decisão foram publicados em 2015 no *Lancet Oncology* por Bouvard et al.[3]

No que diz respeito aos possíveis mecanismos envolvidos no potencial de carcinogenicidade de carnes vermelhas e processadas, Bouvard et al.[3] destacaram a presença de compostos carcinogênicos bem conhecidos e suspeitos, como os compostos N-nitrosos (CNN), hidrocarbonetos aromáticos policíclicos (HPA) e aminas aromáticas heterocíclicas (AAH). Esses compostos podem aparecer em alguns tipos de processamento de carne, como cura e defumação (p. ex., CNN, HPA), ou quando a carne é aquecida a altas temperaturas (p. ex., AAH). Entretanto, esses não seriam os únicos produtos químicos potencialmente responsáveis pela carcinogenicidade da carne vermelha e processada. Vários estudos observaram que poluentes ambientais com potencial carcinogênico conhecido, como alguns metais pesados, dibenzo-p-dioxinas policloradas e dibenzofuranos (DBDP/furanos), bifenilos policlorados semelhantes a dioxinas (BPC) e outros contaminantes orgânicos persistentes estão presentes, em maiores ou menores quantidades, em carnes cruas/não processadas, dependendo do tipo de carne vermelha e sua origem.[2]

Sugere-se que certos processos de cozimento podem modificar (diminuir ou aumentar) os níveis de poluentes ambientais nos alimentos em geral e nas carnes em particular. No entanto, as mudanças de concentração dependeriam não apenas do processo de cozimento, mas ainda mais do conteúdo original em cada item alimentar. Como muitos desses poluentes ambientais são orgânicos, os processos de cozimento que liberam ou removem a gordura da carne tendem a reduzir as concentrações totais de seus contaminantes. Por outro lado, também foi observado que carnes brancas, como frango, geralmente continham menos contaminantes orgânicos do que as carnes vermelhas. Esse seria um indicador do potencial carcinogenico de poluentes ambientais nas carnes, antes de serem cozidas ou processadas.[2]

Recentemente, Alisson-Silva et al. descreveram uma explicação mecanicista para a propensão humana ao risco de doenças associadas à carne vermelha, incluindo o câncer coloretal (CCR), que é consistente com a maioria das observações: incorporação metabólica de um ácido siálico não humano, ácido N-glicolilneuramínico (Neu5Gc), nos tecidos dos consumidores de carne vermelha, e a subsequente interação com anticorpos que provocam inflamação contra esse xenoautoantígeno. Esses autores também questionaram se as substâncias cancerígenas geradas durante o cozimento poderiam ser as principais responsáveis pelo CCR e outros tipos de câncer. Se os HPA decorrentes dos métodos de cozimento em alta temperatura, que não são específicos da carne vermelha e também são gerados ao grelhar aves ou peixes (bem como em outras formas de cozimento), são os principais responsáveis pelo CCR, por que o consumo de aves ou peixes cozidos não é considerado cancerígeno? Domingo e Nadal concordaram com essa observação, sendo uma questão fundamental que merece uma investigação mais aprofundada por parte da comunidade científica.[2]

LEITE, LATICÍNIOS E CÂNCER

Como a função natural do leite é nutrir e promover o crescimento de mamíferos jovens, ele contém todos os nutrientes essenciais, bem como vários hormônios anabólicos. Para aumentar a produção de leite, as vacas são criadas para produzir níveis mais elevados de fator de crescimento semelhante à insulina I (IGF-I), e estão prenhas na maior parte do tempo em que são ordenhadas, o que aumenta muito os níveis de progestinas, estrogênios e outros hormônios do leite.[4]

O processamento do leite tem muitas implicações potenciais para a saúde. A pasteurização reduz a transmissão de brucelose, tuberculose e outros patógenos. A fermentação para produzir queijo envelhecido, iogurte, kefir e outros produtos desnatura os hormônios peptídicos, altera os antígenos proteicos, reduz o conteúdo de lactose e afeta a composição bacteriana. Seu fracionamento resulta na produção de manteiga, produtos com baixo teor de gordura, proteína de soro de leite e na fortificação com vitaminas A e D que pode complementar as dietas.[4]

O consumo de leite aumenta o crescimento longitudinal e ganho de estatura, mesmo na vigência de uma alimentação nutricionalmente adequada. Se esse efeito de promoção do crescimento é causado por aminoácidos específicos, hormônios anabólicos ou outros fatores não está claro. O leite de vaca contém quantidades substanciais dos aminoácidos de cadeia ramificada leucina, isoleucina e valina, que são essenciais para a qualidade da proteína. O consumo desses aminoácidos por humanos aumenta as concentrações plasmáticas de IGF-I, que media a ação do hormônio de crescimento, e a leucina especificamente promove a ativação de uma proteína quinase denominada alvo da rapamicina em mamíferos (*mammalian target of rapamycin* – mTOR), que promove a replicação celular e inativa a apoptose, no entanto, as consequências do crescimento acelerado para a saúde são complexas,[4] sendo ambas hipóteses de possíveis mecanismos que correlacionam os lácteos com maior incidência e piores desfechos no câncer.

Em estudos internacionais, o consumo de laticínios está fortemente relacionado com maiores taxas de câncer de mama, de próstata e outros tipos de câncer. Os efeitos do consumo de leite sobre IGF-I plasmático, que prevê riscos aumentados de câncer de próstata e de mama, fornece um mecanismo plausível. Em estudos de coorte prospectivos, o consumo de leite está mais consistentemente associado a um maior risco de câncer de próstata, especialmente em formas agressivas ou fatais, mas não a um maior risco de câncer de mama, ainda controverso. Quanto aos produtos lácteos, sua ingestão tem sido associada a um maior risco de câncer endometrial, particularmente entre mulheres na pós-menopausa que não estão recebendo terapia hormonal, um achado possivelmente relacionado ao conteúdo de hormônios sexuais dos produtos lácteos. Existe a hipótese de o consumo de produtos lácteos ou de a lactose aumentar o risco de câncer de ovário, mas nenhuma relação foi observada. Em contraste, em metanálises e revisões de dados primários, o consumo de leite foi inversamente associado ao risco de CCR, potencialmente por seu alto teor de cálcio. Uma grande limitação da literatura existente é que quase todos os estudos prospectivos foram realizados entre pessoas de meia-idade ou mais, enquanto muitos fatores de risco de câncer atuam na infância ou no início da vida adulta. Em um estudo realizado em adolescentes, a ingestão de leite mostrou não estar relacionado a um risco futuro de câncer de mama.[4]

Em uma metanálise que incluiu 29 estudos de coorte, a ingestão de leite ou de alimentos lácteos não foi associada à mortalidade geral. Em uma análise recente de três grandes coortes com mais de 30 anos de acompanhamento, o leite integral foi associado a maiores taxas de mortalidade, o que não foi visto com o consumo de leite e queijo com baixo teor de gordura. No entanto, quando as principais fontes de proteína foram comparadas, o consumo de alimentos lácteos foi associado a menores taxas de mortalidade comparado ao consumo de

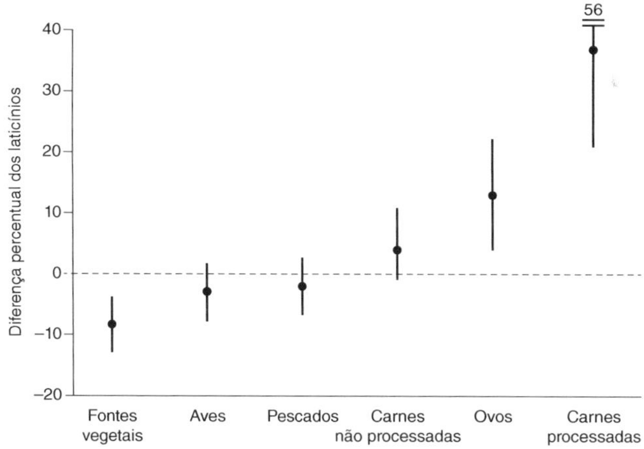

FIGURA 1 Mortalidade por todas as causas associada a fontes de proteína. A linha tracejada em 0 é o valor de referência para a mortalidade associada aos laticínios como fonte de proteína. As associações são ajustadas para estilo de vida, dieta e outros fatores de risco para doenças cardiovasculares e câncer.
Fonte: adaptado de Willett e Ludwig.[4]

carnes processadas e ovos, com mortalidade semelhante ao consumo de carnes vermelhas não processadas, aves e peixes, e com mortalidade significativamente maior do que o consumo de fontes de proteína vegetal.[4]

O consumo de leite orgânico tem sido promovido em virtude da preocupação com o uso de recombinante somatotropina bovina e a presença de resíduos de agrotóxicos e antibióticos no leite convencionalmente produzido e pela expectativa de que o leite orgânico tenha melhor composição nutricional. Embora o leite de vaca tratado com somatotropina bovina contenha níveis elevados de IGF-I, nenhum estudo de longo prazo comparou leite de vacas tratadas com somatotropina bovina e leite de vacas não tratadas quanto aos resultados na saúde de seres humanos. Depois de extensas críticas, Canadá e União Europeia baniram a venda de leite de vacas tratadas com somatotropina bovina, não por motivos relacionados à saúde humana, mas por questões de bem-estar animal, incluindo aumento de mastite, problemas nas patas e fertilidade reduzida em vacas tratadas.[4]

A associação entre o consumo de laticínios e o risco de câncer foi explorada com uma variedade de estudos de qualidade baixa a moderada que mitigam a avaliação da associação causal. Para caracterizar completamente as associações válidas entre o consumo de laticínios e o risco e/ou mortalidade relacionada ao câncer, são necessárias revisões sistemáticas rigorosamente conduzidas e metanálises incluindo apenas desenhos de estudos prospectivos de alta qualidade.[5]

Enquanto se aguardam pesquisas adicionais, as diretrizes para leite e alimentos lácteos devem designar uma ingestão aceitável (como 0 a 2 porções por dia para adultos), reduzir a ênfase do leite com baixo teor de gordura como preferível ao leite integral e desencorajar o consumo de alimentos lácteos adoçados com açúcar em populações com altas taxas de sobrepeso e obesidade.[4]

DIETA *PLANT-BASED* E CÂNCER

Enquanto o consumo de alimentos tipo *fast-food* e outros alimentos processados com alto teor de gordura, amidos ou açúcares, carne vermelha e álcool em excesso são fatores de risco estabelecidos para vários tipos de câncer, consumir alimentos *plant-based* para alcançar uma dieta saudável tem sido associado a um menor risco de câncer de acordo com o último relatório sobre dieta e câncer, divulgado pelo World Cancer Research Fund/American Institute for Cancer Research (WCRF/AICR).[6] Até o momento, essas diretrizes estabelecem as mesmas recomendações para sobreviventes do câncer e para a população em geral. A adesão por meio do escore WCRF/AICR 2007 foi associada a um menor risco de mortalidade por câncer em uma metanálise que combinou apenas três estudos.[7]

A metanálise conduzida por Molina-Montes et al., publicada em 2020, é a primeira a sintetizar as evidências disponíveis sobre o impacto da *plant-based diet*, neste capítulo denominada dieta *plant-based*, nos desfechos clínicos relacionados ao câncer na população em geral e em sobreviventes do câncer. Os resultados incluíram mortalidade geral e mortalidade específica por câncer e recorrência do câncer. Foram incluídos 26 estudos; deles, 5 abordaram a dieta vegetariana/vegetariana estrita, 2 abordaram a dieta pró-vegetariana e 13, a dieta mediterrânea no pré-diagnóstico, enquanto apenas 6 estudos avaliaram a alimentação pós-diagnóstico. Uma dieta pró-vegetariana não faz recomendações sobre como comer ou evitar itens específicos, mas geralmente aumenta a proporção de alimentos vegetais em relação aos de origem animal. Esses estudos foram baseados em grandes coortes, como: Adventist Health Studies, Oxford and Heidelberg Vegetarian Studies, European Prospective Investigation into Cancer and Nutrition (EPIC) Oxford Vegetarian Study e Health Food Shoppers Study.[1]

As dietas *plant-based* são tradicionalmente consideradas vegetarianas, mas outras definições podem ser consideradas classificando-se negativamente alguns ou todos os alimentos de origem animal e até mesmo levando em consideração a qualidade dos alimentos *plant-based* na dieta.[1] As dietas *plant-based* são padrões dietéticos que enfatizam o consumo mais alto de alimentos vegetais em sua forma integral para obter macro, micronutrientes e compostos bioativos e são pobres em produtos de origem animal, gordura, colesterol, sal e açúcar.[8] Logo, não existem produtos industrializados, *shakes* proteicos e dietas enterais *plant-based*, comumente necessários no cenário oncológico. As dietas vegetarianas estritas são um tipo de dieta *plant-based*, com foco na restrição de alimentos de origem animal, e foram associadas a uma menor incidência de obesidade, hipertensão e diabete melito tipo 2, fatores de risco para doenças cardiovasculares[8] e para piores desfechos no câncer.[9]

Ainda nessa metanálise, apenas a adesão à dieta mediterrânea reduziu o risco geral de mortalidade por câncer, mas nenhum estudo considerou a influência dos fatores prognósticos nas associações; assim, o verdadeiro efeito independente da dieta mediterrânea permanece inconclusivo. A dieta mediterrânea é um padrão alimentar tradicional encontrado nas regiões de cultivo de oliva da Bacia do Mediterrâneo na década de 1960 e é mundialmente reconhecida como um modelo de dieta saudável. Trata-se de um padrão alimentar bem definido, à base de plantas, caracterizado pelo consumo diário de azeite; abundância de alimentos de origem vegetal, como frutas, legumes e verduras, oleaginosas e sementes, cereais e leguminosas; consumo de peixes e frutos do mar, principalmente nas regiões costeiras; ingestão moderada a baixa de laticínios, principalmente de queijo fresco e iogurte; consumo moderado de álcool, principalmente na forma de vinho; e um consumo menos frequente de carne e produtos à base de carne. A dieta mediterrânea é considerada uma dieta *plant-based* de referência e ainda cobre algumas lacunas nutricionais da dieta vegetariana.[1]

Estudos sobre outras dietas *plant-based* forneceram resultados não significativos ou ambíguos e o mesmo foi encontrado para estudos pós-diagnóstico. Portanto, ainda há evidências insuficientes para afirmar que as dietas *plant-based* ajudam a reduzir o risco de desfechos negativos relacionados ao câncer.[1]

Alimentos *plant-based* (frutas, vegetais, cereais integrais, oleaginosas e sementes, legumes e óleos vegetais) são a principal fonte de fibras e outros compostos bioativos da dieta. Particularmente, os compostos bioativos derivados de plantas, como fibras, compostos sulfurados, carotenoides, polifenóis e fitoesteróis, presentes em alimentos crucíferos, alho, tomate, chá-verde e cereais integrais, possuem propriedades anticarcinogênicas bem conhecidas demonstradas em modelos experimentais e estudos epidemiológicos. Alimentos *plant-based* exercem, portanto, ação anti-inflamatória e antioxidante contra o desenvolvimento do câncer.[10] Na literatura, alimentos de origem vegetal têm sido associados a desfechos relacionados ao câncer, embora resultados conflitantes tenham sido relatados.[1]

Quanto à incidência de câncer, dois mecanismos poderiam explicar como os compostos bioativos podem prevenir o risco de mortalidade por câncer: primeiro, a fibra, principalmente solúvel, modula a composição da microbiota intestinal melhorando as funções de barreira do cólon e, segundo, substratos como amido resistente, polissacarídeos não amiláceos (betaglucanos) e fenóis são metabolizados em metabólitos ativos pela microbiota comensal.[11] Os metabólitos resultantes têm efeitos anticâncer bem conhecidos e podem prevenir a mortalidade. Por exemplo, os ácidos fenólicos são antioxidantes com atividade eliminadora de radicais livres. Os radicais livres desempenham um papel importante não apenas no desenvolvimento do câncer, mas também em seu tratamento, uma vez que as drogas anticâncer geram as próprias espécies reativas de oxigênio.[12] Portanto, neutralizar seus efeitos prejudiciais é crucial para reduzir a mortalidade e os resultados secundários em pacientes com câncer. Outros metabólitos, como os ácidos graxos de cadeia curta, também são atores importantes na manutenção da integridade intestinal e da homeostase imunológica, para prevenir o desenvolvimento de tumores.[11]

As dietas *plant-based* ou índices baseados nos potenciais efeitos benéficos de vários fatores dietéticos, responsáveis pela interação de todos os fitoquímicos contidos na dieta, devem ser, portanto, uma abordagem melhor para examinar a associação entre dietas *plant-based* e mortalidade por câncer, em vez de estudos que avaliam individualmente nutrientes ou alimentos. As dietas *plant-based* têm sido relacionadas a um perfil imunológico de baixo risco (níveis mais baixos de proteína C-reativa,[13] fibrinogênio e leucócitos), marcadores de adiposidade mais baixos[14] e melhor estado antioxidante.[15] Esses são provavelmente os mecanismos subjacentes pelos quais essas dietas podem melhorar a resposta imunológica em pacientes com câncer, ao mesmo tempo que retardam o crescimento do tumor e o risco de desenvolver eventos subsequentes.[11]

Apenas o estudo de Baden et al. distinguiu a qualidade dos alimentos *plant-based*. Esperava-se, portanto, um grande impacto da pontuação da dieta pró-vegetariana saudável na prevenção da mortalidade por câncer; no entanto, só foram observadas associações significativas para o escore padrão.[13]

Embora os resultados da metanálise conduzida por Molina-Montes et al. tendam a sugerir que vegetarianos e vegetarianos estritos possuem um risco menor de mortalidade por câncer e mortalidade específica por câncer quando comparados aos não vegetarianos, não observamos associações significativas nas metanálises combinando os resultados dos estudos selecionados.[1]

Apesar dos avanços científicos, não existe definição universalmente aceita para o termo vegetariano e há uma inconsistência substancial em como as pessoas se identificam como vegetarianas, ambiguidade que pode dificultar a comparação entre estudos anteriores: enquanto poucos identificaram os vegetarianos por meio de extensos e detalhados questionários, outros definiram como critério de inclusão os vegetarianos autorrelatados. Vários estudos sugerem que este grupo, apesar de geralmente ser consciente quanto à saúde, ainda inclui um número considerável de consumidores ocasionais de carne, o que pode ter enviesado os resultados de estudos epidemiológicos,[1,16] além de ainda constituirem um limitado grupo populacional. Além disso, conforme demonstrado no estudo de Key et al., vegetarianos ou vegetarianos estritos frequentemente adotam um estilo de vida mais saudável (p. ex., não fumantes) em comparação com onívoros, tornando mais difícil estabelecer comparações entre os dois grupos.[17]

Assim, embora as dietas *plant-based* tenham sido consistentemente associadas a uma menor incidência de câncer, a associação com a mortalidade por câncer não foi claramente estabelecida. Essa contradição pode ser explicada pelo fato de a mortalidade por câncer estar muito influenciada pelo tipo e regime de tratamento. Por outro lado, a falta de poder estatístico para detectar associações significativas em estudos de mortalidade por causa específica é outro importante fator limitante que torna impossível tirar conclusões significativas sobre essa associação. Existem estudos sobre a mortalidade por causa específica apenas para câncer de pulmão, mama, cólon e próstata. Também é digno de nota o fato de que estudos sobre outros desfechos relacionados ao câncer, como cânceres secundários, não estão disponíveis. Nenhum estudo considerou a interação entre fatores dietéticos e genéticos nessas associações nem o tempo de consumo da dieta *plant-based*. Os instrumentos de avaliação dietética (registros de 3 dias, recordatórios de 24 horas ou questionários de frequência alimentar) também diferiram muito entre os estudos, bem como entre as populações estudadas.[1]

ALIMENTOS ORGÂNICOS E CÂNCER

Em 2015, com base em estudos experimentais e populacionais, a IARC reconheceu a carcinogenicidade de certos pesticidas (malation e diazinon foram classificados como provavelmente carcinogênicos para humanos [grupo 2A], e tetraclorvinfos e paration foram classificados como possivelmente cancerígenos para humanos [grupo 2B]). A exposição a agrotóxicos pela população em geral, com exceção da exposição ocupacional e acidental, ocorre principalmente por meio de resíduos nos alimentos. Agora parece importante avaliar os efeitos crônicos da exposição a resíduos de pesticidas em baixas doses advindas da dieta e efeitos potenciais do coquetel em nível geral populacional.[18]

A última pesquisa da Organic Trade Association nos Estados Unidos mostrou que a motivação para a saúde é o principal motivo para a escolha de alimentos orgânicos. Os supostos benefícios à saúde pela escolha de alimentos orgânicos incluem redução da exposição a contaminantes ou aumento do valor nutricional. Bem-estar animal e preocupações ambientais são outros motivos importantes para escolher alimentos orgânicos. A produção animal orgânica difere dos sistemas convencionais. Por exemplo, animais orgânicos podem ter áreas de alojamento maiores, acesso externo e cama de palha; eles são alimentados com ração orgânica; o uso de antibióticos é restrito; nenhum tratamento médico preventivo é permitido; e cortar cauda, dentes e bicos é proibido. Os consumidores percebem isso como mais natural e menos intensivo do que a produção animal convencional, mas as diferenças potenciais na ocorrência de doença têm sido pouco estudadas. A prevalência de mastite não diferiu entre fazendas leiteiras orgânicas e convencionais. Para alguns consumidores, as considerações éticas relacionadas ao bem-estar animal resultam na abstenção de carne e/ou produtos de origem animal, e estudos mostram consistentemente que os consumidores orgânicos incluem uma parcela maior de vegetarianos do que os consumidores convencionais.[19]

Outros motivos são fatores relacionados a preocupações ambientais, incluindo qualidade do solo e da água, biodiversidade, emissões de gases de efeito estufa e eficiência de recursos (rendimento). Uma metanálise das diferenças nos impactos ambientais entre a agricultura orgânica e a convencional concluiu que os sistemas de agricultura orgânica têm maior conteúdo de matéria orgânica nos solos, contribuem positivamente para a biodiversidade e têm menores emissões de gases de efeito estufa (GEE) por hectare de cultivo. O efeito GEE é menos pronunciado e pode até ser revertido quando expresso por unidade de produto. A lixiviação de nitratos e fósforo dos sistemas de produção agrícola para as águas subterrâneas e superficiais é um enorme problema ambiental e ocorre, em média, muito menos na agricultura orgânica do que na agricultura convencional.[19]

Pesquisas epidemiológicas que investigam a ligação entre o consumo de alimentos orgânicos e o risco de câncer são escassas e, até onde se sabe, a grande coorte de adultos franceses, conduzida por Baudry et al., foi o primeiro estudo a avaliar essa associação. Foi observado que uma maior frequência de consumo de alimentos orgânicos foi associada à diminuição do risco de desenvolver linfoma não Hodgkin e câncer de mama na pós-menopausa, enquanto nenhuma associação foi detectada para outros tipos de câncer. Avaliou-se a frequência do consumo segundo grupos de alimentos e os modelos foram ajustados para os fatores de confusão importantes (sociodemográficos, estilos de vida e padrões dietéticos).[18]

As possíveis vias mecanísticas subjacentes que relacionam resíduos de pesticidas e carcinogenicidade incluem dano ao DNA estrutural, bem como dano funcional por meio de mecanismos epigenéticos. Outros mecanismos, como desordens em nível mitocondrial ou ao retículo endoplasmático ou distúrbios de fatores implicados na manutenção da homeostase celular, também são frequentemente mencionados. A desregulação endócrina induzida pelos pesticidas imita a função do estrogênio, propriedade que pode estar envolvida na carcinogênese da mama.[18]

O sistema de produção afeta a composição química de plantas e produtos animais. As diferenças estão relacionadas às concentrações de nutrientes e outros compostos bioativos (metabólitos secundários da planta/agentes de defesa da planta), pesticidas, outros contaminantes, micotoxinas e microrganismos, incluindo patógenos vegetais. Poucos dados estão disponíveis para produtos de origem animal; as diferenças composicionais observadas estão relacionadas ao perfil de ácidos graxos, iodo e selênio. Vários projetos de estudo são usados ao comparar a composição de culturas orgânicas e convencionais e incluem testes de campo (comparação das concentrações de nutrientes ou substâncias em culturas orgânicas e convencionais cultivadas em diferentes lotes do mesmo campo), estudos de pares de fazendas (comparação das concentrações de nutrientes ou substâncias em culturas orgânicas e convencionais cultivadas em fazendas vizinhas), estudos de cesta básica (comparação das concentrações de nutrientes ou substâncias em produtos frescos orgânicos e convencionais e alimentos processados na extremidade do consumidor na cadeia de distribuição) e estudos de biomarcadores (comparação das concentrações de nutrientes ou substâncias no tecido humano, p. ex., urina ou sangue após o consumo de alimentos orgânicos e convencionais).[19]

Muitos consumidores percebem os alimentos orgânicos mais otimizados em sabor e cor, embora testes cegos reais mostrem pouca ou nenhuma diferença.[19] Ainda assim, pacientes oncológicos que sofrem de disgeusia podem se beneficiar da escolha. As diferenças de composição entre alternativas orgânicas e convencionais variam entre os grupos de alimentos.[19]

As revisões e metanálises mostram que frutas e vegetais orgânicos têm menores concentrações de nitrato e maiores concentrações de matéria seca, minerais (p. ex., ferro, magnésio, fósforo e zinco), vitaminas C e outros compostos bioativos como carotenoides e tocoferóis. Além disso, podem apresentar concentrações mais altas de alguns metabólitos secundários de plantas, como fenóis e flavonoides, alguns dos quais são agentes naturais de defesa das plantas e podem ser importantes para a saúde humana.[19]

Para cereais, são encontradas concentrações mais baixas de proteínas e aminoácidos em culturas orgânicas do que em culturas convencionais, o que está relacionado à menor entrada e disponibilidade de nitrogênio na produção de culturas orgânicas. Uma grande preocupação em relação às plantações de cereais é a contaminação por micotoxinas, metabólitos de fungos que têm efeitos adversos em humanos, animais e plantações. Apesar do uso de fungicidas na agricultura convencional para controlar a contaminação por fungos, a maioria dos estudos não mostra nenhuma diferença da toxina deoxinivalenol, micotoxina do *Fusarium*, entre os cereais orgânicos e convencionais, e o restante mostra concentrações mais baixas em cereais produzidos organicamente. Para outras micotoxinas do *Fusarium*, ou seja, T2 e HT2, a maioria dos estudos mostra concentrações mais baixas em cereais produzidos organicamente. Os sistemas de cultivo de cereais orgânicos usando rotação sistemática de culturas, tratamento de superfície mais intensivo e menor densidade de plantas podem contribuir para essa concentração mais baixa. Com relação aos metais tóxicos, os estudos não encontraram diferenças entre culturas orgânicas e convencionais para arsênio e chumbo, e as culturas orgânicas tinham concentrações significativamente mais baixas de cádmio.[19]

O leite orgânico pode conter quantidades um pouco maiores de ácidos graxos poli-insaturados n-3, betacaroteno e uma proporção mais benéfica entre ômega-6 e ômega-3 do que o leite convencional, relacionada à criação das vacas no pasto, enquanto a alimentação convencional consiste em soja, torta de palmiste e cereais com menor teor de ômega-3. O teor de hormônios sexuais do leite aumenta se as vacas são ordenhadas durante a prenhez, mas essa prática parece ser generalizada entre os produtores de leite convencional e orgânico.[4,19] Por outro lado, o leite orgânico geralmente contém menos iodo do que o leite convencional.[19]

Na agricultura orgânica, os animais são obrigados a ter acesso a áreas externas, o que pode aumentar o risco de exposição a parasitas e infecções. Estudos mostram pouca diferença no que diz respeito à contaminação bacteriana entre produtos orgânicos e convencionais, mas um estudo relatou maior ocorrência de bactérias resistentes a antibióticos na produção convencional em comparação com frango e porco orgânico.[19]

Os princípios da agricultura orgânica garantem o não uso de pesticidas sintéticos, embora algumas substâncias naturais sejam aprovadas para uso como pesticidas na agricultura orgânica. Os pesticidas aprovados para uso na agricultura orgânica compreendem extratos de plantas ou microrganismos com baixa persistência e são avaliados de acordo com as mesmas regulamentações que outros pesticidas. Alguns dos pesticidas aprovados para produção orgânica têm consequências conhecidas para a saúde, por exemplo, a rotenona, um inseticida das sementes e caules de certas plantas, é conhecida por causar doença de Parkinson em modelos animais e possivelmente também em humanos. A rotenona estava proibida na agricultura orgânica europeia, está registrada apenas para uso restrito nos EUA, mas ainda pode ser usada em outras partes do mundo.[19]

Com o rápido crescimento do consumo de alimentos orgânicos, o mercado de produtos orgânicos processados também aumenta. O termo processamento implica atividades como limpeza, corte, aquecimento, enlatamento e congelamento, bem como a adição de conservantes, sabores ou outras substâncias aprovadas para uso em produtos alimentícios, como conservantes, sal, açúcares e gorduras. De acordo com as regulamentações orgânicas da União Europeia e dos Estados Unidos, os alimentos orgânicos devem ser processados sem irradiação ou aditivos alimentares químicos, mas os sistemas de certificação não restringem a adição de sal, açúcares e gorduras. Do ponto de vista da saúde pública, é importante distinguir entre produtos com alta densidade energética processados e ultraprocessados. Se o processamento de alimentos orgânicos resultar em alimentos de conveniência ultraprocessados, o valor da naturalidade de tais alimentos orgânicos pode ser prejudicado,[19] deixando de se caracterizar como um alimento *plant-based*.

Definir os consumidores orgânicos e avaliar suas dietas são os principais desafios em estudos populacionais. Não existem métodos para mensurar a dieta habitual em indivíduos sem erros significativos. A maioria dos estudos relata que o consumo orgânico está intimamente ligado a outros indicadores de saúde e estilo de vida; por exemplo, os consumidores muitas vezes têm maior escolaridade e renda, têm menor índice de massa corporal (IMC), são mais ativos fisicamente e têm dietas mais saudáveis do que aqueles que não o fazem ou raramente consomem alimentos orgânicos. No entanto, esse padrão não se aplica necessariamente quando o consumo de alimentos orgânicos está relacionado a um estilo de vida alternativo que inclui o vegetarianismo, ambientalismo ou outras ideologias.[19]

O ponto crucial do debate ao comparar alimentos orgânicos e convencionais é se a exposição a resíduos de pesticidas na dieta tem relevância clínica. A evidência disponível sobre os efeitos adversos à saúde humana associados à exposição a metabólitos de pesticidas em alimentos é limitada. A maioria dos estudos até o momento se concentrou em indivíduos expostos ao pesticida original (ou seja, o ingrediente ativo) para avaliar os efeitos na saúde, embora continue a haver preocupação sobre os efeitos da exposição de baixo nível. Mais pesquisas são necessárias para identificar quais fatores são responsáveis por potenciais efeitos protetores do consumo de alimentos orgânicos sobre o risco de câncer.[18]

REFERÊNCIAS BIBLIOGRÁFICAS

1. Molina-Montes E, Salamanca-Fernández E, Garcia-Villanova B, Sánchez MJ. The impact of plant-based dietary patterns on cancer-related outcomes: A rapid review and meta-analysis. Nutrients. 2020;12:1-29.
2. Domingo L, Nadal M. Carcinogenicity of consumption of red meat and processed meat: A review of scientific news since the IARC decision. Food Chem Toxicol. 2017;105:256-61.
3. Bouvard V, Loomis D, Guyton KZ, Grosse Y, Ghissassi F El, Benbrahim-Tallaa L, et al. Carcinogenicity of consumption of red and processed meat. Lancet Oncol. 2015;16:1599-600.
4. Willett WC, Ludwig DS. Milk and Health. N Engl J Med. 2020;13:644-54.
5. Jeyaraman MM, Abou-setta AM, Grant L, Farshidfar F, Copstein L, Lys J, et al. Dairy product consumption and development of cancer: An overview of reviews. BMJ Open. 2019;9:1-13.
6. Clinton SK, Giovannucci EL, Hursting SD. The World Cancer Research Fund/American Institute for Cancer Research Third Expert Report on Diet, Nutrition, Physical Activity, and Cancer: Impact and Future Directions. J Nutr. 2020;150(4):663-71.

7. Solans M, Chan DSM, Mitrou P, Norat T, Romaguera D. A systematic review and meta-analysis of the 2007 WCRF/AICR score in relation to cancer-related health outcomes. Ann Oncol. 2020;31(3):352-68.
8. Kim H, Caul LE, Garcia-larsen V, Steffen LM, Coresh J, Rebholz CM. Plant-based diets are associated with a lower risk of incident all-cause mortality in a general population of middle-aged adults. J Am Heart Assoc. 2019;8(16):1-13.
9. Horie LM, Barrére APN, Castro MGLAMB, De Carvalho AMB, Pereira A, Prado C, et al. Diretriz Braspen de terapia nutricional no paciente com câncer. Braspen J. 2019;34(Supl 1):2-32.
10. Subramaniam S, Selvaduray KR, Radhakrishnan AK. Bioactive compounds: Natural defense against cancer? Biomolecules. 2019;9(758):1-15.
11. Sinha BK. Role of oxygen and nitrogen radicals in the mechanism of anticancer drug cytotoxicity. J Cancer Sci Ther. 2020;12(1):10-8.
12. Craddock JC, Neale EP, Peoples GE, Probst YC. Vegetarian-based dietary patterns and their relation with inflammatory and immune biomarkers: A systematic review and meta-analysis. Adv Nutr. 2019;10(3):433-51.
13. Baden MY, Satija A, Hu FB, Huang T. Change in plant-based diet quality is associated with changes in plasma concentrations in women. J Nutr. 2019;149(4):676-86.
14. Fung TT, Mccullough ML, Newby PK, Manson JE, Meigs JB, Rifai N, et al. Diet-quality scores and plasma concentrations of markers of inflammation and endothelial dysfunction 1 – 3. Am J Clin Nutr. 2005;52(1):163-73.
15. Bonaccio M, Castelnuovo A Di, Bonanni A, Costanzo S, Lucia F De, Pounis G, et al. Adherence to a Mediterranean diet is associated with a better health-related quality of life: A possible role of high dietary antioxidant content. BMJ Open. 2013;3:1-11.
16. Dinu M, Abbate R, Gensini GF, Casini A, Dinu M, Abbate R, et al. Vegetarian, vegan diets and multiple health outcomes: A systematic review with meta-analysis of observational studies. Crit Rev Food Sci Nutr. 2017;57(17):3640-9.
17. Key TJ, Fraser GE, Thorogood M, Appleby PN, Beral V, Reeves G, et al. Mortality in vegetarians and nonvegetarians: detailed findings from a collaborative analysis of 5 prospective studies 1 – 3. Am J Clin Nutr. 1999;70:516-24.
18. Baudry J, Assmann KE, Touvier M, Allès B, Seconda L, Latino-Martel P, et al. Association of frequency of organic food consumption with cancer risk findings from the NutriNet-Santé Prospective Cohort Study. JAMA Intern Med. 2018;178(12):1597-606.
19. Brantsæter AL, Ydersbond TA, Hoppin JA, Haugen M, Meltzer HM. Organic food in the diet: Exposure and health implications. Annu Rev Public Heal. 2017;38:295-313.

CAPÍTULO 15

Pacientes obesos

Janilene Medeiros S. Pescuma

OBESIDADE NO BRASIL E NO MUNDO

A prevalência de excesso de peso e obesidade cresce em proporções alarmantes em diversos países. No mundo, entre 1980 e 2014, a proporção de obesos mais que duplicou. No Brasil, a situação não é diferente. Estudos apontam que a obesidade vem crescendo cada vez mais.[1]

O aumento da prevalência de obesidade pode ser ocasionado por mudanças comportamentais que ocorreram nas últimas décadas, principalmente em decorrência de alimentação inadequada e do sedentarismo. Nos países de renda média, os sistemas de vigilância têm encontrado tendências temporais de aumento da obesidade. No Brasil, as estimativas de prevalência de obesidade, segundo o Sistema de Vigilância de Fatores de Risco e Proteção para Doenças Crônicas por Inquérito Telefônico (Vigitel), aumentaram de 15 para 18% de 2010 a 2014, em ambos os sexos. De acordo com os dados desse inquérito, mais de 50% da população adulta está acima do peso, ou seja, na faixa de sobrepeso e obesidade.[1]

Na Pesquisa de Orçamentos Familiares (POF), a prevalência de obesidade entre os homens aumentou de 9,3% (POF 2002-2003) para 12,7% (POF 2008-2009). No caso das mulheres, a prevalência de obesidade passou de 14 para 17,5% nas respectivas pesquisas. A porcentagem também é preocupante na infância e adolescência, em que, entre 2008 e 2009, 15% das crianças na faixa de 5 a 9 anos estavam obesas e 37% com excesso de peso. Na faixa de 10 a 19 anos, as taxas de excesso de peso eram de 34,8% para meninos e 32% para meninas, e de obesidade eram, respectivamente, de 16,6% em meninos e 11,8% em meninas.[2]

Existem diferentes maneiras de mensuração da obesidade, sendo o índice de massa corporal (IMC) o principal indicador na avaliação do estado nutricional em adultos.[1] A Organização Mundial da Saúde (OMS) aponta a obesidade como um dos maiores problemas de saúde no mundo. Segundo ela, mais de 1,6 bilhão de adultos encontra-se com excesso de peso no mundo e pelo menos 400 milhões estão obesos.[3] De acordo com dados de 2015 do Global Burden of Disease (GBD), observa-se o crescimento para 604 milhões de adultos e 112 milhões de crianças com obesidade em todo o mundo, além de a prevalência ter dobrado entre 1980 e 2015 em mais de 70 países do mundo.[4]

O excesso de peso na infância aumenta o risco de obesidade na adolescência e consequentemente na vida adulta, com graves consequências para a saúde, incluindo o aumento do risco de doenças como o câncer. O aumento na incidência da obesidade pode ter impacto na expectativa de vida a ponto de interromper sua tendência de crescimento. A prevenção ajuda a garantir não só a tendência de crescimento da expectativa de vida, mas também a qualidade de vida das futuras gerações.[5] Sabe-se que a obesidade é uma doença multifatorial, recidivante e muitas vezes silenciosa e, se não prevenida e cuidada corretamente, tem um impacto devastador na vida do indivíduo, bem como na economia do país. A prevenção e o tratamento da obesidade se caracterizam por uma abordagem multiprofissional e transdisciplinar. Dessa forma, a proposta de enfrentamento do excesso de peso e da obesidade requer ação de diversos setores da sociedade, e não apenas do setor da saúde.[6]

OBESIDADE E CÂNCER

Com o aumento de peso elevam-se também as taxas de doenças associadas à obesidade, entre elas vários tipos de neoplasias. O estudo *Global Burden of Disease* (GBD) Brasil apontou aumento da obesidade, glicemia de jejum e uso de álcool consistente com os dados da maioria dos países no mundo. O excesso de peso e a obesidade constituem o segundo fator de risco mais importante para a carga global de doenças e estão associados com várias doenças crônicas não transmissíveis (DCNT), como doenças cardiovasculares, diabetes, câncer de cólon, reto, mama e cirrose, entre outras.[4]

O IMC tem aumentado constantemente nas últimas décadas na maior parte do mundo, principalmente em países em transição como o Brasil e está associado a um risco aumentado de 14 tipos de câncer. Estudos estimam que a redução de um IMC alto poderia reduzir a incidência de câncer no Brasil. Estudo recente calculou frações da incidência de câncer atribuíveis ao IMC alto, bem como projeções para casos atribuíveis em 2025, usando dados do IMC de pesquisas nacionais representativas e riscos relativos publicados em metanálises. As estimativas de incidência de câncer foram recuperadas no GLOBOCAN e no Instituto Nacional de Câncer (Inca). Foi constatado que 15.465 (3,8%) de todos os novos casos de câncer diagnosticados no Brasil em 2012 foram atribuídos ao IMC alto, com incidência maior em mulheres (5,2%) do que em homens (2,6%). Os locais que mais contribuíram para o número de casos atribuíveis foram mama (n = 4.777), corpo uterino (n = 1.729) e cólon (n = 681) em mulheres; e cólon (n = 1.062), próstata (n = 926) e fígado (n = 651) em homens. Nesse estudo concluiu-se que os casos de câncer atribuíveis a IMC alto atingirão 29.490, representando 4,6% de todos os cânceres no Brasil em 2025; a extensão será maior em mulheres (6,2% ou 18.837) do que em homens (3,2% ou 10.653).[7]

Diante do aumento progressivo da prevalência da obesidade e das complicações associadas a ela, com elevadas taxas de morbidade e mortalidade, detectar precocemente indivíduos com excesso de peso e aplicar medidas de mudança do estilo de vida e perda de peso se faz cada vez mais necessário, antes, durante e depois do diagnóstico de câncer associado. Segundo a OMS, 13 em cada 100 casos de câncer no nosso país são atribuídos ao sobrepeso e à obesidade. A obesidade está associada a um aumento de risco para alguns tipos de câncer, em especial de esôfago, pâncreas, intestino grosso (cólon), mama (com um risco 50% maior na pós-menopausa), útero (especificamente do endométrio), rim, tireoide e vesícula biliar. No caso do câncer de próstata, o sobrepeso pouco interfere no aumento do risco, mas homens obesos acometidos por esse câncer, em geral, têm tumores mais agressivos. No caso do câncer de cólon, o risco é maior no sexo masculino.[8]

Estima-se que aproximadamente 4% de todos os tumores malignos em homens e 7% nas mulheres estejam diretamente relacionados à obesidade. Essa taxa varia de acordo com o tipo de câncer, mas pode chegar a 40% nos casos de câncer de endométrio e esôfago. Alguns fatores parecem explicar esse aumento dos casos de câncer em pessoas obesas:

- O tecido adiposo produz um hormônio feminino (estrogênio) que está associado principalmente com câncer de endométrio e mama.
- O aumento da insulina e de outras substâncias semelhantes à insulina tem o potencial de promover o crescimento de algumas células cancerosas. A presença de cálculos na vesícula e de refluxo gástrico esofágico também pode levar ao aparecimento de tumores.[8]

Durante o tratamento do câncer existe o risco de o paciente que o inicia eutrófico, porém com IMC nos limites superiores a 24,5 kg/m^2 ou com sobrepeso, tornar-se obeso e desenvolver síndrome metabólica.[9,10]

OBESIDADE E CÂNCER DE MAMA

Apesar de a obesidade estar relacionada a diversos tipos de neoplasias, o câncer de mama é um dos mais investigados na literatura científica. Sant et al.

estudaram fatores associados a alterações mamográficas no rastreio do câncer de mama e observaram excesso de peso em 78% de sua amostra de 600 mulheres analisadas, com idades entre 40 e 69 anos. O autor relata que esse fato é encontrado em outros estudos, reafirmando que o excesso de peso corporal é um risco aumentado para o câncer de mama, principalmente para mulheres na pós-menopausa. Seu estudo aponta o aumento nos níveis de estrogênio como estimulador da divisão celular epitelial da mama, o que, sabidamente, aumenta o risco de metaplasia e indução de tumor.[11] Ao estudar a associação entre o IMC e a ocorrência de câncer de mama em pacientes com diagnóstico anatomopatológico de carcinoma invasivo, na cidade de Salvador, os autores encontraram significância na relação da obesidade (IMC $\geq$ 30 kg/m^2) com o câncer de mama, sendo a chance de uma mulher obesa apresentar essa doença 2,57 vezes maior que a de uma mulher não obesa.[12]

A obesidade é uma condição de importante relevância, uma vez que o excesso de peso corporal desencadeia alterações endócrino-metabólicas significativas, levando ao aumento da incidência de tumores mamários, principalmente quando analisado em mulheres obesas na pós-menopausa. Em consequência do aumento de células de gordura há um aumento na concentração sérica de insulina e maior produção de citocinas inflamatórias, fatores associados ao aparecimento do câncer de mama.[12]

Todas as terapêuticas utilizadas no tratamento do câncer de mama (cirurgia, radioterapia, hormonioterapia e quimioterapia) podem ser afetadas adversamente pela obesidade. Em especial, sabe-se que na quimioterapia é comum o ganho ponderal durante o tratamento, que pode ser explicado pelo decréscimo da atividade física, aumento da ingestão alimentar e efeitos dos corticosteroides.[13]

As pessoas acometidas por essa doença também podem ser afetadas pelos efeitos colaterais que os tratamentos podem ocasionar, alterando o estado nutricional e consequentemente modificando o peso corporal. Dentre os efeitos colaterais, têm-se náuseas, vômitos, mucosite, disgeusia, disosmia e xerostomia, que afetam e alteram o padrão alimentar das pacientes em tratamento.[14,15]

É comum ocorrer diminuição do apetite, com consequente redução da ingestão alimentar e perda de peso. Entretanto, alguns estudos mostram que as pacientes, seja na tentativa de minimizar esses efeitos, seja em decorrência do uso de medicamentos como glicocorticoides e por alterações hormonais, aumentam o consumo alimentar (hiperfagia), reduzem a ingestão de alimentos proteicos, principalmente de origem animal, e aumentam a tolerância por preparações doces e frias. Além disso, aspectos psicológicos, como ansiedade e estresse, também interferem no aumento da ingestão alimentar. Todos esses fatores, associados à redução da prática de atividade física, ocasionam aumento do peso corporal, que ocorre em 50 a 96% nas mulheres durante o tratamento.[14,15]

A obesidade e a síndrome metabólica (SM) estão associadas ao desenvolvimento de câncer de mama. Também existe uma relação positiva com a agressividade desse tumor, como mostra estudo realizado com o objetivo de verificar a associação entre a distribuição da gordura corporal e o câncer de mama em mulheres do Rio Grande do Sul. Para esse estudo, utilizou-se um delineamento de caso-controle, no qual foram avaliadas 100 mulheres com diagnóstico histopatológico de câncer de mama em comparação com o grupo controle ambulatorial (400 mulheres) durante os meses de janeiro a outubro de 2005. As variáveis antropométricas coletadas foram: massa corporal (kg), estatura, circunferência da cintura (CC) e perímetro do quadril. Concluiu-se que o acúmulo de gordura na parte superior do corpo (CC > 88 cm) é um preditor de câncer de mama, especialmente em mulheres pré-menopausa.[16]

Embora os mecanismos da obesidade e SM sejam amplamente discutidos, não existe um padrão em seu cuidado quando associadas ao câncer. O diagnóstico da SM não é exigido pelo corpo clínico no câncer. Isso é um paradoxo considerando que a SM é um fator limitante para o sucesso do tratamento antitumoral e contribuiu para o aumento da morbidade e mortalidade. Uma metanálise realizada por Playdon et al.[5] mostrou que há maior risco de mortalidade e maior ocorrência de efeitos colaterais quando ocorre ganho ≥ 10% do peso corporal em mulheres com câncer de mama após o diagnóstico. Esse mesmo estudo não mostrou associação significativa entre as causas de mortalidade e ganho de peso entre 5 e 10%.[17]

PERDA DE PESO E CÂNCER

Ainda não está claro se uma pequena redução de peso leva a uma redução significativa do risco de desenvolvimento de câncer em pessoas obesas. No entanto, sabe-se que uma perda de peso de mais de 10 quilos na pós-menopausa proporciona uma redução no risco de câncer de mama de aproximadamente 50%.[8] E uma redução de peso ainda maior, como a observada após a cirurgia bariátrica, significa uma diminuição de 60% no risco para todos os tipos de câncer. Como mostrou um estudo de coorte retrospectivo de pacientes submetidos a cirurgia bariátrica entre 2005 e 2012, com acompanhamento até 2014, utilizando dados de um grande sistema integrado de seguro de saúde e prestação de cuidados com cinco locais de estudo. O estudo incluiu 22.198 indivíduos submetidos a cirurgia bariátrica e 66.427 indivíduos não cirúrgicos pareados por sexo, idade, local do estudo, IMC e índice de comorbidade. Após um seguimento médio de 3,5 anos, identificaram 2.543 cânceres incidentes e concluíram que, em pacientes com obesidade grave, a cirurgia bariátrica foi associada a um menor risco de câncer incidente, particularmente cânceres associados à obesidade, como câncer de mama na pós-menopausa, câncer endometrial e câncer de cólon.[18]

É importante reconhecer que durante o tratamento oncológico mesmo indivíduos com sobrepeso e obesos podem apresentar desnutrição leve, moderada ou até grave; a avaliação do nutricionista clínico especializado em oncologia deve contemplar outros parâmetros para a avaliação. Muitas vezes o mesmo peso pode mascarar perda de massa muscular e aumento de gordura corporal. Adultos com sobrepeso e obesos que desenvolvem uma doença aguda grave, como o câncer, muitas vezes vivenciam uma sequência de tratamentos que demandam maior gasto calórico do organismo (cirurgia, quimioterapia, radioterapia, imunoterapia e/ou hormonioterapia) e podem estar em risco de desnutrição, sendo beneficiados por intervenções e aconselhamentos nutricionais intensivos. As diretrizes nutricionais levam em consideração que a obesidade pode mascarar a desnutrição e que somente o peso corporal não é um bom parâmetro para o estado nutricional. O equilíbrio entre ingestão calórico-proteica e gasto de energia favorece a manutenção do peso saudável e da massa muscular. A American Society of Clinical Oncology recomenda a promoção de um estilo de vida saudável para alcançar e manter um peso saudável paralelamente ao tratamento do câncer. Existe uma preocupação com o risco de desnutrição do paciente com sobrepeso e obeso, mas também uma mudança de paradigma à luz da epidemia de obesidade. Atualmente há menos ênfase na estabilidade do peso durante o tratamento ativo e mais discussão e apoio voltados para aconselhar o paciente obeso a atingir perda de peso intencional lenta por meio do tratamento, desde que outros efeitos adversos estejam bem controlados e não afetem a perda de peso do paciente, ou seja, baseada na adoção de melhores hábitos alimentares e de vida.[19]

Sabe-se que, na população geral, uma diminuição de peso de 5 a 10% do peso inicial pode melhorar sensivelmente as complicações de saúde decorrentes da obesidade. Além disso, a manutenção de modestas reduções de peso, mesmo com recuperação parcial, com novos hábitos saudáveis dietéticos e de vida, são capazes de manter as melhoras de parâmetros. A meta tradicional da redução de peso do indivíduo "para um peso ideal" pode não ser possível durante o tratamento oncológico. Para o paciente obeso em tratamento oncológico, a manutenção do peso pode ser uma meta palpável e tem como base o equilíbrio entre hábitos de vida saudáveis e a não exposição a novos fatores de risco.[16]

MANEJO EM PACIENTES OBESOS

Trata-se de um quadro multimodal que necessita de intervenções no estilo de vida, que incluem mudanças de hábitos envolvendo dieta, comportamento e atividade física, componentes fundamentais para um controle de peso bem-sucedido.[20]

De acordo com a prática ambulatorial, as recomendações da equipe médica e multiprofissional podem ter uma influência positiva sobre o comportamento do paciente, porém existe uma tendência à hiperalimentação por parte da família e até um receio da equipe em aplicar intervenções com restrições calóricas buscando a perda de peso. Durante o acompanhamento, quando se trata de paciente com câncer, deve-se avaliar o custo-benefício da estratégia escolhida. Basicamente as estratégias nutricionais de emagrecimento para a população geral buscam a ingestão de menos calorias do que o organismo gasta. Para o paciente oncológico, nem sempre podemos adotar restrições radicais; é importante avaliar a fase do tratamento. Em razão dos diversos efeitos colaterais e do risco de perda de massa muscular, inicialmente a avaliação nutricional e o recordatório podem apontar para uma conduta de orientação nutricional qualitativa, visando a melhores escolhas alimentares e promovendo mais qualidade de vida.

É importante considerar que o desequilíbrio metabólico e imunológico levou a um desenvolvimento de um câncer, portanto, a estratégia adotada não pode levar o paciente a outro desequilíbrio. Os maus hábitos alimentares, com alta ingestão de gorduras e açúcares, somados ao sedentarismo e ao estilo estressante de vida moderno, são responsáveis pelo aumento da prevalência das doenças crônicas na população mundial. As doenças crônicas como obesidade, diabetes e doenças cardiovasculares apresentam como consequência uma elevação de marcadores inflamatórios como TNF-alfa, IL-6 e proteína C-reativa, decorrente dos processos inflamatórios associados a essas doenças.[21]

É recomendado que o cálculo do IMC seja realizado para todos os pacientes. A captação desse dado de saúde permitirá o direcionamento para estratégias de prevenção e tratamento precoce (orientação para a prática de atividade física, consulta com nutricionista, acompanhamento médico, fornecimento por meio digital ou impresso de informações relevantes sobre o tema). Sempre que possível, deve-se associar o IMC a medidas como circunferência abdominal, bioimpedância e outras.[6] Embora apresente limitações referentes à presença de edema ou desidratação dos pacientes, o peso é uma medida simples, acessível, de baixo custo e, quando avaliada em conjunto com um sistema de classificação, considerando porcentagem de perda de peso e IMC, pode melhorar a utilização na prática clínica.[22]

ESTRATÉGIAS DIETÉTICAS

Estudo recente, baseado em revisão sistemática da literatura com metanálise, demonstrou que as intervenções para perda de peso na obesidade reduzem a mortalidade em 6 casos por 1.000 indivíduos obesos por várias causas associadas, particularmente doenças cardiovasculares, câncer e diabetes. As intervenções, especialmente de reeducação alimentar com redução na ingestão de gorduras totais e saturadas, podem reduzir a mortalidade por doenças crônicas.[23]

Compreendendo que alguns elementos presentes nos alimentos podem proteger (fibras, ômega-3, carboidratos complexos) ou acarretar risco de desenvolvimento de câncer em mulheres (como é o caso da gordura animal), entende-se que a exposição desde a infância e adolescência poderia diminuir ou elevar as chances de mulheres serem acometidas por câncer de mama, uma vez que nessa fase há mitose de células mamárias.[20]

A qualidade da dieta torna-se mais importante que as calorias, ou seja, deve-se estimular melhores escolhas. Escolhas que podem ser mantidas a longo prazo.

Um dos alicerces para o enfrentamento do excesso de peso e da obesidade reside na promoção da alimentação saudável. A segunda edição do *Guia Alimentar para a População Brasileira*, publicado pelo Ministério da Saúde em 2014, aborda quais cuidados e caminhos são recomendados para alcançar uma alimentação saudável, saborosa e balanceada. Para tanto, o *Guia* apresenta desde os cuidados que se deve ter ao escolher os alimentos, passando pelo preparo das refeições e pelo próprio ato de comer. Os dez passos para uma alimentação adequada e saudável, sistematizados pelo *Guia*, são transcritos a seguir:[24]

1. Fazer de alimentos *in natura* ou minimamente processados a base da alimentação.
2. Utilizar óleos, gorduras, sal e açúcar em pequenas quantidades ao temperar e cozinhar alimentos e criar preparações culinárias.
3. Limitar o consumo de alimentos processados.
4. Evitar o consumo de alimentos ultraprocessados.
5. Comer com regularidade e atenção, em ambientes apropriados e, sempre que possível, com companhia.
6. Fazer compras em locais que ofertem variedades de alimentos *in natura* ou minimamente processados.
7. Desenvolver, exercitar e partilhar habilidades culinárias.
8. Planejar o uso do tempo para dar à alimentação o espaço que ela merece.
9. Dar preferência, quando fora de casa, a locais que servem refeições feitas na hora.
10. Ser crítico quanto a informações, orientações e mensagens sobre alimentação veiculadas em propagandas comerciais.

O consumo excessivo de açúcar, gordura saturada e sal está relacionado ao desenvolvimento de doenças crônicas não transmissíveis (DCNT), incluindo a obesidade. Dessa forma, é importante que o consumo desses ingredientes seja realizado com moderação, seguindo as recomendações nutricionais estabelecidas pela OMS e pelo Ministério da Saúde.

O consumo regular de frutas, verduras e legumes é benéfico para diversas funções orgânicas e manutenção da saúde, já que são fontes de vitaminas, sais minerais e fibras, sendo recomendado o consumo diário da maior variedade possível.

ATIVIDADE FÍSICA

Entre as medidas de prevenção primária destaca-se a realização de atividade física que, de acordo com a International Agency for Research on Cancer (IARC), pode reduzir de 20 a 40% o risco de neoplasias malignas entre mulheres.[16]

São claros os benefícios do exercício físico na prevenção, durante e após o tratamento do câncer, embora este assunto seja fortemente debatido e ainda necessite de mais esclarecimentos, principalmente com relação às modalidades de exercícios e variáveis do treinamento. É possível concluir que a combinação dos treinamentos de força e aeróbio pode trazer benefícios para os pacientes em tratamento e pós-tratamento de câncer, sendo bem tolerada pelos pacientes. Evidentemente, os efeitos positivos do exercício podem variar significativamente de acordo com o tipo de câncer, a intensidade, a frequência e a duração do programa de exercícios e o estilo de vida do paciente.[25] As atividades físicas são primordiais para a saúde, segundo as principais associações de medicina esportiva (Tabela 1).[26]

TABELA 1 Síntese das definições das principais recomendações mundiais para atividade física, 2014

Recomendação	Definição das metas recomendadas
American College of Sports Medicine (ACSM), 2007	30 minutos de atividade física moderada, 5 dias por semana; ou 20 minutos de atividade física vigorosa, 3 dias por semana, em sessões de pelo menos 10 minutos de duração
Organização Mundial da Saúde (OMS), 2010	150 minutos de atividade física moderada ou 75 minutos de atividade física vigorosa por semana, em sessões de pelo menos 10 minutos de duração
Institute of Medicine (IOM), 2004	60 minutos de atividade física moderada todos os dias da semana
União Europeia, 2008	30 minutos de atividade física moderada todos os dias da semana
Advisory Committee on International Physical Activity Questionnaire (IPAQ), 2005	30 minutos de atividade física moderada, 5 ou mais dias por semana; 20 minutos de atividade física vigorosa, 3 ou mais dias por semana; ou qualquer combinação de intensidade, desde que atinja o mínimo de 600 MET-minutos/semana

MET: múltiplos de equivalentes metabólicos.

É importante dizer que essas recomendações são para a população em geral. No entanto, pacientes sedentários (entre os quais podemos incluir os pacientes com câncer) são beneficiados com até 20 minutos diários. Nem sempre o paciente durante o tratamento conseguirá fazer 60 minutos de exercícios; menos de 20 minutos por dia já são benéficos para diminuir a fadiga e trazer benefícios metabólicos. Várias das atividades do cotidiano, como o deslocamento para o trabalho e seu retorno, o cuidado com a casa, subir e descer escadas, contribuem para a melhora do estado de saúde dos indivíduos.[27]

Battaglini et al. encontraram diminuição significativa nos níveis de fadiga após 21 semanas de exercício moderado, realizado duas vezes por semana, em pacientes com câncer de mama após cirurgia.[28] O resultado desse estudo sugere que o treinamento de força deve ser incluído em programas de exercícios de combate à fadiga e de melhora da força muscular em mulheres com câncer de mama. Segal et al. demonstraram redução de fadiga em pacientes com câncer de próstata que receberam radioterapia após 24 semanas de treinamento.[29] Adamsen et al. mostraram que o exercício de alta intensidade reduziu a fadiga em pacientes submetidos a quimioterapia. A intervenção com exercício de força e aeróbio pode reduzir os níveis de fadiga de pessoas com câncer.[30]

A atividade física minimiza o efeito de adaptação termogênica quando o corpo é submetido a uma restrição calórica. Além disso, aumenta o tecido marrom (tecido adiposo que gasta mais energia) que diminui o efeito de adaptação metabólica. O exercício é favorável à saúde da microbiota intestinal. A prática regular muda o ambiente sedentário, de obesidade, inflamação e disbiose, para o oposto, ou seja, onde o tecido tumoral que estava sendo beneficiado por esse ambiente, a atividade física age como competidor, direcionando para o músculo o consumo de glicose, ácidos graxos e metabólitos microbianos gerados pela obesidade. Além disso, a massa muscular geralmente é maior que o tumor.[31] A atividade física traz outros benefícios:

- Melhora a qualidade de vida dos pacientes com câncer.
- Desenvolve autonomia e independência que favorecem o convívio social do paciente.
- Proporciona inclusão na sociedade e ajuda o paciente a ter força para suas atividades de vida diária, bem como apoio nas atividades da casa e da família.[25]

ESTILO DE VIDA SAUDÁVEL

Algumas formas de estilo de vida têm mostrado resultado na redução da incidência do câncer de mama, como amamentação, número elevado de partos, residir em área rural, manter uma dieta equilibrada e ingerir bebidas alcoólicas com moderação.[32]

Ao redor do mundo, as populações têm trocado as áreas rurais pelas cidades, tornando-se mais sedentárias e consumindo quantidades crescentes de bebidas e alimentos industrializados.[33]

Portanto, apesar das comorbidades associadas ao paciente obeso oncológico, é importante salientar que devem ser estimulados a:[34]

- Manter um peso saudável.
- Ser fisicamente ativo.
- Evitar alimentos ultraprocessados.
- Incluir alimentos ricos em fibras na alimentação.
- Evitar bebidas açucaradas.
- Diminuir o consumo de carne vermelha.

PROPOSTA DE FLUXO DE ATENDIMENTO

O primeiro contato com o paciente inclui a avaliação do estado nutricional e cálculo de suas necessidades calóricas e proteicas. Para todos os pacientes oncológicos recomenda-se que o gasto energético seja determinado pela calorimetria indireta. Na ausência desse método, como ponto de partida na terapia nutricional considera-se para o paciente com câncer e obesidade entre 20 e 25 kcal/kg de peso atual/dia. Para as necessidades proteicas, 1,2 a 1,5 g/kg de peso atual/dia.[35]

Também é importante olhar para o estado nutricional inicial desse paciente. Muitas vezes o paciente com sobrepeso pode tornar-se obeso durante o tratamento e desenvolver outros problemas, como síndrome metabólica.

O paciente obeso em tratamento oncológico pode ser estimulado a atingir perda de peso intencional lenta por meio do tratamento, desde que outros efeitos adversos estejam bem controlados e não afetem a perda de peso, ou seja, com base na adoção de melhores hábitos alimentares e de vida.[19] Deve-se avaliar também se o tipo de tumor leva a um consumo maior de calorias e consequente perda de peso. Porém, é de extrema importância utilizar métodos de avaliação nutricional que reflitam além do peso. A atenção a composição corporal, massa muscular e funcionalidade tornam o acompanhamento desse paciente mais preciso, podendo diferenciar o obeso sarcopênico, no qual há uma insuficiência muscular resultante de uma redução de massa magra juntamente com a piora da força e função desse músculo. A Figura 1 descreve três cenários que podem ocorrer com o paciente obeso durante o tratamento e a respectiva proposta de manejo. Nela utilizamos:

- Situação atual do paciente, que pode ser: perda, manutenção ou ganho de peso.
- Escala ECOG (*Eastern Cooperative Oncology Group*) de desempenho para quantificar o estado funcional: escala de quatro pontos em que o PS (*performance status*) 0 é atividade normal, PS 1 é sintomático, mas deambulando quase completamente, PS 2 significa menos que 50% das horas diurnas no leito, PS é 3 mais que 50% das horas diurnas no leito; e PS 4 indica paciente completamente restrito ao leito.
- Força de preensão palmar medida através de dinamômetro ou *hand grip*: medida da função da musculatura esquelética.[34,36-39]

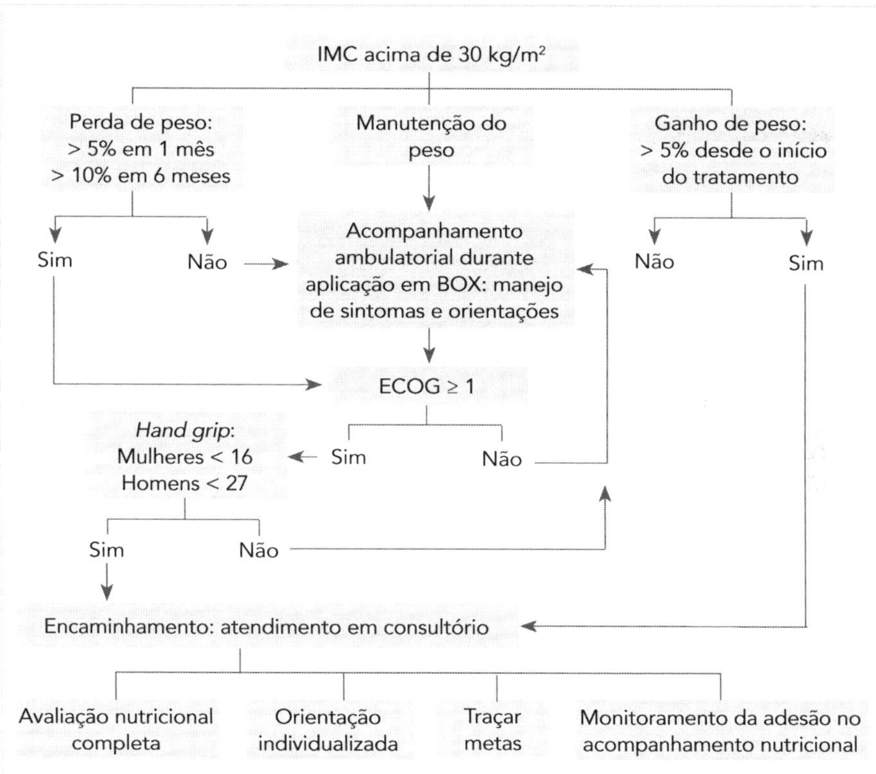

FIGURA 1 Proposta de manejo nutricional do paciente obeso oncológico.
BOX: local onde o paciente recebe o tratamento
Fonte: adaptado de World Cancer Research Fund/ American Institute for Cancer Research,[34] Blackburn et al.,[36] Aguilar,[37] Buccheri,[38] e Oken et al.[39]

O atendimento pode ser realizado no local onde o paciente recebe o tratamento (BOX) ou em consultório. Diferente do acompanhamento do paciente internado, no ambulatório o monitoramento da adesão à terapia nutricional não é feito diariamente, mas semanal, quinzenal ou mensalmente. A periodicidade pode variar de acordo com o tratamento, o diagnóstico e a avaliação da equipe multiprofissional.

Em consultório, a avaliação pode durar de 45 a 60 minutos e incluir uma avaliação nutricional mais completa, com a combinação de parâmetros subjetivos e objetivos. No Hospital Sírio-Libanês utilizam-se a Avaliação Subjetiva Global Produzida pelo Paciente (ASG-PPP), bioimpedância e medidas antropométricas, além de considerar os sinais e sintomas relacionados ao tratamento e à doença. A ingestão alimentar e hídrica também deve ser avaliada. Podem-se utilizar:

- Registro alimentar habitual.
- Recordatório alimentar de 24 horas.
- Questionário de frequência alimentar.
- História dietética.

Com base nesses parâmetros, fica mais plausível realizar uma intervenção nutricional individualizada, traçar metas para melhora da ingestão alimentar e monitoramento. A proposta para o planejamento dietético deve envolver o paciente e a família. O vínculo entre o paciente, a família ou cuidador e o profissional é de extrema importância; o paciente precisa sentir confiança nas orientações e ter liberdade para expor as dificuldades para que o nutricionista possa compreender a dinâmica dessa condição (obesidade e câncer) e conseguir atingir os objetivos propostos.

REFERÊNCIAS BIBLIOGRÁFICAS

1. Ferreira APS, Szwarcwald CL, Damacena GN. Prevalência e fatores associados da obesidade na população brasileira: estudo com dados aferidos da Pesquisa Nacional de Saúde 2013. Rev Bras Epidemiol. 2019;22:e190024.
2. Instituto Brasileiro de Geografia e Estatística (IBGE). Pesquisa de Orçamentos Familiares (POF) 2008-2009: antropometria e estado nutricional de crianças, adolescentes e adultos no Brasil. Rio de Janeiro: IBGE; 2010.
3. Dias PC, Henriques P, dos Anjos LA, Burlandy L. Obesity and public policies: The Brazilian government's definitions and strategies. Cad Saúde Pública. 2017;33(7).
4. Souza MFM, França Eb, Cavalcante A. Carga da doença e análise da situação de saúde: resultados da rede de trabalho do Global Burden of Disease (GBD) Brasil. Rev Bras Epidemiol. 2017;20(suppl 1):1-3.

5. Sociedade Brasileira de Pediatria (SBD). Obesidade na infância e adolescência: manual de orientação. São Paulo: SBD; 2012.
6. Agênia Nacional de Saúde (ANS). Manual de diretrizes para o enfretamento da obesidade na saúde suplementar brasileira. Rio de Janeiro: ANS; 2017.
7. Rezende LFM, Arnold M, Rabacow FM, Levy RB, Claro RM, Giovannucci E, et al. The increasing burden of cancer attributable to high body mass index in Brazil. Cancer Epidemiol. 2018;54:63-70.
8. Kalil CC, Chacra AR, Iezzi DD, Marcondes JAM, Parente EB. Obesidade. São Paulo: Benvirá; 2017.
9. Bastarrachea J, Hortobagyi GN, Smith TL, Kau SWC, Buzdar AU. Obesity as an adverse prognostic factor for patients receiving adjuvant chemotherapy for breast cancer. Ann Intern Med. 1994;120(1):18-25.
10. Griggs JJ, Sorbero MES, Stark AT, Heininger SE, Dick AW. Racial disparity in the dose and dose intensity of breast cancer adjuvant chemotherapy. Breast Cancer Res Treat. 2003;81(1):21-31.
11. Sant, Ana RS, Mattos JSC, Silva AS, Mello LM, Nunes AA. Associated factors with mammographic changes in women undergoing breast cancer screening. 2016;14(3):324-9.
12. Pinheiro AB, Barreto-Neto NJS, Rio JA, Crusoé NSDR, Pinto RMO, Santos ÍO, et al. Associação entre índice de massa corpórea e câncer de mama em pacientes de Salvador, Bahia. 2014;24(3).
13. Carmichael AR, Bates T. Obesity and breast cancer: A review of the literature. Breast. 2004;13(2):85-92.
14. Picon-Ruiz M, Morata-Tarifa C, Valle-Goffin JJ, Friedman ER, Slingerland JM. Obesity and adverse breast cancer risk and outcome: Mechanistic insights and strategies for intervention. CA Cancer J Clin. 2017;67(5):379-97.
15. Silva BC, Fernandes RC, Martins KA, Machado MG. Influência da quimioterapia no peso corporal de mulheres com câncer de mama. Comun Ciênc Saúde. 2010:245-52.
16. Felden JBB, Figueiredo ACL. Distribuição da gordura corporal e câncer de mama: um estudo de caso-controle no Sul do Brasil. 2011;16(5):2425-33.
17. Playdon MC, Bracken MB, Sanft TB, Ligibel JA, Harrigan M, Irwin ML. Weight gain after breast cancer diagnosis and all-cause mortality: Systematic review and meta-analysis. J Natl Cancer Inst. 2016;108(4).
18. Schauer DP, Feigelson HS, Koebnick C, Caan B, Weinmann S, Leonard AC, et al. Bariatric surgery and the risk of cancer in a large multisite cohort. Ann Surg. 2019;269(1):95-101.
19. Greenlee H, Santiago-Torres M, McMillen KK, Ueland K, Haase AM. Helping patients eat better during and beyond cancer treatment. 2019;25(5):320-8.
20. Silva EP, Pelloso SM, Carvalho MDB, Toledo MJO. Exploração de fatores de risco para câncer de mama em mulheres de etnia Kaingáng, Terra Indígena Faxinal, Paraná, Brasil, 2008. Cad Saúde Pública. 2009;25(7):1493-500.
21. Lottenberg AMP, Fan PLT, Buonacorso V. Effects of dietary fiber intake on inflammation in chronic diseases. Einstein. 2010;8(2).
22. Martin L, Senesse P, Gioulbasanis I, Antoun S, Bozzetti F, Deans C, et al. Diagnostic criteria for the classification of cancer-associated weight loss J Clin Oncol. 2015 Jan 1;33(1):90-9.
23. Ma C, Avenell A, Bolland M, Hudson J, Stewart F, Robertson C, et al. Effects of weight loss interventions for adults who are obese on mortality, cardiovascular disease, and cancer: Systematic review and meta-analysis. BMJ. 2017;359:j4849.
24. Brasil. Ministério da Saúde. Secretaria de Atenção à Saúde. Departamento de Atenção Básica. Guia Alimentar para a População Brasileira. Brasília: Ministério da Saúde; 2014.
25. Nascimento EBD, Leite RD, Prestes J. Câncer: benefícios do treinamento de força e aeróbio. Ver Educ Fís. 2011;22(4).
26. Lima DF, Levy RB, Luiz OC. Recomendações para atividade física e saúde: consensos, controvérsias e ambiguidades. Ver Panam Salud Publica. 2014;36(3):164-70.

27. Warburton DER, Bredin SSD. Health benefits of physical activity. 2017;32(5):541-56.
28. Battaglini C, Bottaro M, Dennehy C, Barfoot D, Shields E, Kirk D, et al. Efeitos do treinamento de resistência na força muscular e níveis de fadiga em pacientes com câncer de mama. Rev Bras Med Esporte. 2006;12(3):153-8.
29. Segal RJ, Reid RD, Courneya KS, Sigal RJ, Kenny GP, Prud'Homme DG, et al. Randomized controlled trial of resistance or aerobic exercise in men receiving radiation therapy for prostate cancer. J Clin Oncol. 2009;27(3):344-51.
30. Adamsen L, Quist M, Andersen C, Moller T, Herrstedt J, Kronborg D, et al. Effect of a multimodal high intensity exercise intervention in cancer patients undergoing chemotherapy: Randomised controlled trial. BMJ. 2009;339.
31. Fothergill E, Guo JE, Howard L, Kerns JC, Knuth ND, Brychta R, et al. Persistent metabolic adaptation 6 years after "The Biggest Loser" competition. Obesity. 2016;24(8):1612-9.
32. Thuler LC. Considerações sobre a prevenção do câncer de mama feminino. Ver Bras Cancerol. 2003;49(4):227-38.
33. Instituto Nacional de Câncer (Inca). Políticas e ações para prevenção do câncer no Brasil: alimentação, nutrição e atividade física. 2. reimpr. Rio de Janeiro: Instituto Nacional de Câncer. Coordenação Geral de Ações Estratégicas; 2012.
34. World Cancer Research Fund/American Institute for Cancer Research. Diet, Nutrition, Physical Activity and Cancer: A Global Perspective. Continuous Update Project Expert Report 2018. Disponível em: dietandcancerreport.org
35. Brazilian Society of Parenteral and Enteral Nutrition (Braspen). Diretriz Braspen de Terapia Nutricional no Paciente com Câncer. São Paulo: Braspen J. 2020;35.
36. Blackburn GL, Bistrian BR, Maini BS, Schlamm HT, Smith MF. Nutritional and metabolic assessment of the hospitalized patient. JPEN J Parenter Enteral Nutr. 1977;1(1):11-21.
37. Aguilar BEM. Enfermagem em terapêutica oncológica. São Paulo: Atheneu; 2005.
38. Buccheri G, Ferrigno D, Tamburini M. Karnofsky and ECOG performance status scoring in lung cancer: A prospective, longitudinal study of 536 patients from a single institution. Eur J Cancer. 1996;32A(7):1135-41.
39. Oken MM, Creech RH, Tormey DC, Horton J, Davis TE, McFadden ET, Carbone PP. Toxicity and response criteria of the Eastern Cooperative Oncology Group. Am J Clin Oncol. 1982;5(6):649-55

CAPÍTULO 16

Dietas restritivas baseadas em evidências

Simone Tamae Kikuchi

DIETA CETOGÊNICA

O câncer é um dos maiores desafios de saúde pública em todo o mundo. A dieta cetogênica (DC), rica em gordura e pobre em carboidratos com quantidades adequadas de proteína, parece sensibilizar o metabolismo das células cancerígenas, podendo ser um tratamento alternativo promissor.[1]

A alteração metabólica no efeito tumoral pela DC vem do efeito *Warburg*, favorecendo o uso da glicólise anabólica pelas células cancerígenas em vez da fosforilação oxidativa (preferência da maioria das demais células do corpo). Esse efeito já é conhecido há décadas, porém recentemente tem sido uma via metabólica associada ao tratamento oncológico.[2] A alteração da composição dos macronutrientes na alimentação seria um limitante ao crescimento tumoral. Por esse motivo, a DC vem sendo estudada como terapia metabólica para o tratamento do câncer.[2]

Em geral, as DC são ricas em gorduras e pobres em carboidratos, permitindo maior utilização de gorduras e cetonas. O metabolismo de gordura ocorre pela oxidação dos ácidos graxos pelo fígado, produzindo os corpos cetônicos, incluindo acetoacetato, beta-hidroxibutirato e acetona. As cetonas são convertidas em acetil-CoA, substrato da primeira etapa do ciclo do ácido cítrico. Assim, o baixo teor de carboidrato na dieta pode causar redução da glicose sanguínea e maior controle glicêmico geral.[3]

Cabe reforçar que o efeito relacionado ao menor crescimento tumoral vem da cetose e são necessários pelo menos 30 dias para alcançar um platô de produção de corpos cetônicos. O coração, o músculo esquelético, o rim e o cérebro começam a usar cetonas precocemente. Durante o jejum ou sob um DC, quando os níveis de glicose são baixos, o cérebro recebe 60-70% de sua energia necessária de cetonas. O fígado não utiliza cetonas como energia, portanto, embora consiga produzir cetonas, não utiliza uma quantidade significativa delas.[4,5]

A DC clássica utilizada para o tratamento da epilepsia fornece 90% de suas calorias de gordura, 8% de proteína e apenas 2% de carboidrato. Nos últimos anos vêm surgindo variações da DC, facilitando sua adesão, como a DC à base de triglicerídeos de cadeia média (TCM) e a dieta Atkins.[6]

Dietas cetogênicas diminuem a capacidade das células tumorais de produzir fosfato de dinucleótido de nicotinamida e adenina (NADPH) pois, na maioria dos tecidos, o metabolismo da gordura é incapaz de sofrer gliconeogênese para formar glicose-6-fosfato (G-6-P) necessária para entrar no desvio da pentose fosfato. Assim, dietas cetogênicas devem aumentar ainda mais o estresse oxidativo nas células tumorais em relação às células normais, limitando a regeneração de NADPH.[3]

A distribuição de macronutrientes na DC é de 90% de gordura, 6% de proteínas e 4% de carboidratos.[3] Essa distribuição vai contra todos os *guidelines* propostos e validados para pacientes oncológicos em qualquer tipo ou momento de tratamento.[7-9]

Um limitante da aplicação da DC é o aporte proteico oferecido ao paciente, pois esse fica aquém das recomendações estabelecidas nos diversos órgãos de referência. A inadequação do consumo proteico agrava a predisposição a quadros de sarcopenia, já tão comum nesse grupo, como se pode analisar na Figura 1.

A aderência a uma dieta tão específica é um fator crítico a ser considerado. Em um estudo com 102 pacientes que iniciaram a intervenção com DC, somente 49% finalizaram o período de dieta proposto e quase nenhum paciente alcançou os valores de cetose para a finalidade terapêutica. Efeitos adversos

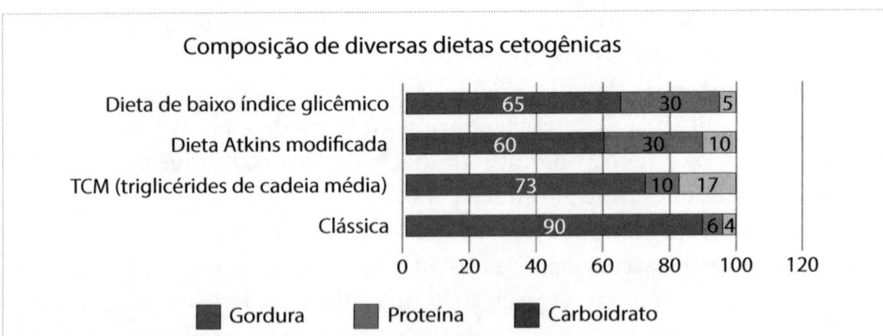

FIGURA 1 Composição de diversas dietas cetogênicas.
Fonte: adaptada de Schoeler et al.[10]

como fadiga, obstipação, diarreia, hiperuricemia e vômito foram apontados.[11] A DC em geral tem baixa ingestão de fibras, o que pode ter piorado essa queixa.

A falta de acompanhamento nutricional nos estudos também é um fator que contribui para baixa adesão e manejo dos efeitos colaterais. Uma queixa comum dos pacientes oncológicos é a alteração do paladar. A DC, por sua baixa palatabilidade, pode levar a ingestão insuficiente de energia e perda de peso.[7,11]

O paciente oncológico já lida com diversos efeitos colaterais decorrentes dos tratamentos (quimioterapia, radioterapia, cirurgia), e a perda de peso é preocupante nessa população. Observou-se que pacientes em DC têm redução de peso, motivo de alerta para pacientes sarcopênicos e em risco nutricional,[11] uma vez que a composição corporal e o estado nutricional são diretamente relacionados aos resultados clínicos e desfechos.

Dependendo do tipo de tumor e da fase da doença, a perda pode chegar a 30%, sendo considerada grave em 80% dos pacientes e representando muitas vezes o primeiro sinal de desnutrição.[12] O *guideline* da European Society for Clinical Nutrition and Metabolism (Espen) não recomenda qualquer dieta restritiva que possa agravar a perda de peso no paciente oncológico.[7]

No estudo controlado randomizado de Cohen et al., com mulheres com câncer de ovário ou endométrio, observou-se que após 12 semanas de DC a porcentagem de alteração na gordura visceral foi maior do que no grupo controle que seguia a dieta recomendada pela American Cancer Society (rica em fibras, baixa em gordura saturada e açúcar adicionado). Houve acompanhamento nutricional para adaptação e ajuste da dieta conforme as restrições estabelecidas. Observou-se que a massa magra total ajustada não diferiu entre os grupos. O grupo DC também apresentou menor insulina sérica em jejum e houve uma associação inversa significativa entre as alterações nas concentrações séricas de beta-hidroxibutirato e fator de crescimento semelhante à insulina tipo 1 (IGF-I), que são fatores de crescimento relacionados ao câncer. Porém, ainda são necessários estudos em ambiente clínico para determinar se a DC pode ser uma terapia adjuvante não farmacológica eficaz para o câncer.[13]

Uma revisão recente mostra que o câncer de mama metastático avançado depende do metabolismo da fermentação usando glicose e glutamina como principais combustíveis para seu crescimento. Entretanto, a substituição desses substratos a longo prazo leva à proliferação celular desenfreada. Nesse estudo observou-se que a restrição de glicose e glutamina oferece uma estratégia terapêutica complementar ou alternativa ao padrão atual de cuidado para o manejo não medicamentoso do câncer de mama. Porém, seu emprego deve ser bem conduzido e acompanhado, podendo melhorar a sobrevida livre de progressão e a sobrevida geral para a maioria das pacientes com câncer de mama.[14]

Em uma revisão focada em descrever estudos humanos originais conduzidos em indivíduos diagnosticados com câncer em DC ressalta que as características de distribuição dos macronutrientes podem causar efeitos colaterais desfavoráveis em curto prazo (desconforto gastrointestinal, como constipação, letargia e hipoglicemia) ou efeitos adversos crônicos (piora do perfil lipídico em populações suscetíveis, alterações da função renal). Efeitos agudos são observados durante a fase de transição, que dura aproximadamente 1 a 3 semanas, à medida que o corpo se adapta ao maior teor de gordura e menor teor de carboidratos da dieta. A revisão reforça a falta de ensaios rigorosos bem projetados testando a influência de intervenções nutricionais específicas para tratar o câncer ou otimizar seu tratamento. Pesquisas baseadas em evidências são necessárias para elucidar melhor os efeitos da DC no estado nutricional, bem como sua influência no prognóstico do câncer e na saúde geral.[2]

As limitações pontuadas das evidências que assegurem a aplicação atualmente incluem projetos de estudo heterogêneos e regimes dietéticos divergentes em estudos pré-clínicos, bem como estudos clínicos. Para melhor comparabilidade dos estudos, seria importante uma formulação uniforme da DC.[15]

Sabe-se que a unificação do regime da DC em ensaios clínicos pode ser prejudicada pelas preferências alimentares individuais dos pacientes, as quais podem ser viáveis apenas em estudos pré-clínicos. Outras limitações são o pequeno número das amostras e a falta de randomização e controle adequados dos grupos na maioria dos estudos em seres humanos.[15]

Mesmo que as evidências em estudos pré-clínicos claramente apontem para um efeito antitumoral da DC, ainda é precipitado tirar conclusões sobre o efeito real da DC no crescimento do câncer em seres humanos.[14]

Pacientes oncológicos podem se beneficiar de dietas com carboidratos moderados que não levem a uma indução dramática de cetose. Em qualquer caso, é crucial a orientação cuidadosa de médicos e nutricionistas.[1]

JEJUM INTERMITENTE

A vulnerabilidade das células cancerosas à privação de nutrientes e sua dependência de metabólitos são marcas emergentes do câncer. Jejum ou dietas que imitam jejum levam a amplas alterações nos fatores de crescimento e nos níveis de metabólitos, gerando ambientes que podem reduzir a capacidade das células cancerígenas de se adaptar e sobreviver, potencializando os efeitos dos tratamentos oncológicos.[16]

A capacidade na alteração da via metabólica associada ao jejum altera a maneira de produção de energia e metabólitos usando fontes de carbono oriundas principalmente do tecido adiposo e em parte do músculo. As mudanças nos níveis hormonais e metabólitos circulantes se traduzem em uma redução na divisão celular e na atividade metabólica de células normais, protegendo-as dos agentes quimioterápicos. Por sua vez, as células cancerosas desobedecem às ordens anticrescimento ditadas por essas condições, podendo ter resposta oposta à das células normais e, portanto, tornando-se mais sensibilizadas.[16]

A quimioterapia atua tanto nas células cancerígenas quanto nas células normais, induzindo a redução do tumor, mas inevitavelmente causando efeitos deletérios em tecidos epiteliais e não epiteliais. Com base nos dados pré-clínicos disponíveis, o jejum ou uma dieta que imita o jejum pode ser útil para separar os efeitos da quimioterapia, e possivelmente de novos medicamentos contra o câncer, em células normais e cancerosas.[16]

Em decorrência de mutações oncogênicas que ativam constitutivamente as cascatas de sinalização de promoção do crescimento, as células cancerosas não conseguem se adaptar adequadamente às condições de fome. Como resultado, muitos tipos de células cancerosas experimentam desequilíbrios funcionais, tornando-se sensibilizadas a agentes tóxicos, incluindo a quimioterapia. Por outro lado, o jejum inicia uma resposta molecular conservada evolutivamente que torna as células normais mais resistentes aos estressores, incluindo a quimioterapia (resistência diferencial ao estresse – Figura 2). A tradução clínica prevista desses efeitos diferenciais de jejum em células normais *versus* células cancerosas é uma redução nos efeitos colaterais dos tratamentos contra o câncer e melhores respostas do tumor, sobrevida livre de progressão de doença e da sobrevida global.[16]

Mesmo assim, vale ressaltar que esse tipo de estudo não é isento de preocupações, principalmente em relação à possibilidade de que o jejum possa precipitar desnutrição, sarcopenia e caquexia em pacientes predispostos ou frágeis.[7]

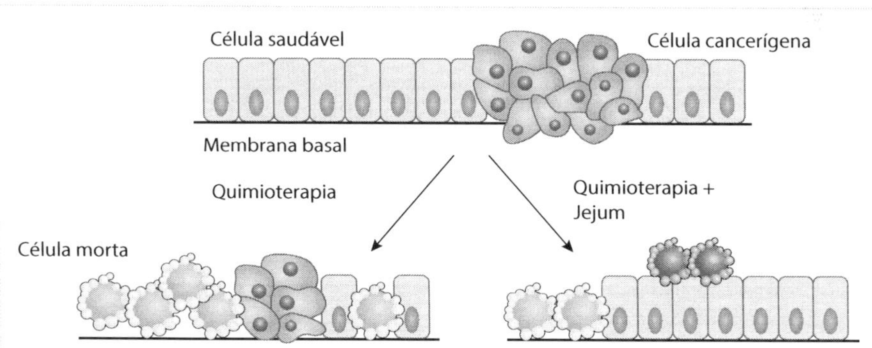

FIGURA 2 Resistência ao estresse diferencial *versus* sensibilização ao estresse diferencial. Fonte: adaptada de Nencioni et al.[16]

Isso vai ao encontro de diversos *guidelines* que não indicam essa aplicação na terapêutica dos pacientes.[7,8]

DIETA ALCALINA

A dieta alcalina no tratamento oncológico parte do pressuposto de que a maioria dos cânceres é causada por um ambiente ácido no corpo e que a principal causa dessa acidose são os alimentos que formam ácidos. A dieta ocidental é caracterizada pela alta ingestão de produtos de origem animal e carboidratos refinados, com consumo limitado de frutas e vegetais, sendo, portanto, considerada altamente ácida. Em contraste, a dieta alcalina, pensada para fornecer mais íons alcalinos após a digestão, é rica em frutas e vegetais, com proteínas limitadas, tendo, assim, reduzida carga ácida.[17]

Atualmente há uma larga propaganda de consumo de produtos para a redução de carga ácida, desde água a filtros para reduzir o seu pH. Porém, a lógica é falha e faltam evidências que comprovem seu efeito na progressão do câncer. Apesar da promoção da dieta e da água alcalina pela mídia e pelos vendedores, quase não há pesquisas reais para apoiá-las ou refutá-las. Uma revisão sistemática da literatura revelou falta de evidência na associação da carga de ácido da dieta ou água alcalina para o risco de câncer.[18,19]

Assim, o emprego de dieta e água alcalina para prevenção ou tratamento do câncer não se justifica. Apesar disso, a dieta alcalina é altamente congruente com as recomendações dietéticas para pacientes com câncer e sobreviventes.[18,19]

LEITE E DERIVADOS

As taxas de incidência do câncer de próstata variam mais de 25 vezes em diferentes partes do mundo, sendo as mais altas observadas na América do Norte, Oceania e Europa Ocidental e do Norte, e as taxas mais baixas na Ásia.[20] Isso mostra que os hábitos alimentares, genéticos e ambientais podem estar associados à sua incidência.

Estudo de Harvard sugere um consumo seguro de 1 a 2 porções de leite e derivados por dia.[21] A quantidade de 1 porção é equivalente a 1 copo de leite, 1 unidade individual de iogurte ou 1 fatia grossa de queijo branco.

Em uma robusta revisão sistemática, concluiu-se que embora existam alguns dados indicando que o maior consumo de produtos lácteos pode aumentar o risco de câncer de próstata, a evidência total até o momento não é conclusiva, principalmente pela diversidade de condução dos estudos. Portanto, atualmente não há evidências suficientes para justificar uma redução no consumo diário de leite e produtos lácteos. A ingestão diária de leite e derivados deve seguir as recomendações dietéticas das autoridades competentes de cada país.[22]

Na metanálise de Lu et al., análises mostraram que a maior ingestão total de laticínios, leite, iogurte, manteiga e leite desnatado/semidesnatado não foi associada ao aumento do risco de mortalidade por câncer, enquanto maior consumo de leite integral aumentou cerca de 50% do risco de mortalidade por câncer de próstata. Isso pode ser explicado pela hipótese de que a maior concentração de cálcio contido no leite integral aumentaria o risco de câncer de próstata ao inibir o potencial anticancerígeno da 1,25-di-hidroxivitamina D.[23]

O fator protetor da ingestão de produtos lácteos no desenvolvimento de câncer colorretal foi amplamente atribuído ao alto teor de cálcio desses produtos. Além do cálcio, a caseína e a lactose no leite podem aumentar a biodisponibilidade do cálcio. Concluiu-se que há uma diminuição do risco de câncer colorretal com maior consumo (aumento de 200 a 400 mg de cálcio/dia) desse nutriente.[24]

Atualmente, o Ministério da Saúde recomenda a ingestão diária de 1.000 mg de cálcio para um adulto.[25]

TABELA 1 Quantidade de cálcio nos alimentos

Alimento	Quantidade de cálcio em 100 g/mL
Caranguejo cozido	357
Iogurte	113
Lambari fresco	590
Leite integral	115
Ovo cozido	49
Proteína texturizada de soja crua	323
Ricota fresca	353
Sardinha em óleo	590
Queijo minas	919
Queijo prato	1.881

Fonte: adaptado de TACO.[26]

CARNE VERMELHA E CARNES PROCESSADAS

São consideradas carnes vermelhas: porco, boi, cordeiro, ovelha. Carnes processadas são as que passaram por processo de salga, fermentação, cura ou defumação para melhora do sabor e aumento do tempo de validade, como salame, chouriço, *bacon*, linguiças, peito de peru defumado e frios embutidos em geral.[24]

O modo de preparo da carne tem direta influência em seu potencial carcinogênico. Cozinhar carnes em altas temperaturas com exposição prolongada ao calor resulta na formação de aminas heterocíclicas e hidrocarbonetos aromáticos policíclicos, que são associados ao desenvolvimento de câncer colorretal em estudos experimentais.[24]

Hidrocarbonetos policíclicos aromáticos, formados quando substâncias orgânicas como a carne são queimadas de forma incompleta, também podem ter potencial carcinogênico. Grelhar e assar carne, peixe ou outros alimentos sob calor intenso em chama direta (como nos churrascos) gera gordura diretamente no fogo quente, causando chamas; essas chamas contêm hidrocarbonetos aromáticos policíclicos que aderem à superfície dos alimentos.[24]

A carne processada é rica em gordura e frequentemente cozida em altas temperaturas, o que pode levar a um aumento da exposição a aminas heterocíclicas e hidrocarbonetos aromáticos policíclicos.[24]

A carne não é um alimento essencial; seus nutrientes, como vitamina B12, ferro e zinco, podem ser extraídos de outras fontes, desde que bem supervisionados. O consumo sugerido pelo American Institute for Cancer Research (AICR) é de 350 a 500 g de carne vermelha cozida por semana e zero ou o mínimo possível de carnes processadas.[24]

AÇÚCAR

O alto consumo de açúcar pode aumentar o risco de câncer, promovendo desregulação da insulina-glicose, estresse oxidativo, desequilíbrios hormonais e excesso de adiposidade.[27] Essas alterações metabólicas criam um ambiente que promove a iniciação e o crescimento de tumores. Além de sua influência na adiposidade corporal, a alta ingestão de açúcares também demonstrou promover de forma independente a ativação crônica da via de sinalização da insulina, bem como a elevação dos marcadores de estresse oxidativo e inflamação, que aumentam coletivamente o risco de câncer.[28]

O açúcar pode ser encontrado em alimentos industrializados como biscoitos recheados, bolos prontos, bebidas açucaradas em diversas formas – frutose, xarope de milho, glucose, açúcar, açúcar invertido, xarope de glicose e sacarose.

A obesidade é considerada um fator de risco na pós-menopausa. A hipótese mais aceita é o aumento dos hormônios femininos (estrogênio), pois o tecido gorduroso pode transformar o hormônio produzido na suprarrenal (androstenidiona) em estrona (hormônio feminino). Por isso, a obesidade também é relacionada com a recidiva de cânceres.[24]

Em um estudo com 22.720 homens entre 1993 e 2001, o consumo de açúcares em bebidas adoçadas foi associado ao aumento do risco de câncer de próstata.[29]

Os cânceres relacionados ao sobrepeso e à obesidade incluem câncer de cárdia gástrica, fígado, vesícula biliar, pâncreas, ovário e tireoide, cólon, reto, rim e adenocarcinoma esofágico, bem como mieloma múltiplo e meningioma.[30]

De acordo com a Organização Mundial da Saúde (OMS), a ingestão de açúcar para adultos e crianças deve ser menor que 10% da ingestão calórica total. Ou seja, um adulto com dieta de 1.800 kcal/dia deve consumir no máximo 180 kcal provenientes de açúcar, o equivalente a 45 g/dia. Esses açúcares incluem os monossacarídeos e os adicionados aos alimentos e às bebidas pelo fabricante, pelo cozinheiro ou pelo consumidor.[31]

GLÚTEN

O glúten é a principal proteína do trigo e de outros cereais, incluindo cevada e centeio. Quando as farinhas contendo glúten são amassadas com água, gliadinas e gluteninas, os principais componentes do glúten, fornecem viscosidade e elasticidade à massa.[32]

Em um estudo iniciado em 1999, 50.118 homens e 62.031 mulheres completaram questionários de frequência alimentar avaliando o consumo de grãos. A ingestão de glúten foi estimada usando o conteúdo de proteína de produtos de grãos. Durante o acompanhamento até 2013, foram verificados 1.742 casos de câncer colorretal. A maior ingestão de grãos integrais foi associada a menor risco desse câncer entre os homens mais velhos, mas não em mulheres. A associação positiva da ingestão de glúten com o risco de câncer de cólon proximal não foi elucidada e merece estudos mais aprofundados.[33]

Não existem no momento consistências científicas que sugiram excluir o glúten como forma de prevenir ou reduzir o avanço do câncer.[34]

O Conselho Federal de Nutricionistas reforça que a recomendação de restrição ao consumo de glúten é consenso para os pacientes com diagnóstico clínico confirmado de doença celíaca, de dermatite herpetiforme, ou quando, eliminada a hipótese de doença celíaca, haja sinais clínicos evidenciados no diagnóstico nutricional de sensibilidade ao glúten (também denominada intolerância ao glúten não celíaca). Na alergia ao glúten proveniente do trigo (condição mediada por IgE), não há necessidade de restringir todas as fontes de glúten, mas somente o trigo e qualquer preparação que o contenha.[35]

ALOE VERA

Aloe tem uma longa história de diversos benefícios conhecidos à saúde e é um dos fitoterápicos mais utilizados no mundo. Existem mais de 400 espécies de *Aloe*, mas a espécie mais popular e amplamente utilizada é *Aloe barbadensis* Miller (também chamada de *Aloe vera* Linne, comumente referida como *Aloe vera*).[36]

A acemanana, considerada um dos principais polissacarídeos bioativos da *Aloe vera*, possui propriedades de imunorregulação, anticâncer, antioxidante, cicatrização de feridas e promoção da proliferação óssea, neuroproteção e promoção da saúde intestinal, entre outras.[37]

A planta *Aloe* é empregada como suplemento dietético em uma variedade de alimentos e como ingrediente em produtos cosméticos, porém sua ingestão está associada a diarreia, hipocalemia, pseudomelanose *coli* e insuficiência renal, bem como fototoxicidade e reações de hipersensibilidade. Recentemente, o extrato de folha inteira de *Aloe vera* mostrou evidências claras de atividade carcinogênica em ratos e foi classificado pela International Agency for Research on Cancer (Iarc) como um possível carcinógeno humano.[38]

Em razão desses achados, mesmo apresentando promissores agentes bioativos, o *Aloe* ainda não é aprovado para a terapia do câncer de forma segura. Portanto, mais investigações pré-clínicas e clínicas são necessárias para decifrar os mecanismos moleculares detalhados de seus compostos bioativos. Além disso, as propriedades farmacocinéticas e farmacodinâmicas desses compostos bioativos devem ser exploradas adequadamente para determinar a biodisponibilidade e o perfil de segurança para sua aplicação.[39]

GRAVIOLA

Graviola (*Annona muricata*) é amplamente cultivada e distribuída em regiões tropicais e subtropicais ao redor do mundo. Os frutos podem ser utilizados na confeitaria, enquanto outras partes, como casca, folhas, sementes e raízes, têm sido utilizadas no tratamento de múltiplas doenças, incluindo cânceres por comunidades locais na África tropical e na América do Sul.[40]

Foram relatados mais de 212 ingredientes fitoquímicos em extratos de graviola preparados a partir de diferentes partes da planta. Os constituintes bioativos específicos são responsáveis pelos principais benefícios anticâncer, antioxidantes, anti-inflamatórios e antimicrobianos (Figura 3).[40]

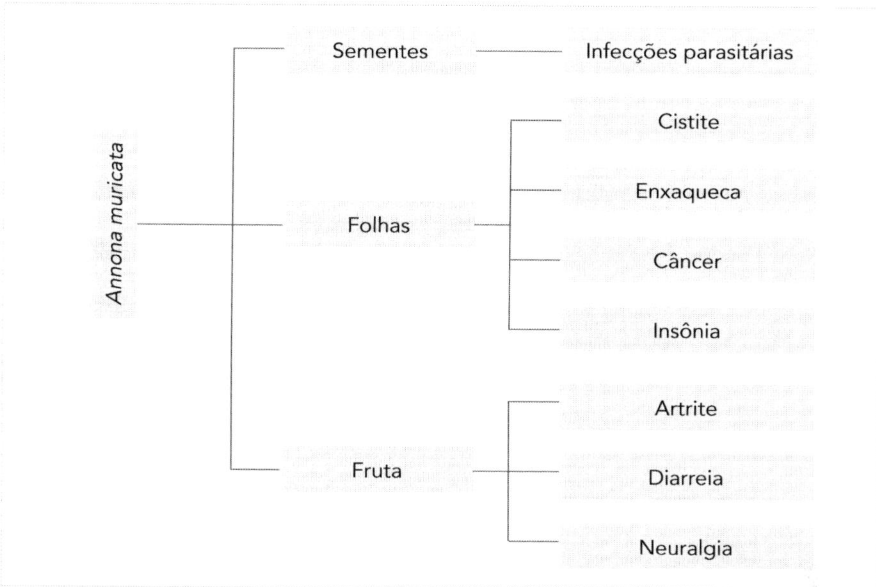

FIGURA 3 Aplicações das partes da *Annona muricata*.[41]

Da mesma forma que o *Aloe vera*, embora a maioria dos fitoquímicos tenha proporcionado benefícios à saúde, alguns derivados, como as acetogeninas, demonstraram neurotoxicidade *in vitro* e *in vivo*. Assim, são necessárias pesquisas adicionais para identificar e quantificar a quantidade de fitoquímicos tóxicos, bem como determinar as doses seguras para humanos evitando a toxicidade.[42]

REFERÊNCIAS BIBLIOGRÁFICAS

1. Weber DD, Aminzadeh-Gohari S, Tulipan J, Catalano L, Feichtinger RG, Kofler B. Ketogenic diet in the treatment of cancer – Where do we stand? Mol Metab. 2020;33:102-121.
2. Oliveira CLP, Mattingly S, Schirrmacher R, Sawyer MB, Fine EJ, Prado CM. A nutritional perspective of ketogenic diet in cancer: A narrative review. J Acad Nutr Diet. 2018;118(4):668-88.
3. Allen BG, Bhatia SK, Anderson CM, Eichenberger-Gilmore JM, Sibenaller ZA, Mapuskar KA, et al. Ketogenic diets as an adjuvant cancer therapy: History and potential mechanism. Redox Biol. 2014;2:963-70.
4. Westman EC, Feinman RD, Mavropoulos JC, Vernon MC, Volek JS, Wortman JA. Low-carbohydrate nutrition and metabolism. Am J Clin Nutr. 2007;86:276-84.
5. Cahill GF Jr. Fuel metabolism in starvation. Annu Rev Nutr. 2006;26:1-22.
6. Kossoff EH, Zupec-Kania BA, Auvin S, Ballaban-Gil KR, Christina Bergqvist AG, Blackford R. Optimal clinical management of children receiving dietary therapies for epilepsy: up-

dated recommendations of the International Ketogenic Diet Study Group. Epilepsia Open. 2018;3:175-92.
7. Arends J, Bachmann P, Baracos V, Barthelemy N, Bertz H, Bozzetti F, et al. ESPEN guidelines on nutrition in cancer patients. Clin Nutr. 2017;36:11-48.
8. Instituto Nacional de Câncer José Alencar Gomes da Silva (Inca). Consenso Nacional de Nutrição Oncológica. 2 ed. Coordenação Geral de Gestão Assistencial, Hospital do Câncer I, Serviço de Nutrição e Dietética. Rio de Janeiro: Inca; 2015.
9. Brazilian Society of Parenteral and Enteral Nutrition (Braspen). Diretriz Braspen de terapia nutricional no paciente com câncer. Braspen J 2019;34(Supl 1):2-32.
10. Schoeler NE, Cross JH. Ketogenic dietary therapies in adults with epilepsy: A practical guide. Pract Neurol. 2016;16:208-14.
11. Sremanakova J, Sowerbutts AM, Burden S. A systematic review of the use of ketogenic diets in adult patients with cancer. J Hum Nutr Diet 2018;31:793-802.
12. Bozzetti F, Arends J, Lundholm K, Micklewright A, Zurcher G, Muscaritoli M; ESPEN. ESPEN Guidelines on Parenteral Nutrition: Non-surgical oncology. Clin Nutr. 2009;28(4):445-54.
13. Cohen CW, Fontaine KR, Arend RC, Alvarez RD, Leath CA III, Huh WK, et al. A ketogenic diet reduces central obesity and serum insulin in women with ovarian or endometrial cancer. J Nutr. 2018;148(8):1253-60.
14. Seyfried TN, Mukherjee P, Iyikesici MS, Slocum A, Kalamian M, Spinosa JP, Chinopoulos C. Consideration of ketogenic metabolic therapy as a complementary or alternative approach for managing breast cancer. Front Nutr. 2020;7:21.
15. Erickson N, Boscheri A, Linke B, Huebner J. Systematic review: Isocaloric ketogenic dietary regimes for cancer patients. Med Oncol. 2017;34:72.
16. Nencioni A, Caffa I, Cortellino S, Longo VD. Fasting and cancer: Molecular mechanisms and clinical application. Nat Rev Cancer. 2018;18(11):707-19.
17. Jackson G. Alkaline foods for the alkaline diet: Fell the pH miracle of the healthy pH diet. Createspace Independent Publishing Platform; 2014.
18. Fenton TR, Huang T. Systematic review of the association between dietary acid load, alkaline water and cancer. BMJ Open. 2016;6(6):e010438.
19. Zick SM, Snyder D, Abrams DI. Pros and cons of dietary strategies popular among cancer patients. Oncology (Williston Park). 2018;32(11):542-7.
20. Ferlay J, Soerjomataram I, Dikshit R, Eser S, Mathers C, Rebelo M, et al. Cancer incidence and mortality worldwide: sources, methods and major patterns in GLOBOCAN 2012. Int J Cancer. 2015;136(5):E359-E386.
21. Harvard Health Publishing. Harvard researchers continue to support their healthy eating plate – Harvard Health. 2017. Disponível em: https://www.health.harvard.edu/plate/harvard-researchers-launch-healthy-eating-plate
22. López-Plaza B, Bermejo LM, Santurino C, Cavero-Redondo I, Álvarez-Bueno C, Gómez-Candela C. Milk and dairy product consumption and prostate cancer risk and mortality: An overview of systematic reviews and meta-analyses. Adv Nutr. 2019;10(suppl 2):S212-S223.
23. Lu W, Chen H, Niu Y, Wu H, Xia D, Wu Y. Dairy products intake and cancer mortality risk: A meta-analysis of 11 population-based cohort studies. Nutr J. 2016;15(1):91.
24. World Cancer Research Fund/American Institute for Cancer Research. Food, nutrition, physical activity, and the prevention of cancer: A global perspective. Washington, DC: WCRF/AICR; 2019.

25. Agência Nacional de Vigilância Sanitária (Anvisa). Resolução RDC n. 269, de 22 de setembro de 2005. Regulamento Técnico sobre a Ingestão Diária Recomendada (IDR) de proteína, vitaminas e minerais. Disponível em: https://bvsms.saude.gov.br/bvs/saudelegis/anvisa/2005/rdc0269_22_09_2005.html (acesso 11 ago 2020).
26. Tabela Brasileira de Composição de Alimentos – TACO. 4 ed. Campinas: Núcleo de Estudos e Pesquisas em Alimentação (NEPA)/Universidade Estadual de Campinas (Unicamp); 2011.
27. Makarem N, Bandera EV, Lin Y, Jacques PF, Hayes RB, Parekh N. Consumption of sugars, sugary foods, and sugary beverages in relation to adiposity-related cancer risk in the Framingham Offspring Cohort (1991-2013). Cancer Prev Res (Phila). 2018;11(6):347-58.
28. Klement RJ, Kämmerer U. Is there a role for carbohydrate restriction in the treatment and prevention of cancer. Nutr Metab. 2011;8:75.
29. Miles FL, Neuhouser ML, Zhang ZF. Concentrated sugars and incidence of prostate cancer in a prospective cohort. Br J Nutr. 2018;120(6):703-10.
30. Lauby-Secretan B, Scoccianti C, Loomis D, Grosse Y, Bianchini F, Straif K; International Agency for Research on Cancer Handbook Working Group. Body fatness and cancer--Viewpoint of the IARC Working Group. N Engl J Med. 2016;375(8):794-8.
31. OMS. 2015. Disponível em: https://www.paho.org/bra/images/stories/GCC/ingestao%20de%20acucares%20por%20adultos%20e%20criancas_portugues.pdf (acesso 25 jul 2020).
32. Blomfeldt TO, Kuktaite R, Johansson E, Hedenqvist MS. Mechanical properties and network structure of wheat gluten foams. Biomacromolecules. 2011;12(5):1707-15.
33. Um CY, Campbell PT, Carter B, Wang Y, Gapstur SM, McCullough ML. Association between grains, gluten and the risk of colorectal cancer in the Cancer Prevention Study-II Nutrition Cohort. Eur J Nutr. 2020;59:1739-49.
34. Marafini I, Monteleone G, Stolfi C. Association between celiac disease and cancer. Int J Mol Sci. 2020;21:4155.
35. Brasil. Conselho Regional de Nutricionistas 3ª Região. Parecer técnico CRN3 n. 10/ 2015. Restrição ao consumo de glúten. Março 2015. Disponível em: https://nutritotal.com.br/pro/wp-content/uploads/sites/3/2015/11/448-Parecer-Tecnico-CRN-Gluten.pdf (acesso 8 ago 2020).
36. Rodríguez Rodríguez E, Darias Martín J, Díaz Romero C. Aloe vera as a functional ingredient in foods. Crit Rev Food Sci Nutr. 2010;50(4):305-26.
37. Liu C, Cui Y, Pi F, Cheng Y, Guo Y, Qian H. Extraction, purification, structural characteristics, biological activities and pharmacological applications of acemannan, a polysaccharide from Aloe vera: A review. Molecules. 2019;24(8):1554.
38. Guo X, Mei N. Aloe vera: A review of toxicity and adverse clinical effects. J Environ Sci Health C Environ Carcinog Ecotoxicol Rev. 2016;34(2):77-96.
39. Majumder R, Das CK, Mandal M. Lead bioactive compounds of Aloe vera as potential anticancer agent. Pharmacol Res. 2019;148:104416.
40. Rady I, Bloch MB, Chamcheu RN, Banang Mbeumi S, Anwar MR, Mohamed H, et al. Anticancer properties of graviola (Annona muricata): A comprehensive mechanistic review. Oxid Med Cell Longev. 2018;2018:1826170.
41. Moghadamtousi SZ, Fadaeinasab M, Nikzad S, Mohan G, Ali HM, Kadir HA. Annona muricata (Annonaceae): A review of its traditional uses, isolated acetogenins and biological activities. Int J Mol Sci. 2015;16(7):15625-15658.
42. Syed Najmuddin SU, Romli MF, Hamid M, Alitheen NB, Nik Abd Rahman NM. Anti-cancer effect of Annona Muricata Linn Leaves Crude Extract (AMCE) on breast cancer cell line. BMC Complement Altern Med. 2016;16(1):311.

CAPÍTULO 17

Orientação nutricional e meios de abordagem

Simone Tamae Kikuchi

INTRODUÇÃO

Durante consultas ambulatoriais, paciente e familiares e/ou cuidadores recebem diversas orientações a respeito do tratamento e manejo de efeitos colaterais.

Aqui, vamos expor as diferentes maneiras de comunicação com os pacientes e os pontos de atenção em cada um deles. Uma orientação nutricional clara vem ao encontro da Meta Internacional de Segurança 2, que visa a comunicação efetiva. Nesse item, é importante verificar se a mensagem passada foi adequadamente entendida, confirmando e deixando claro um meio de contato em caso de dúvidas.[1] Frases simples ao final da orientação já são eficazes para checar se o conteúdo foi claramente absorvido, como: "Alguma dúvida?" ou "O senhor entendeu a orientação?", dando a chance de o ouvinte refletir sobre a mensagem e sua compreensão.

No processo educativo, os atores envolvidos são: os profissionais da saúde (atuando na promoção, prevenção e recuperação); os gestores (apoiando as ações educativas e provendo os recursos necessários); e a população (demonstrando prontidão para construir conhecimento e conquistar sua autonomia nos cuidados).[2]

ORIENTAÇÃO NUTRICIONAL

A orientação nutricional é um meio de prevenir alterações deletérias da composição corporal e alertar pacientes e cuidadores sobre o manejo dos efeitos colaterais.

Ela deve ser feita de maneira individualizada, com foco nas necessidades únicas de cada indivíduo a ser tratado, dentro de sua realidade durante o período de tratamento.

Na população oncológica, o aconselhamento nutricional individualizado requer nutricionistas com experiência específica em oncologia. Qualquer intervenção nutricional deve ser baseada na necessidade de uma ingestão adequada e considerar fatores relevantes, como capacidade digestiva e absortiva, necessidade de alívio ou interrupção dos sintomas e quaisquer problemas psicológicos.[3]

Na revisão de Langius et al.,[4] o aconselhamento dietético individualizado mostrou efeitos benéficos na ingestão nutricional, estado nutricional e qualidade de vida em pacientes com câncer de cabeça e pescoço (CP) em radioterapia ou quimiorradioterapia.

Cereda[5] observou que a orientação nutricional associada ao uso de suplementos nutricionais orais (SNO) em pacientes com câncer de CP resultou em melhor manutenção do peso, aumento da ingestão de proteína-caloria, melhora na qualidade de vida e foi associada a melhor tolerância ao tratamento oncológico.

O estudo de van der Werf[6] consistiu em uma combinação de consultas individualizadas presenciais e contato telefônico por um nutricionista treinado para estimular o alcance da ingestão adequada de proteína e energia com atenção também para a ingestão de micronutrientes. O aconselhamento presencial ocorria a cada ciclo de quimioterapia, começando no primeiro ciclo, e as consultas telefônicas foram realizadas entre os ciclos.

Observou-se que a orientação nutricional para pacientes submetidos à quimioterapia para câncer colorretal metastático não teve efeito na massa muscular. No entanto, ela pode aumentar o peso corporal e melhorar a sobrevida livre de progressão e a sobrevida geral.[6]

Alguns cuidados devem ser tomados na elaboração e aplicação dessa ferramenta na prática clínica:

- Realizar a orientação em local reservado, para que o paciente e seu cuidador sintam-se à vontade para expor as queixas e dúvidas, bem como relatar sua rotina e hábitos.
- Entregar a orientação por escrito ou via *link* de acesso/QR code e não somente de modo verbal, de modo que o paciente possa recorrer a ela em caso de dúvida.
- Adaptar a linguagem ao público atendido (pediatria, idosos, não alfabetizados). Para crianças pode haver inclusão de desenhos coloridos e perso-

nagens; já para idosos, o tamanho da letra deve ser maior para facilitar a leitura.

- Evitar textos longos e cansativos.
- Incluir a referência científica utilizada e revisá-la periodicamente.
- Incluir nome, número do CRN e meio de contato (telefone, ramal, *e-mail*) com o profissional ou Serviço de Alimentação para manter um canal aberto de comunicação.
- Orientações nutricionais padronizadas e de uso para melhoria da qualidade de vida em geral, como ingestão hídrica e medidas para combater obstipação, diarreia e náuseas também podem ser gravadas e apresentadas nas salas de espera. Essa ação, além de atingir o público que está no aguardo de sua sessão, introduz o assunto que pode ser mais profundamente abordado nas consultas com o nutricionista. Também é possível adaptar para pacientes com deficiência visual o estímulo dos demais sentidos como paladar e olfato, utilizando, por exemplo, ervas aromáticas e degustações.

ELABORAÇÃO DE MATERIAIS EDUCATIVOS

A elaboração de materiais educativos nas diversas fases do tratamento é um grande aliado na educação nutricional do paciente e seus cuidadores.

Atualmente, com a necessidade de criar um ambiente sustentável, os *e-books* e guias que podem ser baixados diretamente via *links* e QR code são maneiras de facilitar o acesso ao conteúdo a qualquer momento.

Independentemente disso, a versão impressa também deve ser uma opção para os pacientes que não têm acesso a esses meios, bem como para aqueles que prefiram tê-los em mãos. É importante um olhar à população idosa, que vem crescendo rapidamente em decorrência do aumento considerável da expectativa de vida, do progresso da assistência médica e de saúde e do crescimento econômico. Hoje em dia, pessoas com 60 anos ou mais constituem cerca de 12% da população global, e isso aumentará para 22% em 2050.[7] Atualmente esse público ainda tem preferência por materiais impressos.

De acordo com Salgueiro et al.,[8] o bem-estar do indivíduo está intimamente relacionado à educação nutricional, a qual deve assegurar saúde física, mental e bem-estar social, trazendo com isso alterações nas práticas alimentares, encorajando esse indivíduo a encontrar satisfação na prática de uma alimentação saudável.

A Figura 1 demonstra aspectos que devem ser considerados para a elaboração de materiais educativos.[9]

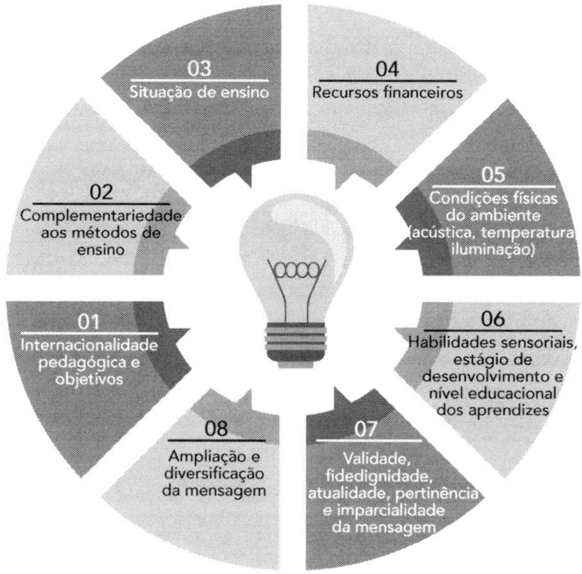

FIGURA 1 Itens a serem considerados para a elaboração de material educativo.
Fonte: Elaboração de materiais educativos.[9]

Além disso, é necessário levantar pontos centrais como:

- Quem quero abordar?
- Qual o tema a ser abordado? Por que a escolha desse tema?
- Como e onde será feita a abordagem?

Após a análise desses pilares, determina-se qual o material a ser desenvolvido para planejamento e elaboração.

Na internet há bancos de imagens disponíveis para *download* gratuito, como Unplash,[10] Pixabay,[11] Freepik,[12] Stockvault[13] e Libreshot.[14] As imagens podem ser utilizadas na elaboração do material educativo selecionado.

Os infográficos têm se tornado uma nova ferramenta amplamente utilizada também na saúde. De acordo com Miranda,[15] infográfico é uma interface digital que apresenta mais de uma camada de informação e utiliza simultaneamente a linguagem gráfica esquemática e/ou pictórica e verbal, podendo fazer uso da linguagem auditiva, voltada prioritariamente à explicação de algum fenômeno. Elementos gráficos possibilitam ações do usuário que acarretam respostas perceptíveis do sistema por meio da alteração na forma e/ou conteúdo apresentados. Em algum momento, desencadeada ou não por essas ações, uma sucessiva série de imagens altera sua estrutura ao longo do tempo, simulando mudança através da percepção do usuário.

É mais uma forma de engajar o paciente nos atendimentos, uma vez que os infográficos são muito utilizados em redes sociais, por trazerem sinteticamente diversas informações sobre uma única temática. Lembrando que, como o paciente ambulatorial tem retornos em períodos variados, mantê-lo próximo virtualmente é uma estratégia para seu engajamento.

Como vantagens tem-se a simplificação da informação, pois permite representar dados de saúde, sintomas e outras informações complexas de forma descomplicada para melhor entendimento do público; além disso, seu formato possibilita associar dicas de saúde e qualidade de vida e um tema sério pode ser abordado com maior leveza para o paciente. Um ponto que deve ser ressaltado é que, independentemente do atrativo visual do material, a informação deve ser coerente e de alta qualidade.[16] Na Figura 2 há um exemplo de infográfico da Harvard Medical School e, na Figura 3, um do World Cancer Research Fund/American Institute for Cancer Research.

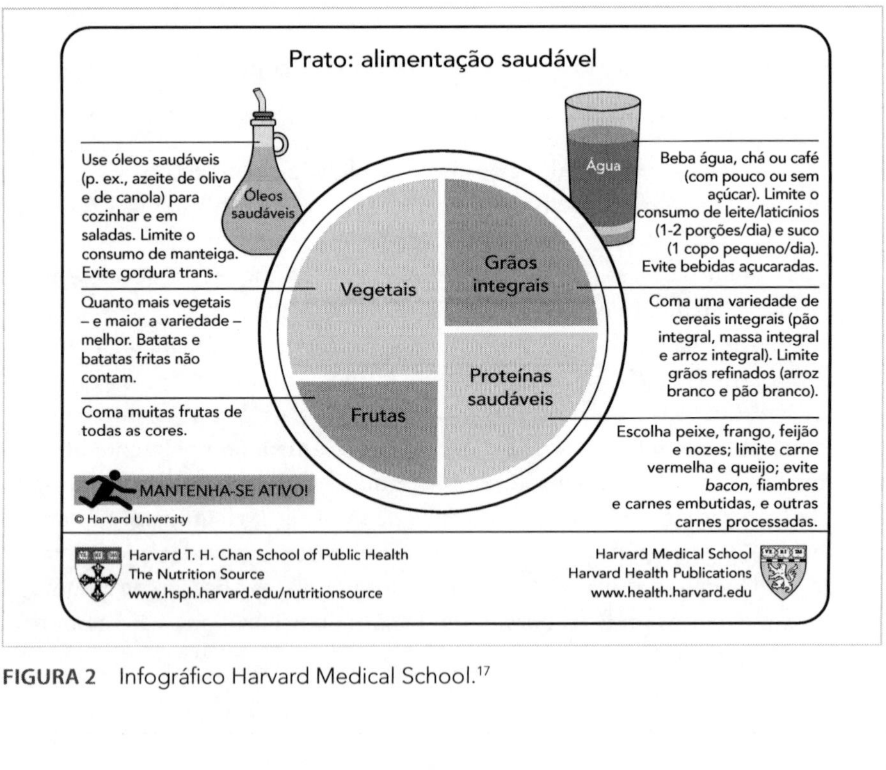

FIGURA 2 Infográfico Harvard Medical School.[17]

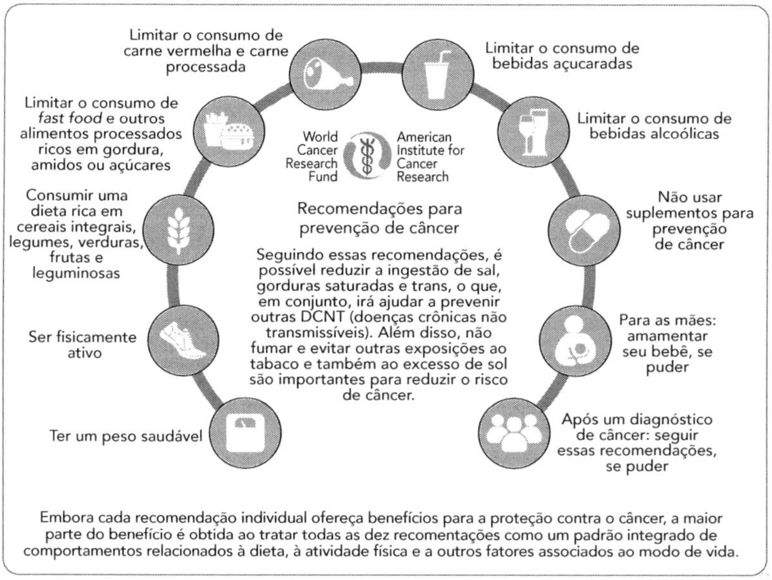

FIGURA 3 Infográfico do World Cancer Research Fund/American Institute for Cancer Research.[18]

Para elaboração de infográficos, há *softwares* com versões gratuitas, como Info.gram[19] e Canva.[20]

OFICINAS DE NUTRIÇÃO

As oficinas de nutrição são uma maneira prática de demonstrar uma orientação nutricional. Por meio delas é possível exemplificar como incluir uma estratégia nutricional na rotina do paciente.

O tema a ser abordado deve ir ao encontro de uma necessidade do público atendido. Por exemplo, é observado durante as visitas que os pacientes não têm atingido a hidratação adequada, ou a queixa de sabor metálico da água tem sido frequente. Nesses casos, pode-se trabalhar o tema hidratação em uma oficina com a preparação de água saborizada com posterior degustação e entrega por escrito de receita e breve explicação da importância do tema.

É necessário avaliar o espaço disponível para essa ação. Se em sua instituição os pacientes ficam em cadeiras em uma única sala no momento da aplicação do quimioterápico, a explicação e a oficina podem ter determinado número de apresentações para contemplar todos os pacientes do dia. Se a aplicação do quimioterápico for em boxes, o ideal é que a oficina seja itinerante, de forma que o paciente e seu acompanhante sejam orientados individualmente para saberem o propósito da ação e receberem a degustação.

Os temas podem ser diversos; pode-se trabalhar manejo dos diversos efeitos colaterais, higienização e armazenamento de alimentos, uso de temperos e datas especiais na oncologia, incluindo alimentos específicos para uma melhor alimentação em geral.

Para organização e planejamento, é essencial uma parceria muito grande entre as equipes de nutrição clínica e produção, para que os testes, porcionamento e dispensação dos itens sejam adequados e sigam todas as normas de controle de qualidade definidos na legislação vigente.

Alguns passos podem auxiliar nessa atividade:

Passo 1	Levantamento dos temas a serem abordados de acordo com necessidades dos pacientes atendidos
Passo 2	Realizar cronograma anual para que a ação seja perene
Passo 3	Seleção de receitas ou materiais que serão necessários
Passo 4	Programação de testes e ajustes com produção (armazenamento, data de produção, *shelf life* e data de consumo)
Passo 5	Elaboração de ficha técnica com receita que será disponibilizada e/ou texto informativo sobre a ação
Passo 6	Alinhamento do texto com equipe de *marketing* (se houver) ou ajuste dentro de *template* institucional
Passo 7	Alinhamento com a equipe de copa e programação da data para a realização
Passo 8	Dia D e questionário de avaliação para os pacientes para avaliação da ação

MEIOS DE COMUNICAÇÃO VIRTUAIS (*LIVES, POCKET VIDEOS*)

A comunicação via redes sociais tem sido cada vez mais comum e é uma forma de aproximação com o público usuário do serviço, bem como um meio de disseminar informação e qualidade para aqueles cujo acesso tenha algum impeditivo.

As novas tecnologias emancipatórias, como o vídeo educativo, têm possibilitado ao profissional de saúde formas inovadoras de trocar conhecimento com o público, aproximando conteúdos abordados da realidade e despertando interesse, promovendo melhor aprendizado.[21]

Para uma comunicação efetiva, é essencial que o discurso seja condizente com o nível de conhecimento dos telespectadores. Assim, termos científicos e frases complexas devem ser substituídos por uma linguagem coloquial, trazendo, se necessário, definições lúdicas e de fácil entendimento do público. Trazer definições lúdicas significa tornar os conteúdos mais atraentes, divertidos e simplificados, contribuindo para o aprendizado e a construção do conhecimento.[22]

Escolher um local com boa iluminação e pouco ruído é imprescindível para uma boa qualidade do material final. Além disso, no caso de *lives*, é importante garantir boa qualidade de conexão à internet para que a apresentação ocorra sem interrupções.

A divulgação pode ser feita nas recepções dos ambulatórios de quimioterapia, redes sociais da instituição e nas televisões das salas de espera.

Em resumo, as diversas formas de abordagem nutricional para pacientes ambulatoriais visa manter contato e engajamento dos pacientes nos períodos entre ciclos de tratamento, além de proporcionar um canal de comunicação aberto com os profissionais de saúde que são referência em seu tratamento.

REFERÊNCIAS BIBLIOGRÁFICAS

1. Joint Commission International. Padrões de acreditação da Joint Commission International para hospitais. 5 ed. Rio de Janeiro: Consórcio Brasileiro de Acreditação de Sistemas e Serviços de Saúde; 2014.
2. Falkenberg B, Mendes TPL, Moraes EP, Souza EM. Educação em saúde e educação na saúde: conceitos e implicações para a saúde coletiva. Ciênc Saúde Coletiva. 2014;19(3):847-52. Disponível em: http://www.scielo.br/scielo.php?pid=S1413-81232014000300847&script=sci_abstract
3. Ravasco P. Nutritional approaches in cancer: Relevance of individualized counseling and supplementation. Nutrition. 2015;31(4):603-4.
4. Langius JA, Zandbergen MC, Eerenstein SE, van Tulder MW, Leemans CR, Kramer MH, Weijs PJ. Effect of nutritional interventions on nutritional status, quality of life and mortality in patients with head and neck cancer receiving (chemo)radiotherapy: a systematic review. Clin Nutr. 2013;32(5):671-8.
5. Cereda E, Cappello S, Colombo S, Klersy C, Imarisio I, Turri A, et al. Nutritional counseling with or without systematic use of oral nutritional supplements in head and neck cancer patients undergoing radiotherapy. Radiother Oncol. 2018;126(1):81-8.
6. van der Werf A, Langius JAE, Beeker A, Ten Tije AJ, Vulink AJ, Haringhuizen A, et al. The effect of nutritional counseling on muscle mass and treatment outcome in patients with metastatic colorectal cancer undergoing chemotherapy: A randomized controlled trial [published online ahead of print, 2020 Jan 29]. Clin Nutr. 2020;S0261-5614(20)30029-7.

7. United Nations Population Fund. 2016. Ageing. Disponível em: http://www.unfpa.org/ageing
8. Salgueiro MMHAO, Jacob Filho W, Cervato-Mancuso AM. Intervenção nutricional em idosos com constipação intestinal funcional. Rev Ciênc Méd. 2013;22(3)177-27.
9. Elaboração de materiais educativos. Disponível em: https://edisciplinas.usp.br/pluginfile.php/4412041/mod_resource/content/1/ELABORA%C3%87%C3%83O%20MATERIAL%20EDUCATIVO.pdf (acesso 2 set 2020).
10. Unsplash. Disponível em: https://unsplash.com/
11. Pixabay. Disponível em: https://pixabay.com/
12. Freepik. Disponível em: https://br.freepik.com/
13. Stockvault. Disponível em: https://www.stockvault.net/
14. Libreshot. Disponível em: https://libreshot.com/
15. Miranda F. Animação e interação na infografia jornalística: uma abordagem do Design da Informação. [Dissertação]. Curitiba: Universidade Federal do Paraná; 2013.
16. Por que usar infográficos em saúde. Latinmed. Disponível em: https://latinmed.com.br/infografico-em-saude/#:~:text=Como%20fazer%20um%20infogr%C3%A1fico%20em,como%20ela%20pode%20ser%20desmembrada
17. Harvard T.H. Chan. School of Public Health. Healthy eating plate. Disponível em: https://www.hsph.harvard.edu/nutritionsource/healthy-eating-plate/ (acesso 3 set 2020).
18. American Institute for Cancer Research. 10 cancer prevention recommendations. Disponível em: https://www.aicr.org/resources/media-library/10-cancer-prevention-recommendations/ (acesso 4 set 2020).
19. Infogram. Disponível em: https://infogr.am/
20. Canva [Internet]. Disponível em: https://www.canva.com/
21. Salvador PTCO, Oliveira RKM, Costa TD, Santos VEP, Tourinho FSV. Tecnologia e inovação para o cuidado em enfermagem. Rev Enferm UERJ. 2012; 20(1):111-7.
22. Salina L, Ruffinengo C, Garrino L, Massariello P, Charrier L, Martin B, et al. Effectiveness of an educational video as an instrument to refresh and reinforce the learning of a nursing technique: a randomized controlled trial. Perspect Med Educ. 2012; 1(2):67-75.

Seção V

Qualidade e segurança dos pacientes

CAPÍTULO 18

Definição e elaboração de indicadores

Ariane Nadolskis Severine

Independentemente da atividade que uma organização desenvolve, é necessário conhecer suas informações para o monitoramento dos resultados transformando-os em melhorias nos diversos processos.[1]

Os indicadores na área da saúde são medidas disponíveis para monitorar e avaliar a qualidade dos cuidados assistenciais e atividades dos serviços de apoio.[2]

Medir a qualidade e a quantidade em serviços de saúde possibilita uma administração eficiente, transformando os dados em indicadores, com metas estabelecidas por meio de séries históricas e/ou *benchmarking* nacional e internacional, porém não há necessidade de medir todos os serviços. Os indicadores devem ser definidos de acordo com sua importância para a organização.

Além do monitoramento, as discussões periódicas são essenciais para apoio e controle dos resultados e elaboração dos planos de melhorias.[3]

Para a criação dos indicadores, alguns atributos são necessários:

- Validade: grau no qual o indicador cumpre o propósito de identificação de situações nas quais as qualidades dos cuidados devem ser melhoradas.
- Sensibilidade: grau no qual o indicador é capaz de identificar todos os casos de cuidados nos quais existem problemas na qualidade.
- Especificidade: grau no qual o indicador é capaz de identificar somente aqueles casos nos quais existem problemas na qualidade atual dos cuidados.
- Simplicidade: quanto mais simples for obter, calcular e analisar o dado, maiores são as chances e oportunidades de utilização.
- Objetividade: a clareza aumenta a fidedignidade do que se busca.
- Custo baixo: indicadores cujo custo financeiro é elevado inviabilizam sua utilização de forma rotineira.[3]

Sabe-se da dificuldade para selecionar qual informação é necessária para monitorar a gestão da assistência nutricional em pacientes oncológicos no ambulatório. Os serviços precisam se estruturar para contribuir com as decisões mais acertadas e o monitoramento de dados é fundamental para esse resultado. Outro aspecto para promover melhores resultados é investir em acreditação e certificação para a obtenção de qualidade e segurança dos pacientes, assegurando melhores práticas e processos.

Existem várias definições sobre indicador. Em geral, indicadores são mensurações que refletem uma determinada situação. O indicador de saúde tem a condição de mensurar uma característica de saúde em uma determinada população.[4] Quanto maior sua magnitude, pior é o estado de saúde dos indivíduos nessa população.[5]

Os indicadores podem ser classificados segundo o uso a que se destinam, abrangendo aspectos quantitativos e/ou qualitativos relacionados a estrutura, processos ou resultados, da seguinte forma:[6]

- Estratégicos: ligados diretamente ao planejamento estratégico da instituição. Estão associados a missão, visão e valores da organização. Costumam derivar de análises realizadas pela metodologia *balanced scorecard*. As metas são atingidas a médio e longo prazos e refletem o desempenho em relação aos fatores críticos.
- Produtividade (eficiência): monitorar a proporção de recursos consumidos em relação às saídas dos processos.
- Qualidade (eficácia): monitorar resultados com foco nas medidas de satisfação dos clientes e nas características das entregas (produto/serviço).
- Efetividade (impacto): tem como objetivo as consequências dos produtos e serviços.
- Capacidade: monitorar a capacidade de resposta de um processo por meio da relação entre as saídas produzidas por unidade de tempo.

Tendo o conhecimento de todas as classificações do indicador, pode-se dizer que todos os colaboradores da empresa podem auxiliar para medir o desempenho.

Oliveira e Malik referem que indicadores utilizados em hospitais devem apresentar confiabilidade e sensibilidade (reais e possíveis variações), comparação (dados válidos) e independência (podem acrescentar uma nova informação).[4]

Indicadores de qualidade em saúde são úteis para produzir conhecimento a respeito de diversos aspectos dos sistemas e serviços de saúde. Indicadores de produtividade são muito utilizados por sua facilidade de medir.[3] Com dados na mesma base podem ser monitorados vários indicadores, como número de horas trabalhadas, número de consultas por profissional, número de determinado procedimento por profissional, entre outros.

O valor de um indicador será melhor quanto mais adequado para seu resultado.[7,8]

Na elaboração da ficha do indicador existem componentes básicos que devem ser seguidos:

- Nome do indicador.
- Objetivo.
- Fórmula ou maneira de expressão.
- Tipo (taxa, razão, proporção, coeficiente, número absoluto etc.).
- Definição do numerador e denominador (método de cálculo).
- Local para extração dos dados.
- Frequência (número de vezes que será medido e o período).
- Responsável.
- Meta.
- Referencial comparativo.

O Hospital Sírio-Libanês propõe a ficha técnica para elaboração do indicador representada na Tabela 1.

A análise e a interpretação dos dados são primordiais no processo decisório e ocorrem de diversas formas, como: gestão no dia a dia; reuniões gerenciais; reuniões operacionais; *networking* de informações e de soluções com outras organizações com características semelhantes.

Os indicadores em terapia nutricional são ferramentas importantes para avaliação e monitoramento de sua eficácia, pois possibilitam identificar falhas e oportunidades de melhorias nos protocolos e diretrizes para a assistência nutricional.[1]

TABELA 1 Ficha do indicador

Hospital Sírio-Libanês	Ficha do indicador
Nome do indicador	Descrição sucinta, objetiva e compreensível
Finalidade	Estratégica, tática ou operacional
Fórmula	Descrição das informações necessárias para inserção no numerador e no denominador
Unidade de medida	Valor (taxa, índice, coeficiente, percentual, número absoluto, fato)
Direcional	Maior melhor/menor melhor
Origem do dado	Documentos de onde será extraída a informação ou os dados necessários para a construção do indicador

(continua)

TABELA 1 Ficha do indicador (*continuação*)

Hospital Sírio-Libanês	Ficha do indicador
Digitador(es)	Responsável por digitar o valor atingido
Responsável	Responsável por atualizar o indicador e realizar ações de melhorias quando a meta não é atingida
Periodicidade da medida	Frequência em que será medido; se diária, semanal, mensal, trimestral, semestral ou anual
Classe de origem	Estratégica/desdobramento/operacional
Área	Setor em que o indicador será monitorado
Início da mensuração	Data de início do monitoramento
Meta	Valor ou intervalo desejável atribuído e a ser atingido em um determinado período
Benchmark/ referencial	Comparação com outras instituições de excelência na área ou por referencial teórico. Na ausência registrar "NA" (não se aplica)
Justificativa	Motivo pelo qual está sendo medido
Informações adicionais	P. ex.: metodologia de coleta dos dados

Fonte: adaptada de Hospital Sírio-Libanês, 2020.

REFERÊNCIAS BIBLIOGRÁFICAS

1. Isosaki M, Gandolfo AS, Jorge AL, Evazian D, Castanheira FA, Bittar OJNV. Indicadores de nutrição hospitalar. São Paulo: Atheneu; 2015. p.1-24.
2. Isosaki M, Nakasato M. Gestão de serviço de nutrição hospitalar. Rio de Janeiro: Elsevier; 2009. p.127-32.
3. Bittar OJNV. Indicadores de qualidade e quantidade em saúde. Rev Adm Saúde. 2002;3(12):21-8.
4. Oliveira AEM, Malik AM. Avaliação de resultados. In: Neti GV, Malik AM, org. Gestão em saúde. 2 ed. Rio de Janeiro: Guanabara; 2016. p.147-54.
5. Pan American Health Organization (PAHO). Health indicators. Conceptual and operational considerations. Disponível em: https://www.paho.org/hq/index.php?option=com_content&view=article&id=14401:health-indicators-conceptual-and-operational-considerations-section-1&Itemid=0&lang=pt
6. Viani K, Oliveira V, Nabarrete J, Silva APA, Feferbaum R, eds. Nutrição e câncer infanto-juvenil. Barueri: Manole; 2017. p.283-302.
7. Skinnars Josefsson M, Nydahl M, Persson I, Mattsson Sydner Y. Quality indicators of nutritional care practice in elderly care. J Nutr Health Aging. 2017;21(9):1057-64.
8. Junior AE. A epidemiologia e o processo de assistência à saúde. In: Neti GV, Malik AM, org. Gestão em saúde. 2 ed. Rio de Janeiro: Guanabara; 2016. p.27.

CAPÍTULO 19

Indicadores assistenciais e de desfecho

Ana Lúcia Chalhoub Chediác Rodrigues

Indicadores de qualidade em assistência nutricional são ferramentas mensuráveis com habilidade reconhecida para avaliar e acompanhar a efetividade e a aderência aos protocolos e procedimentos assistenciais em nutrição baseados em evidência.[1,2]

Segundo Rodrigues et al., comparar metas, dados, informações e resultados é fundamental para o conhecimento ocorrido em uma instituição, áreas que podem ser obtidas por *benchmarking*.[3]

O cuidado nutricional deve ser considerado uma variável importante, que deve ser medido da perspectiva da qualidade de gerenciamento.[4] A desnutrição é frequente em pacientes oncológicos e pode influenciar o estado de saúde, levando a complicações clínicas, como resposta imunológica prejudicada, depressão, úlceras por pressão e até mortalidade. Outra consequência da desnutrição é o aumento dos custos em saúde por suas complicações.

Os indicadores devem representar todos os processos importantes e merecedores de atenção, de forma a obter uma fotografia completa do Serviço de Alimentação. A análise conjunta dos indicadores e seus desmembramentos, contribui para a eficácia da ação gerencial.[5]

A avaliação da qualidade da terapia nutricional pode ocorrer por meio de indicadores de efetividade e resultados, monitoramento de eventos adversos, satisfação do cliente, melhora da qualidade de vida, melhora da relação custo-efetividade e melhor desfecho.[6]

Definir bem o indicador assistencial é importante para a segurança na tomada de decisões, direcionando para etapas estratégicas como melhora ou recuperação do estado nutricional de pacientes oncológicos ambulatoriais. Tão importante quanto o indicador de qualidade em assistência nutricional é o indicador de desfecho nutricional, com o qual se pode contribuir com estratégias para melhorar ganho de peso, massa muscular, sobrevida e qualidade de vida nesses pacientes.

Elaborar indicadores de assistência nutricional em oncologia ambulatorial e suas respectivas metas não é tarefa fácil, principalmente quando há ausência de dados registrados, evidência científica e *benchmarking* interno e externo. Nesse caso, a elaboração pode ser baseada na experiência profissional e/ou em série histórica de registros de no mínimo três meses.[3] A equipe que desenvolverá o indicador deve ser treinada com o objetivo de reduzir interferências em sua qualidade.

São exemplos de indicadores aplicáveis em ambulatórios de oncologia:

- Índice de atendimento nutricional por nutricionista em ambulatório de oncologia.
- Índice de absenteísmo de pacientes à consulta nutricional individualizada.
- Taxa de avaliação nutricional realizada no prazo estabelecido.
- Taxa de reavaliação nutricional dentro do prazo estabelecido.
- Frequência de atendimento nutricional a distância.
- Taxa de aplicação do protocolo de prevenção e tratamento da sarcopenia.
- Taxa de aplicação de protocolo para início de suplementação alimentar.
- Taxa de aplicação do protocolo de imunonutrição para preparo cirúrgico.
- Prevalência de ganho de peso em pacientes de câncer de mama.
- Taxa de piora do estado nutricional em pacientes oncológicos ambulatoriais.
- Horas de treinamento de profissionais do ambulatório de oncologia.
- Número de artigos científicos publicados pelos nutricionistas dos ambulatórios.

Não existe um padrão-ouro dos melhores indicadores em terapia nutricional ambulatorial. Os indicadores devem ser definidos de acordo com a realidade e necessidade de cada serviço ou organização.

Implementar indicadores nutricionais de qualidade em terapia nutricional pode contribuir para elevar os padrões dos cuidados nutricionais e indicadores de desfecho auxiliam nas mudanças de processos, com foco na melhoria da experiência do paciente.

REFERÊNCIAS BIBLIOGRÁFICAS

1. Oliveira AEM, Malik AM. Avaliação de resultados. In: Neti GV, Malik AM, org. Gestão em saúde. 2 ed. Rio de Janeiro: Guanabara; 2016. p.147-54.
2. World Health Organization (WHO)/Pan American Health Organization (PAHO). Health indicators. Conceptual and operational considerations. Disponível em: https://www.paho.org/hq/index.php?option=com_content&view=article&id=14401:health-indicators-conceptual--and-operational-considerations-section-1&Itemid=0&lang=pt
3. Skinnars JM, Nydahl M, Persson I, Mattsson SY. Quality indicators of nutritional care practice in elderly care. J Nutr Health Aging. 2017;21(9).
4. Rodrigues ALCC, Severine AN, Cardenas TC, Oliveira VC. Indicadores de qualidade gerenciais em oncologia. In: Silva ACL, Hirose EY, Kikuchi ST (eds.). Nutrionco – Manual prático de assistência nutricional ao paciente oncológico adulto e pediátrico. São Paulo: Atheneu; 2020. p.188-97.
5. Hammes TO. Indicadores de qualidade em terapia nutricional: uma revisão integrativa. Rev Adm Saúde. 2019;19(77):e190.
6. Isosaki M, Grandolfo AS, Jorge AL, Evazian D, Castanheira FA, Bittar OJNV. Indicadores de nutrição hospitalar. São Paulo: Atheneu; 2015.

CAPÍTULO 20

Certificações de qualidade

Ana Lúcia Chalhoub Chediác Rodrigues

INTRODUÇÃO

As avaliações externas tiveram seu início no Brasil entre o fim dos anos 1990 e a primeira década deste século. No Brasil, a acreditação é voluntária e de obrigatoriedade crescente em diversos países.[1]

As certificações de qualidade devem ser parte integrante do sistema de saúde, de forma a contribuir para o desenvolvimento da equipe e a segurança do paciente, visando à melhoria contínua e sustentabilidade da área da saúde.

As instituições de saúde, preocupadas em oferecer assistência de qualidade e segurança aos pacientes, investem em acreditação e certificações de qualidade.

Obter uma certificação não é suficiente; uma organização deve buscar continuamente por mudanças com o objetivo de melhorar a eficácia de seus resultados.[2] Há necessidade de um aprimoramento contínuo dos processos e novos conhecimentos. Com o intuito de manter a melhoria contínua nos serviços, muitas organizações de saúde passaram a ter pelo menos uma auditoria anual relacionada à qualidade.[3,4]

Segundo relatório de 2019 da Associação Nacional de Hospitais Privados (ANAHP) do Brasil, 94% dos associados contam com pelo menos uma certificação de excelência. Os hospitais associados à ANAHP representam 28,57% das acreditações nacionais e 79,76% das acreditações internacionais, conforme a Tabela 1.[5]

TABELA 1 Acreditações em hospitais da ANAHP

Acreditação	ANAHP*	Brasil	% ANAHP
ONA	58	179	32,40
Qmentum International	37	41	90,24
JCI	28	38	73,68
ONA 2	23	86	26,74
ONA 1	19	85	22,35
DIAS/NIAHO	2	5	40
Total	167	434	38,48
Internacionais	67	84	79,76

*Os hospitais ANAHP (Associação Nacional dos Hospitais Privados) podem ter mais de uma acreditação.
Fonte: Observatório ANAHP, 2020.[5]

Um estudo do *Hong Kong Medical Journal* avaliou 348 estudos e, destes, selecionou 26 para compor pontos fortes e fracos, oportunidades e ameaças de uma acreditação diante do cenário atual. Todos esses pontos estão dispostos na Tabela 2.[6]

TABELA 2 Análise SWOT* para acreditação hospitalar

Positivos	Negativos
Pontos fortes	**Pontos fracos**
• Engajamento pessoal e comunicação • Construção e colaboração multidisciplinar em equipe • Mudança na cultura organizacional • Treinamento pessoal e liderança reforçada • Integração e utilização das informações • Aumento dos recursos dedicados à melhoria contínua	• Resistência à mudança na cultura organizacional • Aumento de carga de trabalho • Falta de consciência sobre melhoria contínua • Formação deficiente em melhoria contínua • Falta de normas aplicáveis à acreditação para uso local • Falta de medidas e indicadores de desempenho

(*continua*)

TABELA 2 Análise SWOT* para acreditação hospitalar (*continuação*)

Positivos	Negativos
Oportunidades	Ameaças
• Melhoria contínua • Identificação e priorização das áreas de melhoria • Reforçar a segurança do paciente e reduzir os erros de assistência à saúde • Financiamento público • Vantagem competitiva no mercado • Desenvolvimento a partir de padrões de acreditação para uso local	• Efeito *Hawthorne* e comportamentos oportunistas • Corte de recursos e financiamentos • Falta de incentivos para a participação • Abordagem regulamentar para a participação obrigatória • Altos custos para sustentar o programa

SWOT: forças, fraquezas, oportunidades e ameaças, do inglês *strengths, weaknesses, opportunities and threats.*
Fonte: Ng et al.[6]

A partir da análise SWOT, conclui-se que a acreditação do serviço de saúde não deve ser vista como um objetivo, mas como uma ferramenta de gestão de impacto sistêmico.

Todos os serviços de saúde devem colaborar para as certificações de qualidade, principalmente os serviços oncológicos. A abordagem terapêutica em pacientes oncológicos é multimodal e multidisciplinar. Os aspectos nutricionais são fatores determinantes para o sucesso da terapêutica oncológica, necessitando de uma abordagem nutricional sistematizada. A gestão por qualidade em saúde compreende uma adequada assistência nutricional ao paciente oncológico, tornando necessários processos que possam certificar a qualidade exigida nessas áreas.[6]

Segundo Pinho, a introdução de novas metodologias e tecnologias à especialização profissional, bem como o dinâmico aumento da complexidade nas atividades e processos, integram os serviços de nutrição e condicionam o estabelecimento de um novo modelo de gestão. Esse modelo deve considerar o planejamento e a utilização dos recursos financeiros, humanos e estruturais, gerando resultados e impactos positivos e sustentáveis, principalmente no que se refere ao recurso público.[6]

Resumidamente, uma metodologia de certificação baseada em excelência traz uma nova dimensão de qualidade e segurança para a assistência nutricional ao paciente oncológico.

A escolha da entidade certificadora deve considerar as estratégias organizacionais. Além disso, os custos diretos e indiretos devem ser analisados, tanto na fase de implantação quanto na de manutenção, assim como os benefícios de cada tipo de acreditação e seu posicionamento de mercado com os concorrentes.

A seguir estão descritas as principais certificações de oncologia e as acreditações que prezam pela sistematização de processos para a melhoria contínua nos serviços de saúde, incluindo a oncologia.

CERTIFICAÇÕES

Sociedade Brasileira de Nutrição Oncológica

Este programa visa melhorar a qualidade da assistência ao paciente oncológico no Brasil, que é um crescente desafio. Na construção deste modelo de certificação destacam-se conceitos, métodos e instrumentos que viabilizam a adoção de ações e mecanismos voltados para a melhoria de desempenho dos processos clínicos e gerenciais em nutrição oncológica. A certificação é um processo no qual a Sociedade Brasileira de Nutrição Oncológica (SBNO) avalia a instituição de saúde para determinar se ela atende a uma série de requisitos (padrões) criados para melhorar a segurança e a qualidade do cuidado nutricional ao paciente oncológico. A busca pela certificação geralmente é voluntária e os padrões de certificação são considerados ideais e concretizáveis.[7]

Este programa de certificação tem como base as diretrizes dos Consensos em Nutrição Oncológica, volumes I e II, ampliados e revisados, publicados em 2015 e 2016. O objetivo é estimular a melhoria contínua e sustentada nas instituições de saúde, por meio do emprego de consensos e padrões de consenso internacional, de metas internacionais de assistência ao paciente oncológico nas suas situações de cuidado e seu monitoramento com indicadores:[7]

1. Atenção ao paciente oncológico clínico (quimioterapia e radioterapia isoladas ou combinadas).
2. Atenção ao paciente oncológico cirúrgico.
3. Atenção ao paciente com doença oncológica avançada.
4. Atenção ao paciente crítico oncológico.
5. Atenção ao paciente oncológico adulto, idoso e pediátrico.
6. Atenção ao paciente sobrevivente do câncer.

A SBNO considera pacientes em tratamento em unidades de:

- Cuidados nutricionais ambulatoriais.
- Cuidados nutricionais ao paciente internado.
- Cuidados nutricionais continuados (atenção domiciliar, assistência à realização de atividades diárias, cuidados prolongados e em instituições de longa permanência para idosos).
- Cuidados nutricionais em instituições de hospital-dia (unidades de quimioterapia e radioterapia).

São características da certificação da SBNO:

- Padrões de consensos nacionais e internacionais em nutrição oncológica desenvolvidos e mantidos pela SBNO e demais Sociedades afins, e aprovados por um Conselho da SBNO, constituem a base do programa de certificação.
- Padrões são baseados em princípios de gestão da qualidade e melhoria contínua da qualidade.
- O processo de certificação é projetado para se adaptar às características individuais de cada instituição. A equipe de avaliadores e a programação da avaliação presencial variam de acordo com o tamanho da instituição e com o tipo de serviço prestado: em uma instituição de grande complexidade de atendimento, pode ser composta por um nutricionista, um técnico em certificação e um administrador, ao passo que em um hospital menor e menos complexo, com uma só especialidade, uma avaliação mais curta, com uma equipe menor de avaliadores, pode ser adequada.[7]

Foundation for the Accreditation of Cellular Therapy

A Foundation for the Accreditation of Cellular Therapy (FACT) é uma organização sem fins lucrativos que avalia as melhores práticas no processo de transplante de medula óssea e no processo de hemoterapia.[8]

A certificação tem validade de três anos e o ciclo para obtenção desse reconhecimento, de acordo com a Sociedade Brasileira de Transplante de Medula (SBTMO), dura em média dois anos.[8]

Em 2020, 290 programas clínicos mundiais foram certificados pela FACT, sendo dois brasileiros de uma mesma instituição.[8]

Quality Oncology Practice Initiative

Certificação de três anos para instituições médicas de hematologia-oncologia que atendem aos padrões reconhecidos internacionalmente quanto a cuidados oncológicos de qualidade.[9]

O *Quality Oncology Practice Initiative* (QOPI®) é um programa de qualidade desenvolvido para práticas de oncologia ambulatorial visando promover uma cultura de autoexame e aprimoramento. Os domínios da certificação servem como estrutura para o programa e um guia para as melhores práticas em atendimento oncológico. O principal objetivo é reduzir os riscos relacionados aos processos de atendimento de quimioterapia.[9]

Os padrões de qualidade e de segurança do programa QOPI® estabelecidos pela American Society of Clinical Oncology and Association for Clinical Oncology (ASCO) incluem:

- Qualificação profissional.
- Planejamento do tratamento oncológico.
- Educação do paciente e familiares.
- Segurança no preparo e administração de quimioterapia.
- Monitoramento de efeitos colaterais após a quimioterapia.
- Manuseio seguro de tratamentos oncológicos orais no ambiente doméstico.

A certificação tem validade de três anos para práticas ambulatoriais de hematologia-oncologia. Em 2020, cerca de 300 instituições de saúde obtiveram a certificação QOPI®, cinco delas brasileiras.[9]

American Association of Blood Banks

Desde 1957, a American Association of Blood Banks (AABB) é líder no desenvolvimento de padrões voluntários na coleta, processamento e transfusão de componentes sanguíneos de bancos de sangue.[10]

Os padrões são baseados em boas práticas médicas, dados de evidências científicas, garantia de qualidade e regulamentos aplicáveis. Em 2020, cinco hemocentros foram certificados no Brasil.[10]

ACREDITAÇÕES

Joint Commission International

Organização não governamental norte-americana responsável pela certificação de padrões de qualidade em serviços de saúde desde 1953. O objetivo desta acreditação é promover a melhoria contínua, por meio do emprego das metas internacionais de segurança do paciente e de assistência ao monitoramento com indicadores.[11]

Padrões da Joint Commission International (JCI):

- Padrões com foco no paciente:
  - Metas internacionais (*International Patient Safety Goals* – IPSG).
  - Acesso ao cuidado e continuidade do cuidado (*Access to Care and Continuity of Care* – ACC).
  - Direitos dos pacientes e familiares (*Patient and Family Rights* – PFR).
  - Avaliação dos pacientes (*Assessment of Patients* – AOP).
  - Cuidado aos pacientes (*Care of Patients* – COP).
  - Anestesia e cirurgia (*Anesthesia and Surgical Care* – ASC).
  - Gerenciamento e uso de medicamentos (*Medication Management and Use* – MMU).
  - Educação de pacientes e familiares (*Patient and Family Education* – PFE).[11]
- Padrões de administração de instituições de saúde:
  - Melhoria da qualidade e segurança do paciente (*Quality Improvement and Patient Safety* – QPS).
  - Prevenção e controle de infecções (*Prevention and Control of Infections* – PCI).
  - Governança, liderança e direção (*Governance, Leadership and Direction* – GLD).
  - Gerenciamento e segurança das instalações (*Facility Management and Safety* – FMS).
  - Educação e qualificação de profissionais (*Staff Qualifications and Education* – SQE).
  - Gerenciamento da comunicação e informação (*Management of Communication and Information* – MCI).[11]

Observa-se que 1.067 organizações em saúde no mundo são acreditadas pela JCI, e 124 (12%) são organizações com atendimento oncológico. No Brasil, em fevereiro de 2020, havia 63 instituições acreditadas; 40 eram hospitais, dos quais 14 (3%) tinham atendimento oncológico. O total de ambulatórios acreditados correspondia a 16, sendo 9 (56%) oncológicos.[11]

Com relação à certificação do Programa Clínico Oncológico, no mundo há apenas quatro instituições: uma na Tailândia, uma em Taiwan, uma na Jordânia e uma nos Emirados Árabes Unidos. No Brasil, há apenas uma organização em São Paulo com certificação em transplante de medula óssea.[11]

Organização Nacional de Acreditação

A Organização Nacional de Acreditação (ONA) é uma entidade não governamental e sem fins lucrativos.[12]

Os fundamentos da ONA são:

- Visão sistêmica (entendimento das relações de interdependência entre áreas e ambientes externos).
- Liderança.
- Gestão por processos (tomada de decisão com base na análise de desempenho dos processos considerando os riscos identificados).
- Desenvolvimento de pessoas.
- Cuidado centrado no paciente.
- Foco na segurança.
- Responsabilidade socioambiental.
- Cultura da inovação.
- Melhoria contínua.
- Ética e transparência.[12]

A validade da Acreditação e da Acreditação Plena é de dois anos; já a da Acreditação com Excelência é de três anos.[12]

Em fevereiro de 2020, verificava-se o total de 46 (5,3%) serviços oncológicos acreditados, sendo 11 (24%) acreditados (nível 1), 13 (28%) acreditados plenos (nível 2) e 22 (48%) acreditados com excelência (nível 3).[12]

Accreditation Canada

O Programa de Acreditação Hospitalar Canadense, conhecido como *Qmentum International*, é composto por mais de 100 padrões específicos de serviços de influência global e sob jurisdição, desenvolvidos pela Health Standards Organization. É aplicável a uma ampla variedade de provedores de serviços de saúde, que vão desde hospitais especializados até ambulatórios.[12]

Os princípios são: governança clínica, gestão do conhecimento, times de alta *performance* e práticas organizacionais obrigatórias (ROP, do inglês *required organizational practices*).[13]

Em fevereiro de 2020, 120 organizações de saúde eram acreditadas, das quais 61 (51%) eram hospitais, não sendo possível estimar quantos possuíam serviços oncológicos, e 4 (3%) eram serviços ambulatoriais oncológicos.[13]

O papel do serviço de nutrição é buscar qualidade para reduzir variações desnecessárias nos processos. Para tal, deve cumprir e fazer cumprir as leis, normas e resoluções, promover qualidade e segurança do alimento e da assistência nutricional e promover a melhor experiência do paciente.

A implantação de práticas de qualidade padronizadas em assistência nutricional promove a redução de custos e melhorias, o que impacta positivamente o prognóstico.

REFERÊNCIAS BIBLIOGRÁFICAS

1. Associação Médica Brasileira e Conselho Federal de Medicina: Projeto Diretrizes. Terapia nutricional: indicadores de qualidade. São Paulo: Projeto Diretrizes; 2011. Disponível em: https://diretrizes.amb.org.br/_BibliotecaAntiga/terapia_nutricional_indicadores_de_qualidade.pdf
2. Schiesari L. Cuidado com o paciente. GV Executivo. 2017;16(4).
3. Silva MA, Zaidan FH. Gestão de processos de negócios alinhada à gestão de mudanças com ênfase na melhoria contínua de processos: processo folha de pagamento. Rev Sist Computação. 2013;3(1):54-65.
4. Malik AM, Schiesari LM. Qualidade e acreditação. In: Neti GV, Malik AM (Org.). Gestão em saúde. 2 ed. Rio de Janeiro: Guanabara; 2016.
5. Associação Nacional de Hospitais Privados (ANAHP). Observatório ANAHP. 2020. Disponível em: https://d335luupugsy2.cloudfront.net/cms/files/62776/1590160349Observatorio-Anahp-2020.pdf
6. Ng GK, Leung GK, Johnston JM, Cowling BJ. Factors affecting implementation of accreditation programmes and the impact of the accreditation process on quality improvement in hospitals: A SWOT analysis. Hong Kong Med J. 2013 Oct;19(5):434-46.
7. Sociedade Brasileira de Nutrição Oncológica (SBNO). Programa de Certificação de Qualidade da Assistência Nutricional ao Paciente Oncológico pela Sociedade Brasileira de Nutrição Oncológica para Unidades de Saúde. Disponível em: https://sbno.com.br/
8. Foundation for the Accreditation of Cellular Therapy (FACT). About the FACT Standards. Disponível em: http://www.factwebsite.org/Standards/
9. Association for Clinical Oncology (ASCO). QOPI Certification Program. Disponível em: https://practice.asco.org/quality-improvement/quality-programs/qopi-certification-program
10. American Association of Blood Bank (AABB). FAQS about AABB standards. Disponível em: https://www.aabb.org/standards-accreditation/standards/about-aabb-standards/faqs-about-aabb-standards
11. The Joint Commission. History of The Joint Commission. Disponível em: http://www.jointcommission.org/AboutUs/joint_commission_history.htm
12. Organização Nacional de Acreditação (ONA). Sobre a ONA. Disponível em: https://www.ona.org.br/quem-somos/sobre-a-ona/#
13. Accreditation Canada. The Qmentum Accreditation Program. Disponível em: https://accreditation.ca/accreditation/qmentum/

Seção VI

Serviço de Nutrição como parte da experiência da pessoa

CAPÍTULO 21

Experiência da pessoa

Ariane Nadolskis Severine
Silmara Rodrigues Machado

INTRODUÇÃO

Ao longo do tempo na área da saúde, a literatura tem dado atenção crescente à experiência centrada na pessoa. O termo "experiência da pessoa" ou "cuidado centrado na pessoa" tem como sinônimo o cuidado centrado no paciente e define uma abordagem de orientação, suporte e informações necessários para que as pessoas tenham condições de tomar decisões sobre sua própria saúde e gerenciar seu tratamento.[1] De acordo com o Beryl Institute, essa experiência é definida como "a soma de todas as interações, moldadas por uma cultura da organização, que influencia as percepções do paciente em todo o processo contínuo de atendimento".[2]

O cuidado é centrado na pessoa e sua forma depende das necessidades, das circunstâncias e das preferências do indivíduo. O cuidado também pode mudar ao longo do tempo, à medida que as necessidades do indivíduo se alteram.[3] No contexto hospitalar, a jornada do paciente é um processo multifuncional, no qual se almeja atendimento seguro, eficiente e com a utilização dos melhores recursos hospitalares (ou seja, leitos, salas cirúrgicas e equipe especializada).[4]

Ao conectar cada etapa dessa jornada, as organizações de saúde buscam melhorar a experiência da pessoa focando em sua perspectiva, em vez de evidenciar apenas a perspectiva das organizações.[5] Assim, destaca-se o termo empoderamento como um processo educativo destinado a ajudar os pacientes a desenvolver conhecimentos, habilidades, atitudes e autoconhecimento necessários para assumir efetivamente a responsabilidade com as decisões acerca de sua saúde.[6] Pacientes mais informados, envolvidos e responsabilizados (empoderados) interagem de forma mais eficaz com os profissionais de saúde tentando realizar ações que produzam resultados.[7] Por outro lado, a análise da jornada hospitalar a partir da perspectiva do paciente pode levar as organizações a melhorar os processos intra-hospitalares revisitando procedimentos.[4] Segundo Alvarenga e Baia: "Pacientes engajados e questionadores assumem progressivamente o protagonismo de seu cuidado, e nós da área da saúde temos que oferecer ao máximo mecanismos que propiciem a eles esse papel".[8]

Os profissionais da saúde são capazes de ter uma abordagem mais proativa, de prever e antecipar possíveis complicações, integrar cuidados primários e secundários e usufruir de condutas baseadas em evidências.[9] Sabe-se que a prática do autocuidado é focada em uma relação dialógica, na qual profissionais e pacientes devem compreender que seu sucesso depende da negociação partilhada.[10] Faz-se necessário, portanto, que os profissionais desenvolvam uma prática pautada na interação e na troca de experiências entre os integrantes da equipe de saúde, com vistas a oferecer uma assistência integral, que valorize o autocuidado como parte da vida, necessário ao bem-estar e ao desenvolvimento humano.[10]

Mundialmente, a experiência da pessoa, ou cuidado centrado no paciente, destaca-se em países como Austrália, Canadá, EUA e Inglaterra.[11] A participação e o envolvimento dos pacientes em seu cuidado foram definidos como um direito dos indivíduos, de acordo com a Australian Commission on Safety and Quality in Health Care.[12] No Canadá destaca-se a Interprofissional Education for Collaborative Patient-Centred Practice[13] e, nos EUA, organizações não governamentais tiveram grande importância na promoção do cuidado centrado no paciente nos serviços de saúde.[12] Exemplos dessas iniciativas são: Institute of Medicine, Institute for Healthcare Improvement (IHI), Planetree e Joint Commission, organizações que desenvolveram pesquisas, publicaram relatórios e/ou criaram modelos que promoveram a prática do cuidado centrado no paciente.[12] Na Inglaterra, a reforma do sistema de saúde realizada em 2000 resultou no NHS Plan, que propôs a modernização dos serviços de saúde.[14]

Outro movimento importante foi o *What Matters to You?* ou WMTY ("O que importa para você?"), fazendo parte do movimento internacional de cuidado centrado na pessoa que se baseia em um artigo* que envolve a tomada de decisão compartilhada.[15,16]

O princípio de perguntar, ouvir e fazer que é importante destina-se a direcionar o poder para a pessoa que melhor conhece o que se necessita naquela situação e/ou momento, podendo ser um problema de saúde ou da assistência prestada, auxiliando assim as equipes de saúde a entender o que é "mais importante" para os pacientes naquela situação, as melhores parcerias de atendimento e a melhor experiência do paciente.

Esse movimento se espalhou por mais de 49 países e fez parte de fluxos de trabalho em diversos segmentos de atendimento, incluindo hospitais, atenção primária à saúde, saúde comportamental, programas de tratamento no uso de drogas e serviço social.

Ao conseguirmos a experiência de saúde por meio da visão do paciente, seremos mais receptivos e será possível nos tornarmos melhores profissionais da saúde.

PERGUNTE, OUÇA E FAÇA O QUE IMPORTA

O foco do IHI no cuidado centrado na pessoa e na família inclui:

- Desenvolver caminhos de cuidado que são planejados e desenvolvidos com os pacientes e suas famílias.
- Garantir que as preferências do cuidado das pessoas sejam compreendidas e respeitadas, inclusive no fim da vida.
- Colaborar com parceiros em programas desenvolvidos para melhorar o envolvimento, a tomada de decisão compartilhada e o cuidado compassivo e empático.
- Trabalhar com parceiros para garantir que as comunidades sejam apoiadas para se manter saudáveis e para que seus entes queridos possam ser cuidados mais perto de casa.
- Cuidado centrado na pessoa e na família – permitir que o paciente e a família sejam o centro de cada decisão e capacitando-os a serem parceiros genuínos em seus cuidados.[17,18]

No Brasil, o Programa Nacional de Humanização da Assistência Hospitalar (PNHAH), em 2001,[16] e o Programa de Humanização no Pré-natal e Nascimento (PHPN), em 2002,[19] deram origem à Política Nacional de Humanização (PNH), também conhecida como HumanizaSUS,[20] que tem como objetivo um atendimento em saúde mais humanizado e acolhedor. A Agência Nacional de Saúde Suplementar (ANS) monitora a qualidade dos prestadores de serviço na saúde por meio do Programa de Qualificação dos Prestadores de Serviços de Saúde (QUALISS) que visa estimular a qualificação dos prestadores de serviços de saúde (hospitais, clínicas, laboratórios e profissionais de saúde) e aumentar a disponibilidade de informações sobre a qualidade desses prestadores de serviço. O objetivo é ampliar o poder de avaliação e de escolha por parte dos beneficiários de planos de saúde e da sociedade em geral.[21] Além disso, programas de acreditação utilizados mais frequentemente em organizações privadas adotam metodologias que incluem alguns aspectos relacionados ao cuidado centrado no paciente.[22]

As experiências dos pacientes têm se tornado cada vez mais centrais para avaliar o desempenho dos cuidados de saúde das organizações e redesenhar os serviços em torno das necessidades reais dos pacientes.[23-27] Por esse ângulo, em 2018 o Beryl Institute publicou o *Experience Framework*, desenvolvido por meio de contribuições e aprendizados da comunidade global de experiência do paciente e que identifica oito áreas estratégicas por meio das quais os esforços de um programa de experiência em instituições de saúde devem ser direcionados, como destaca a Figura 1.[28]

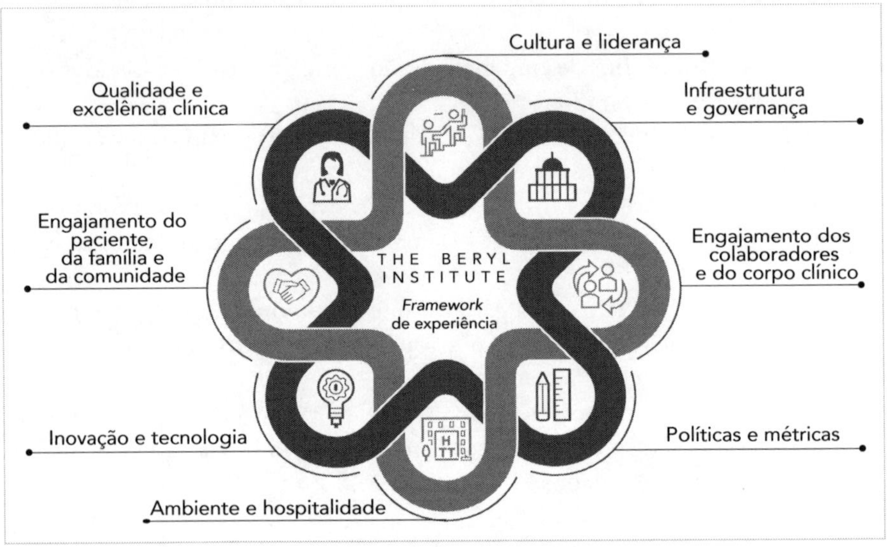

FIGURA 1 A estrutura de experiência do Beryl Institute.

Observa-se na Figura 1 que é importante um esforço integrado e uma percepção permanente de cuidar bem daqueles que buscam saúde, assim como cuidar de todos os que trabalham na área da saúde.[15] A experiência da pessoa permite que pacientes e familiares definam o "valor" do cuidado prestado e fortaleçam a sua experiência. Muitas vezes isso significa implementar passos simples que podem fazer a diferença para os pacientes.[17] Assim, devemos engajar esforços em oito áreas estratégicas, como:

1. Cultura e liderança.
2. Infraestrutura e governança.
3. Engajamento dos colaboradores e corpo clínico.
4. Políticas e métricas.

5. Ambiente e hospitalidade.
6. Inovação e tecnologia.
7. Engajamento do paciente, da família e da comunidade.
8. Qualidade e excelência clínica.

Para que o modelo da assistência centrada seja implementado na instituição, é necessário o mapeamento de todo o processo do fluxo do paciente e clareza na compreensão de todas as formas possíveis de inserção do paciente como centro do cuidado, de forma a agregar valor para todos da instituição.[11]

Entender a experiência do paciente é um ponto fundamental na mudança em direção ao cuidado centrado no paciente. Analisando vários aspectos da experiência do paciente, pode-se avaliar até que ponto eles estão recebendo cuidados respeitosos e que respondem às preferências, necessidades e valores individuais. Avaliar a experiência do paciente com outros componentes, como a eficácia e a segurança dos cuidados, é essencial para fornecer uma imagem completa da qualidade dos cuidados de saúde.

O SERVIÇO DE ALIMENTAÇÃO NA EXPERIÊNCIA DO PACIENTE

O Serviço de Alimentação em instituições hospitalares é uma estrutura complexa com processos de diversas áreas, como planejamento, logística, produção e assistência. Apresenta operação de fluxo intenso, com horários e padrões a serem seguidos, além das alterações que ocorrem ao longo de todo o processo de produção e montagem das refeições. São muitos os desafios entre a prescrição médica e a chegada da refeição ao leito do paciente.[29]

Atualmente, com o foco no atendimento e na individualização do cuidado centrado na pessoa, uma grande parte dos Serviços de Alimentação nas instituições hospitalares opera com a oferta de cardápio de opção para o paciente, com dietas que permitem essa modalidade. Envolver o paciente em seu cuidado e na escolha de sua refeição faz com que seja observado sucesso na aceitação alimentar. Sabemos que o momento da alimentação é um dos poucos momentos de alegria e prazer para os pacientes. É nesse momento que, se as expectativas do paciente não são correspondidas, torna-se mais difícil resgatá-lo. Dessa forma, quando a escolha da refeição é realizada por ele, temos sua participação no processo de tratamento e o sucesso pode ser mais fácil.

Outra forma de fazer o Serviço de Alimentação centrado na pessoa é inserir o paciente em atividades de Oficinas de Nutrição com temas relacionados ao seu tratamento. Outro ponto é observar o momento em que o paciente está, observando datas como aniversário ou mesmo momentos como o término do ciclo da quimioterapia. Essas medidas propiciam uma sensação de conforto e individualização. Esses tipos de comemorações permitem que o paciente se sinta uma pessoa e não apenas o paciente tal, do leito tal.

Para as equipes, é prazeroso contribuir para uma experiência fora do esperado e temos certeza de que podemos contribuir para um momento especial e que fará a diferença na recuperação ou no conforto do paciente e/ou familiares.

REFERÊNCIAS BIBLIOGRÁFICAS

1. Silva D. Helping measure person-centred care. A review of evidence about commonly used approaches and tools used to help measure person-centred care. London: The Health Foundation; 2014.
2. The Beryl Institute Website. Defining patient experience. Disponível em: http://www.theberylinstitute.org/?page=DefiningPatientExp (acesso 1 out 2021).
3. PROQUALIS. Instituto de Comunicação e Informação Científica e Tecnológica em Saúde/ Fiocruz. Simplificando o cuidado centrado na pessoa: o que todos devem saber sobre o cuidado centrado na pessoa. 2014. Disponível em: https://proqualis.net/sites/proqualis.net/files/ Simplificando-o-cuidado.pdf
4. Gerlach KE, Phalak K, Parikh JR. Optimizing patient experience scores in outpatient breast centers. Clin Imaging. 2020;60(1):141-5.
5. Halvorsrud R, Kvale K, Følstad A. Improving service quality through customer journey analysis. JSTP. 2016; 26:840-67.
6. Feste C, Anderson EM. Empowerment: From philosophy to practice. Patient Educ Couns. 1995;26(1-3):139-44.
7. Wagner EH. Chronic disease management: What will take to improve care for chronic illness? Eff Clin Pract. 1998;1(1):2-4.
8. Alvarenga MA, Baia WRM. Hospital Sírio Libanês. Paciente como protagonista nos cuidados à saúde. 2017. Disponível em: https://www.hospitalsiriolibanes.org.br/sua-saude/Paginas/ paciente-como-protagonista-nos-cuidados-a-saude.aspx (acesso 1 out 2021).
9. Marceca M, Ciccarelli S. Cronico. Care. 2007;3:32-6.
10. Taddeo PS, Gomes KWL, Caprara A, Gomes AMA, Oliveira GC, Moreira TMM. Acesso, prática educativa e empoderamento de pacientes com doenças crônicas. Ciênc Saúde Coletiva. nov. 2012;17(11):2923-30.
11. Tedesco MFM. Cuidado centrado no paciente e sua aplicabilidade em um hospital público universitário. [Dissertação]. São Paulo: Fundação Getulio Vargas, Escola de Administração de Empresas de São Paulo; 2019.
12. Gomes PHG, Mendes Junior WV. O cuidado centrado no paciente nos serviços de saúde: estratégias de governos e organizações não governamentais. Revista Acreditação. 2017;7(13).
13. Romanow RJ. Building on values: The future of health care in Canada. Commission on the Future of Health Care in Canada. 2002. Disponível em: http://publications.gc.ca/collections/ Collection/CP32-85-2002E.pdf (acesso 1 out 2021).
14. National Health Service. Health and Social Care Act. Norwich. 2012.
15. Wolf JA. The future of patient experience: Five thoughts on where we must go from here. Patient Exp J. 2019;6(3).
16. Brasil. Ministério da Saúde. Secretaria de Assistência à Saúde. Programa Nacional de Humanização da Assistência Hospitalar/Ministério da Saúde, Secretaria de Assistência à Saúde. Brasília: Ministério da Saúde; 2001.

17. Costa A. Você sabe o que é experiência do paciente? Instituto Brasileiro para Excelência em Saúde. 2017. Disponível em: https://www.ibes.med.br/voce-sabe-o-que-e-experiencia-do--paciente/ .
18. Johnson B, Abraham M, Conway J, Simmons L, Edgman-Levitan S, Sodomka P, et al. Partnering with patients and families to design a patient – and family-centered health care system: recommendations and promising practices. Bethesda, Maryland: Institute for Family-Centered Care e o Institute for Healthcare Improvement (IHI); 2008.
19. Brasil. Ministério da Saúde. Secretaria de Assistência à Saúde. Programa de Humanização no Pré-natal e Nascimento/Ministério da Saúde, Secretaria de Assistência à Saúde. Brasília: Ministério da Saúde; 2002.
20. Brasil. Ministério da Saúde. Secretaria de Assistência à Saúde. Política Nacional de Humanização – HumanizaSUS/Ministério da Saúde, Secretaria de Assistência à Saúde. Brasília: Ministério da Saúde; 2015. Disponível em: http://portalms.saude.gov.br/saude-de-a-z/projeto-lean--nas-emergencias/693-acoes-eprogramas/40038-humanizasus (acesso 1 out 2020).
21. Brasil. Ministério da Saúde. Política Nacional de Humanização – PNH. 2013. Disponível em: https://bvsms.saude.gov.br/bvs/publicacoes/politica_nacional_humanizacao_pnh_folheto.pdf (acesso 1 out 2020).
22. Gomes PHG. O cuidado centrado no paciente (na pessoa?) nos serviços de saúde: as estratégias utilizadas pelos governos [dissertação]. Rio de Janeiro: Fundação Oswaldo Cruz; 2016. p. 107.
23. Ziebland S, Coulter A, Calabrese JD, Locock L. Understanding and using health experiences. Oxford: Oxford University Press; 2013.
24. Specht K, Kjaersgaard-Andersen P, Pedersen BD. Patient experience in fast-track hip and knee arthroplasty-a qualitative study. J Clin Nurs. 2016;25:836-45.
25. Kaptain K, Ulsøe ML, Dreyer P. Surgical perioperative pathways-Patient experiences of unmet needs show that a person-centred approach is needed. J Clin Nurs. 2019;28:2214-24.
26. Altringer B. The emotional experience of patient care: A case for innovation in health care design. J Health Serv Res Policy. 2010;15:174-77.
27. Manary MP, Boulding W, Staelin R, Glickman SW. The patient experience and health outcomes. N Engl J Med. 2013;368:201-3.
28. The Beryl Institute: Experience Framework. Disponível em: https://www.theberylinstitute.org/page/ExperienceFramework (acesso 1 out 2020).
29. Abreu ES, Spinelli MGN, Pinto MAS. Gestão de Unidades de Alimentação e Nutrição: um modo de fazer. 3 ed. Barueri: Manole; 2009.
30. Barry MJ, Edgman-Levitan S. Shared decision making--pinnacle of patient-centered care. N Engl J Med. 2012;366(9):780-1.

CAPÍTULO 22

Uniformização de condutas e customização do atendimento

Ana Lúcia Chalhoub Chediác Rodrigues
Jacqueline Medeiros Garcia

Diariamente pessoas são diagnosticadas com um dos mais de cem tipos de câncer, em um dos estágios de acometimento da doença, podendo estar em sua fase inicial ou na proximidade do fim da vida. Cuidar dessas pessoas e de suas famílias de maneira integral e interdisciplinar é uma necessidade e um dever das instituições de saúde.

A definição do cuidado de qualidade de saúde pelo Institute of Medicine (IoM) dos Estados Unidos, compreende qualidade do cuidado como o grau em que serviços de saúde propiciam, a indivíduos ou populações, maiores chances de resultados desejáveis e consistentes com o conhecimento corrente. Como essência dessa definição, seis dimensões são listadas: segurança, efetividade, centralidade no paciente, oportunidade/resposta em tempo adequado, eficiência e equidade.[1] A ciência da melhoria do cuidado de saúde almeja conciliar conhecimento prático com sistematização científica.

O cuidado de saúde traz muitos benefícios e cada tratamento envolve riscos de diferentes tipos. Riscos conhecidos de tratamentos específicos estão bem definidos e costumam ser discutidos pelas equipes multiprofissionais. No entanto, há o risco de falhas no sistema de saúde, algumas delas ligadas especificamente a certos ambientes, e outras derivadas da má coordenação do cuidado entre diferentes ambientes. A segurança do paciente tem sido impulsionada pelo estudo de incidentes específicos, nos quais as pessoas sofrem algum dano causado pelo cuidado de saúde. A eliminação desses eventos continua sendo uma prioridade e é preciso enxergar a segurança pelos olhos do paciente, considerar como ela é gerida em diferentes contextos e desenvolver uma visão estratégica e prática mais ampla, na qual a segurança do paciente seja redefinida como a gestão de riscos ao longo do tempo.

Para tentar minimizar ou evitar os riscos, é necessária uma adequada intervenção multiprofissional, e entre esse grupo de profissionais está o nutricionista.[2] Como sistema de apoio à decisão no planejamento da terapia nutricional estão os protocolos e diretrizes assistenciais, que representam uma estratégia que precisa ser elaborada de acordo com a necessidade dos clientes atendidos e recursos disponíveis.

Algumas instituições lançam mão dos protocolos e diretrizes para organizar o serviço, otimizar o trabalho e padronizar condutas, incorporando-as à prática assistencial e adaptando-se a partir dos recursos disponíveis. Ademais, não é incomum encontrar protocolos nas gavetas das unidades ou em arquivos de computador, sendo pouco consultados pelas equipes.[3]

Entendendo melhor as definições, segundo a Agência Nacional de Saúde Suplementar (ANS), protocolos clínicos são adaptações das recomendações e orientações das diretrizes para os serviços e definem fluxos de atendimento e algoritmos voltados para garantir o melhor cuidado em determinado serviço de saúde. Dessa forma, garantem que as recomendações realmente sejam aplicadas na prática clínica e o paciente tenha o benefício real esperado na literatura. Devem ser mais objetivos e concisos, sintetizando as recomendações para a realidade vigente e auxiliando os profissionais na tomada de decisão rápida. As diretrizes ou *guidelines* são maiores, já que contemplam todas as possibilidades dentro de uma doença, desde a prevenção, o tratamento e o acompanhamento em todas as esferas.[4]

A implantação de diretrizes clínicas e protocolos visa assegurar uma melhor comunicação entre os profissionais, reduzindo a dependência da memória de curto prazo, prevenindo erros humanos.[5]

A não utilização dos protocolos e diretrizes pode levar à carência de padronização das ações e diversidade nas formas de fazer, levando a maior fragilidade nos procedimentos e maior probabilidade de eventos nos atos assistenciais.[6] Desse modo, padronizar as práticas clínicas é uma forma de reduzir o risco nos processos de cuidados assistenciais, garantindo melhor qualidade e segurança ao paciente.

Estudos sugerem que os protocolos sejam dinâmicos e elaborados por uma equipe multidisciplinar com capacidade técnica e prática na relação profissional-paciente humanizada.[3] Os profissionais responsáveis pela elaboração devem ter um conhecimento amplo das diretrizes nacionais e internacionais na especialidade em questão.[2]

A elaboração realizada pelos profissionais promove a motivação de todos os envolvidos, permitindo avaliação contínua da assistência prestada e criação de objetivos terapêuticos eficazes.[6] A implementação de um protocolo pode reduzir os custos da instituição, amenizar o estresse da equipe durante o período de tratamento do cliente e contribuir para maior qualidade na assistência.

Outro dispositivo de qualidade na saúde são as discussões de casos e visitas multiprofissionais, podendo ser implementadas em internações nos casos mais complexos e nos ambulatórios para a avaliação do andamento terapêutico e a tomada de novas decisões.

O Prontuário Eletrônico do Paciente (PEP) é outra ferramenta que facilita o cruzamento de informações e a análise da conduta pela digitalização de todos os dados e promove eficiência e qualidade na prestação do serviço.[7] O serviço de nutrição pode desenvolver os parâmetros mínimos para constar como registro das informações e que sejam de fácil entendimento para leitura da equipe multiprofissional e principalmente pelo paciente ou seu responsável. A elaboração desses parâmetros deve ser realizada por nutricionistas capacitados, principalmente na oncologia, setor de alta complexidade em instituições de saúde.

As diretrizes e protocolos em terapia nutricional baseados em evidência científica auxiliam na uniformização dos cuidados e melhores desfechos clínicos dos pacientes oncológicos. São exemplos de diretrizes e protocolos que podem ser implementados em serviços de nutrição oncológica ambulatorial:

- Diretriz de assistência nutricional em pacientes de transplante de medula óssea.
- Diretriz multiprofissional no perioperatório do trato gastrointestinal.
- Diretriz multiprofissional para prevenção e tratamento de sinais e sintomas advindos do tratamento.
- Diretriz de prevenção e tratamento da lesão por pressão.
- Diretriz de assistência nutricional a distância.
- Protocolo de triagem nutricional adulto/pediátrica.
- Protocolo de avaliação nutricional em ambulatório oncológico.
- Protocolo multiprofissional de identificação do paciente.
- Protocolo multiprofissional para prevenção de queda dos pacientes.
- Protocolo multiprofissional para quimioterápicos orais.
- Protocolo de abreviação de jejum.
- Protocolo de imunonutrição no pré e pós-operatório.
- Protocolo de avaliação da composição corporal em pacientes oncológicos ambulatoriais.
- Protocolo de terapia nutricional.

O modelo de trabalho sistematizado com diretrizes e protocolos baseados em evidência, além da digitalização dos dados por meio do PEP, permite uma melhor gestão do trabalho e melhores resultados de desfechos clínicos resultantes de uma uniformização de condutas, levando em consideração as características individuais e necessidades de cada cliente. Treinamentos permanentes sobre a utilização dessas ferramentas garantem a qualidade da uniformidade de todos os processos e procedimentos envolvidos na assistência ao paciente.

REFERÊNCIAS BIBLIOGRÁFICAS

1. Portela MC, Lima SML, Martins M, Travassos C. Ciência da Melhoria do Cuidado de Saúde: bases conceituais e teóricas para a sua aplicação na melhoria do cuidado de saúde. Cad Saúde Pública. 2016;32 Sup 2:e00105815.
2. Costa ANB, Almeida ECB, Melo TS. Elaboração de protocolos assistenciais à saúde como estratégia para promover a segurança do paciente. Rev Bras Edu Saúde. 2018;8(1):25-30.
3. Domenico EBL. A complexidade do cuidado em oncologia: desafios atuais e futuros. Acta Paul Enferm. 2016;29(3).
4. Agência Nacional de Saúde Suplementar (ANS). Implantação de diretrizes e protocolos clínicos. Disponível em: http://www.ans.gov.br/images/stories/prestadores/E-EFT-01.pdf
5. Dias KCS. Gestão da Qualidade em Serviços de Saúde – um enfoque sobre a Segurança do Paciente. RENOME. 2017;6(2):1-7.
6. Amaral MA, Campos GWS. Organização do trabalho e gestão do cuidado em saúde – uma metodologia de cogestão. In: Neti GV, Malik AM (Org.). Gestão em saúde. 2 ed. Rio de Janeiro: Guanabara; 2016. p. 81.
7. Protocolos clínicos como estratégia de gestão hospitalar. Nov. 2018. Disponível em: http://www.mv.com.br/pt/blog/protocolos-clinicos-como-estrategia-de-gestao-hospitalar

A

B

C

D